개정판

알기쉽게 풀이한
피부과학

대표저자 김해남
편집위원 국지연 김 란 김경미 김기광 김영순
김은자 박주아 송명수 유용기 이순희
이웅희 정숙희 최미옥 한효상

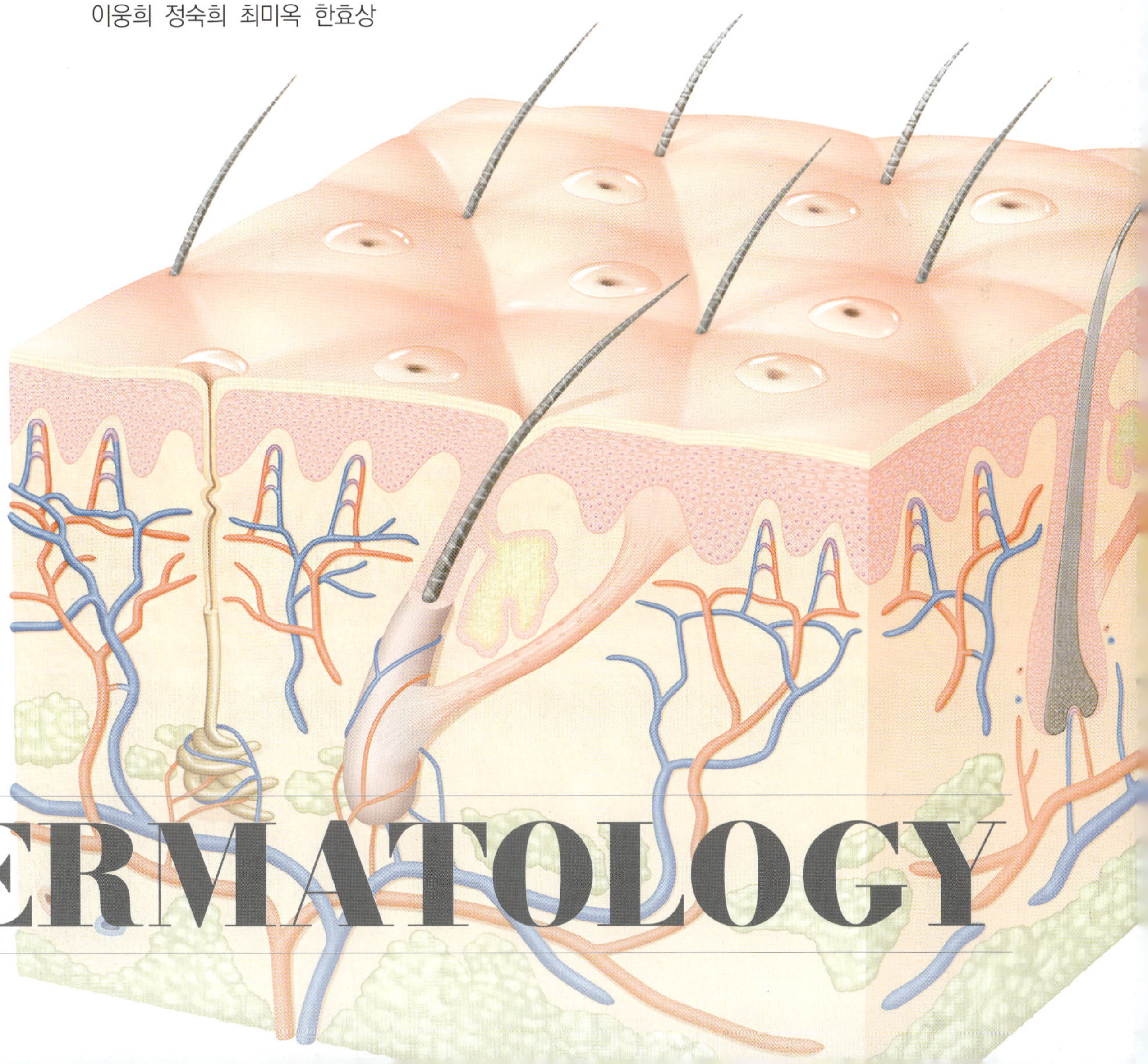

DERMATOLOGY

머리말

현대인들의 소득 수준이 높아지고 윤택한 삶을 살게 되면서 동서양을 막론하고 가장 관심을 가지는 부분이 아름다움과 건강입니다. 따라서 세계의 뷰티와 헬스산업은 상상할 수 없을 정도의 규모로 발전하고 급속한 변화를 거듭하고 있으며, 사람의 아름다움과 건강을 다루는 직업군의 수요 또한 나날이 증가하고 있는 추세입니다. 더불어 신물질, 화장품, 테라피, 치료에 대한 개발이 연일 매스컴에 보도되고, 또 홍보되고 있습니다.

변화와 혁신의 시대를 살면서 미용업무를 하는 미용인들도 다양한 글로벌 뷰티산업으로 진출함에 따라, 피부의 아름다움과 건강, 아름다운 몸매, 모발 · 두피건강과 아름다움, 네일(nail)의 아름다움과 건강 등을 책임지기 위해 피부과학의 기본지식은 물론 전문적인 지식도 함께 보유하고 있어야만 합니다.

피부미용, 헤어미용, 메이크업미용, 네일미용에 종사하는 미용인들은 실무에서 가끔 얼굴, 몸, 두피, 손 · 발톱과 손발 등의 신체 부위에 피부과학적 문제가 있는 고객을 만나거나 시술 후 문제가 발생하는 상황을 만나게 됩니다. 이러한 때에 미용인은 피부과학적인 문제들을 잘 이해하여 고객에게 원인과 관리법, 기타 예방적 조언과 사후관리에 대하여 올바른 설명과 조치를 해주어야 합니다. 이처럼 현대의 미용인들은 현장에서 다양한 고객을 만날 수 있으므로 여러 가지 상황에 대응할 수 있는 전문적인 직무능력을 보유하여 신뢰감을 주어야만 고객 유치에 성공할 수 있습니다.

본 도서는 미용인들이 다소 어렵게 느껴왔던 피부과학을 인체에 나타날 수 있는 다양한 피부질환과 그에 따른 사진 및 그림을 다량삽입하여 관련된 내용을 알기 쉽고 상세하게 서술하였으므로 혼자서도 학습이 가능한 장점이 있습니다. 또 미용에 처음 입문하는 사람과 대학생들에게는 빠른 이해를 도와주고, 산업체 전문가들에게는 피부과학적인 부분을 실무에서 구두로 설명할 수 있는 능력을 향상시켜줄 수 있습니다.

이 책의 PART I 은 피부의 해부학, 피부의 생리, 피부의 영양과 건강, 피부와 광선, 피부와 노화에 대한 내용을 담고 있고 PART Ⅱ 는 일상생활과 현장에서 볼 수 있는 생활 속의 피부질환, 색소이상 피부질환, 전신 또는 손발의 피부질환, 물리적 인자에 의한 피부질환, 미용을 위한 모발과 탈모증, 비만, 피부암 등 피부질환을 총체적으로 다루고 있습니다.

앞으로 미흡한 부분을 토대로 기초 내용과 전문적인 내용을 지속적으로 수정하고 보완하겠으며 무엇보다도 독자 스스로의 학습으로 이해될 수 있는 내용 구성을 최우선으로 고려하여 집필함으로써 대학교재 및 실무에서도 활용이 가능한 지침서가 될 수 있도록 노력하겠습니다.

본 도서의 출간을 적극적으로 도와주신 도서출판 의학서원 김지연 대표님과 직원 여러분들께 감사드립니다.

저자 일동

CONTENTS

Part I. 피부학의 개요

Chapter 01 | 피부의 해부학

Chapter 02 | 피부의 생리

2. 각질층

3. 피부와 땀

4. 피부의 혈액순환

5. 피부흡수

6. 피부색

Chapter 03 | 피부의 영양과 건강

1. 피부건강의 조건

2. 영양과 피부

3. 피부에 필요한 영양성분

Chapter 04 | 피부와 광선

1. 광선의 종류

2. 광선의 활용

3. 광선이 피부에 미치는 영향

Chapter 05 | 피부와 노화

1. 피부노화의 발생 원인과 기전

2. 주름

Part II. 피부의 질환

Chapter 06 | 생활속의 피부질환

1. 접촉피부염

2. 아토피피부염

3. 지루피부염

4. 여드름

Chapter 07 | 색소이상 피부질환

1. 멜라닌세포에 의한 과다색소침착증

2. 저색소침착증: 백반증

Chapter 08 | 전신 또는 손발의 피부질환

DERMATOLOGY

6. 사마귀

7. 농가진

8. 주부습진

9. 못과 티눈

Chapter 09 | 물리적 인자에 의한 피부질환

1. 화상

DERMATOLOGY

3. 피부암의 원인

4. 피부암의 검진

5. 피부암의 치료

찾아보기

DERMATOLOGY

PART

I

피부학의 개요

01

CHAPTER

피부의 해부학

학습목표

1. 피부의 해부학적 형태를 설명할 수 있다.
2. 피부의 각 구조를 설명할 수 있다.
3. 피부부속기관의 종류와 기능을 설명할 수 있다.
4. 피부의 기능을 설명할 수 있다.

01 피부의 해부학

1. 피부의 해부학(anatomy of skin)

피부(skin)는 여러 층으로 이루어진 매우 복잡한 신체기관으로 몸의 표면을 덮어 신체를 보호하는 기관이다. 피부에는 많은 감각신경종말(sensory nerve ending)이 분포하여 촉각, 통각, 온도각 등의 감각수용에 작용하기 때문에 넓은 의미에서는 감각기이기도 하다. 피부는 얇은 층의 상피인 표피(epidermis), 진피표피경계부, 그 아래의 진피(dermis), 그리고 피부밑조직(피하조직, hypodermis)으로 되어 있다.

1) 피부의 구조

성인의 피부는 약 18.2 평방피트이며, 무게는 약 2.73kg에 이르고, 1인치당 백만 개 정도의 세포로 이루어져 있으며, 혈관과 신경이 복잡하게 얽혀있다. 피부에는 그 일부가 특수화하여 생긴 각질기(털과 손발톱)와 피부로 열리는 땀샘(한선, sudoriferous gland)이나 기름샘(지선, sebaceous gland) 등의 샘이 딸려있다. 또한 피부에는 여러 가지 감각수용기들이 고루 퍼져 있어 압박감, 촉감, 더위, 추위 그리고 통증을 느낄 수 있고, 고무줄처럼 신축성이 있으며, 외부자극에 대한 저항력을 지니고 있다. 이는 피부가 우리 몸속의 내부기관을 감싸고 있는 보호막으로써 세균과 같은 미생물이나 유해한 물질들이 내부로 들어가는 것을 막아 주는 중요한 기능을 하고 있는 것이다. 피부의 다른 주요 기능에는 단열(insulation)과 체온조절기능 그리고 비타민 D의 합성과 비타민 B(엽산염, folates, 비타민 B군에 속하는 수용성비타민)의 보호기능 등이 있다.

(1) 표피(epidermis)

표피는 외배엽 유래의 각질중층편평상피로, 심층에서부터 배아층(embryonic layer)과 중간층(intermediate layer) 및 각질층(horny layer)의 3층으로 분류하나, 일반적으로 바닥층(basal layer)과 가시층(stratum spinosum), 과립층(granular layer), 투명층(stratum lucidum) 그리고 각질층(stratum corneum)이라는 5개의 층으로 구분하며 각질세포, 색소세포, 랑게르한스세포, 머켈세포를 포함하고 있다.

① 바닥층(basal layer)

바닥층(기저층)은 표피의 가장 아래 배열된 한 층의 원주세포와 바닥막이 붙어 있는 각질세포로 구성된다. 멜라닌세포(melanocyte)가 존재하며 생산된 멜라닌과립을 가시층의 표피세포에 배분하여 피부의 색을 변화시킨다. 또 바닥층에서는 활발한 세포분열이 이루어져 분열과 증식을 한 각질세포는 점차 표면층을 향해 이동하여 표피세포의 재생이 이루어진다.

② 가시층(stratum spinosum)

가시층(유극층)은 여러 각질세포의 층으로 이루어져 있으며, 표피 중 가장 두꺼운 층으로 구성되어 있는데, 그중에서도 손바닥과 발바닥에서 가장 두껍다. 각각의 세포에는 가시모양의 돌기가 있고 바닥층의 70% 정도를 차지한다.

③ 과립층(granular layer)

과립층의 표피세포는 2~3층의 다소 편평한 세포로, 세포질은 호염기성의 각질유리과립(keratohyalin granule)을 가진다. 피부가 끈적끈적하고 지방성의 물질로 덮여 있는 것은 이 과립이 지질성분의 물질을 함유하고 있기 때문이다.

④ 투명층(stratum lucidum)

투명층은 2~3층의 편평한, 핵도 각질유리과립도 상실한 표피세포로 이루어지며, 광학현미경에서는 균일한 무구조로 보인다. 이 중간층은 두꺼운 피부인 손바닥과 발바닥의 절단면에서만 보이며 반유동성의 엘라이딘(elaidin)을 함유하고 있어 얇은 피부에서는 보이지 않는다.

⑤ 각질층(stratum corneum)

각질층은 분열기능을 상실한 죽은 세포로 이루어진 보호층으로 편평한 세포가 쌓인 것이다. 각질층의 세포는 각질(케라틴, keratin)을 포함하며 각화하였기 때문에 자외선이나 물리적 장애로부터 신체표면을 보호하는 작용을 하는 것과 동시에 이물질이나 병원체의 침입을 방지하는 장벽기능도 가지고 있다. 각질층의 세포는 항상 박리하고 있어서 박리층(disjuncted layer)이라고도 불리며 종자층에서 다시 생성하여 계속 보충된다.

(2) 진피표피경계부

진피표피경계부는 진피와 표피를 명확하게 구분해주며 접촉면이 울퉁불퉁하면서 넓으므로 진피와 표피를 강하게 서로 붙여준다. 또한 피부에 상처가 났을 때 표피 바닥층의 각질세포가 이동하여 진피와 표피가 분리되지 않고 접착이 잘 될 수 있도록 돕는다.

(3) 진피(dermis)

진피는 치밀결합조직으로, 풍부한 아교섬유와 탄력섬유로 이루어진다. 진피는 곳곳에 표피를 향해 돌출해 있는데, 이를 진피유두(dermal papilla)라고 하며, 그중 모세혈관그물(모세혈관망, capillay network)이 발달한 것을 혈관유두(vascular papillae)라고 한다. 또한 발바닥이나 손바닥 내부에는 감각성 신경종말인 마이스너소체(Meissner's corpuscle)가 있는 신경유두(nerve papilla)도 있다. 진피는 파터-파치니소체(Vater-Pacinian corpuscle) 등의 감각신경종말장치, 즉 촉각이나 온각, 통각에 관여하는 각종 신경종말이 분포하여 감각기관으로서도 작용한다. 진피의 심층은 탄력섬유와 비교적 굵은 아교섬유가 밀접하게 교착해 있으며 아교섬유의 틈새에서 땀샘, 기름샘, 털뿌리(모근, hair root) 등이 관찰된다. 피부는 혈관그물(혈관망, vascular network)이 발달해 있으면서 진피의 두께도 부위에 따라 다른데, 등(back)은 두껍지만 얼굴은 얇다.

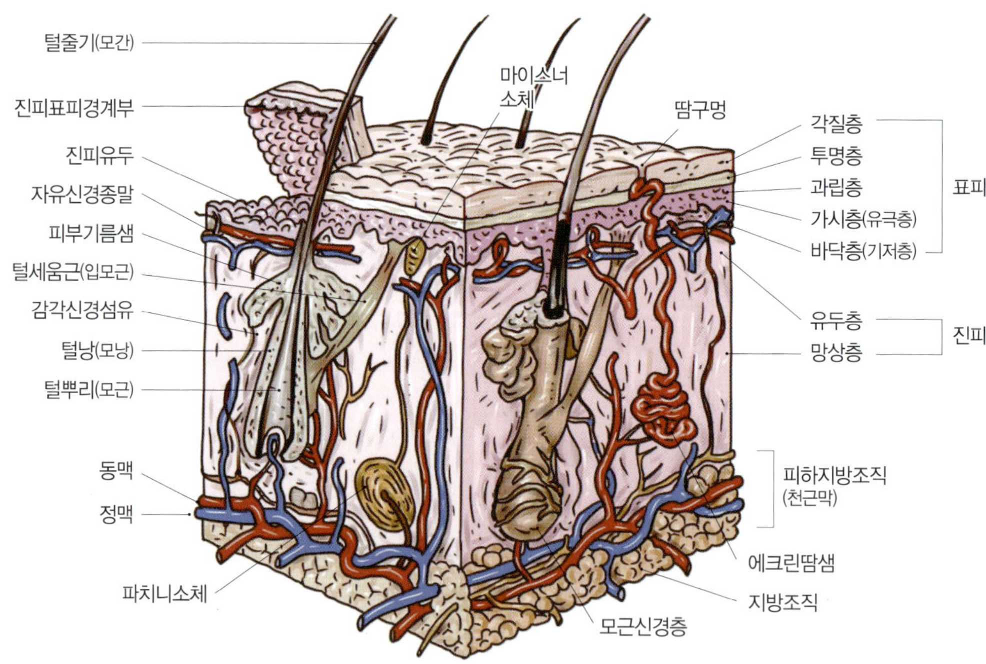

그림 1-1 피부와 피부밑조직

(4) 피부지방조직(hypodermis)

피부밑조직(피하조직, subcutaneous tissue)은 성긴결합조직(소성결합조직, loose connective tissue)으로 구성되며, 이른바 피부밑지방(피하지방, hypodermic fat)이라고 하는 지방조직이 발달해 있는데 그 양은 신체 부위, 연령, 성별, 영양상태에 따라 차이가 있다. 피하조직은 여성호르몬과 관련이 있어 여성스런 체형의 곡선을 만들고 외부로부터의 열손실 보호와 충격 흡수를 한다. 또 사용하고 남은 영양과 칼로리를 체내에 저장하는 기능도 한다.

2) 피부의 혈관(vessel)

피부에는 혈관, 림프관, 신경이 뻗어 있으며 많은 모세혈관이 모여있다. 이 모세혈관들은 피부를 이해하는 데 중요하다. 왜냐하면 피부세포에 필요한 영양과 산소 등을 모세혈관으로부터 공급받기 때문이다. 몸 깊은 곳에서 시작된 동맥이 피부에서 그물망처럼 퍼지면 진피유두에서 작은 고리(loop)를 다수 만들어 내는데 이 혈관을 모세혈관고리(capillary loop)라 한다. 이 고리가 동맥의 종점이며, 표피에는 혈관이 없다. 이후에 혈액은 정맥이 되어 그물망을 되돌아간다. 한편, 심장을 출발한 혈액이 체내를 돌아 마지막에 도달하는 곳이 바로 피부이기 때문에 도중에 혈액 속으로 침투한 유해물질이 모세혈관까지 들어와 피부를 자극하는 경우도 적지 않은데 약이나 음식물에 의한 두드러기나 피부염이 그 예이다.

림프관은 진피유두층과 그 심층에 림프망을 만들어 모세혈관과 피부조직을 연결하는 가교역할을 하며, 표피, 진피, 피하조직의 모든 세포 사이, 섬유 사이, 피부부속기관 주위에 상호교착되어 있는 림프길과 소통하고, 림프액을 모아 가까이에 있는 림프샘으로 보낸다.

3) 피부의 신경(nerve)

신경은 지각신경과 자율신경이 분포하고 있다. 지각신경은 진피 안에 신경얼기(plexus)를 형성하고, 갈라진 일부가 표피 내로 들어간다.

(1) 몸감각 수용기의 전달

몸감각계통(somatosensory system) 또는 체성감각계는 대부분이 피부에 분포하는 수용기들에 의해서 감각적 자극을 받아들인다. 따라서 촉각, 온도, 고유감각(proprioception, 몸의 위치에 대한 감각), 통각(nociception) 등의 감각을 받아들이는 다양한 수용체로 구성되어 있으며 감각기관은 피부와 상피, 골격근, 뼈와 관절, 내부 장기, 심혈관계 등에 퍼져있다. 촉각은 오감 중 하나로 받아들여지긴 하지만, 촉각이라는 것은 실제로 아주 다양한 감각이 섞여 있다. 감각기관은 다양한 수용체를 통해 자극을 받아들이며, 수용체를 통해 받아들인 정보는 감각신경을 통해 척수신경로를 따라 뇌로 전달된다.

말초 부위에서 몸감각계통은 촉각을 받아들이는 기계수용체나 통각을 받아들이는 통각수용체(nociceptor) 등을 통해 다양한 자극을 받아들이며, 이후 감각정보(촉각, 통각, 온각, 냉각 등)는 구심성신경(afferent neuron)을 통해 중추신경계로 전달된다.

(2) 수용기의 종류

촉각을 감지하는 수용기(tactile receptor)의 종류는 다음과 같다.

① 메르켈소체(Merkel's corpuscle)

메르켈소체는 표피(epidermis) 바닥층에 있는 특수한 상피세포인 메르켈세포(Merkel cell)와 여기에 시냅스하는 팽대된 축삭종말(메르켈원반, Merkel's disk)로 구성되어 있다. 이 수용기는 분별성 촉각을 감지하며, 피부의 어떤 부위가 정상에 비해 얼마나 변형되었는지를 감지하는 위치감지기(position detector)이고, 자극에 대한 불응기(refractory period)가 길며, 느린적응수용기(slowly adapting receptor)이다.

② 루피니소체(Ruffini corpuscle)

루피니소체는 피부의 심층(진피, dermis)에 있으며 압각을 수용한다. 길이가 0.5~2 mm 정도인 방추형의 구조로 여러 개의 분지된 축삭과 그 종말들이 결합조직피막에 싸여 있는 형태로 관찰된다. 이 수용기도 위치감지기이며 자극에 대한 불응기가 길고 느린적응수용기이다. 메르켈소체를 제 I 형 느린적응수용기, 루피니소체는 제 II 형 느린적응수용기라고도 한다.

③ 마이스너소체(Meissner's corpuscle)

마이스너소체는 진피유두(dermal papilla)에 존재하며 손바닥, 발바닥, 손가락의 안쪽, 입술, 젖꼭지, 외음부 등 털이 없는 매끈한 피부에서 풍부하게 관찰된다. 결합조직피막에 싸인 큰 수용기로 굵은 유수신경섬유가 피막 속으로 들어가면서 수초가 없어지고 구불구불하게 꼬여 위쪽으로 감고 올라가는 형태로 나타난다. 변형된 상태보다는 변형의 속도를 감지하는 속도감지기(velocity detector)로 동적인 상태를 감지하며, 불응기가 짧은 빠른적응수용기(rapidly adapting receptor)로 저주파성진동감각(flutter)을 수용한다.

④ **골지마초니소체(Golgi-Mazzoni's corpuscle)**

형태나 기능이 마이스너소체와 거의 비슷하여 마이스너소체의 변형으로 판단된다.

⑤ **파치니소체(Pacinian's corpuscle)**

파치니소체는 결합조직피막에 의해 싸여있는 매우 큰 구조로(길이 1~4mm, 폭 2mm) 피부밑조직(subcutaneous tissue)과 진피의 심층에 존재한다. 점막의 심층과 장간막(mesentery), 췌장(pancreas) 등 내부 장기의 피막(capsule), 심장, 눈의 각막(cornea)과 결막(conjunctiva)에서도 관찰되며 굵은 유수신경섬유가 분포한다. 신경섬유는 층판소체의 아래쪽에서 들어오며, 자극의 가속 정도를 감지하는 대표적인 순간감지기(transient detector)이다. 불응기가 매우 짧아 고주파성진동감각(vibration)을 수용한다.

⑥ **모낭수용기(hair follicle receptor)**

모낭수용기는 모낭을 둘러싸고 있는 신경종말을 말하며 유수신경섬유인 경우 모낭에 들어가면서 수초가 없어진다. 종말부분은 맨 끝부분만을 제외하고는 슈반세포에 의해 둘러싸여 있다. 모낭수용기는 속도감지기와 순간감지기 모두에 해당되며, 털의 움직임에 따라 활성화된다.

⑦ **자유신경종말(free nerve ending)**

저온과 고온에 반응하는 온도수용기와 통각 등의 유해자극에 반응하는 유해자극수용기는 모두 자유신경종말(free nerve ending)로 여겨진다.

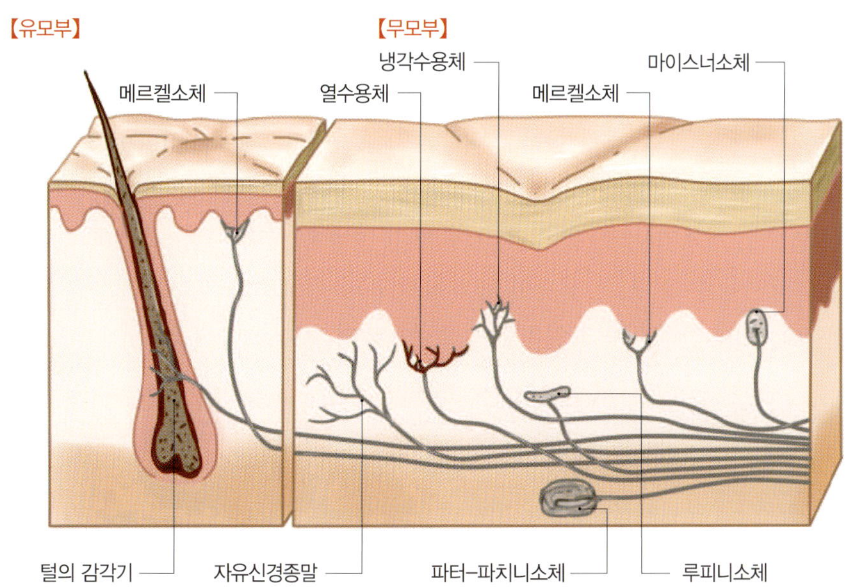

그림 1-2 피부의 감각수용기

2. 피부부속기관(skin appendage)

1) 피부샘(skin gland)

(1) 땀샘(sweat gland)

땀샘(한선)은 땀을 분비하는 관 모양의 샘으로, 그 종말 부위(샘체 또는 분비부위)는 진피 아랫부분에서 피부밑조직에 걸쳐 실을 감은 모양으로 존재한다. 땀샘의 수는 온몸에 200~500만 개가 있다고 한다. 도관이 진피를 똑바로 상행해 표피 안에서 나선 모양으로 회전하면서 표피로 열리는데, 이 부위를 땀구멍(sweat pore)이라고 하며 땀을 만들어 피부 표면으로 분비시키는 것을 땀샘이라고 하는데, 땀샘에는 에크린땀샘(작은땀샘, eccrine sweat gland)과 아포크린땀샘(큰땀샘, apocrine sweat gland)이 있다. 에크린땀샘은 온몸에 분포하며 손바닥과 발바닥에 특히 많다. 아포크린땀샘은 바깥귀길, 눈꺼풀, 겨드랑이, 젖꽃판, 항문주위 등에 분포하며 지질이나 단백질을 많이 함유하면서 냄새가 심한 분비물을 내어 체취(body odor)의 원인이 되기도 한다. 아포크린땀샘에서는 샘세포의 일부도 분비물이 되는 아포크린분비(apocrine secretion)가 일어난다.

① 에크린땀샘(작은땀샘, eccrine sweat gland)

에크린땀샘은 태어날 때부터 이미 피부에 형성되어 있으며, 입술과 음부 같은 일부분을 제외하고 전신의 피부에 일정하게 분포되어 있다. 이른바 '땀을 흘린다.'고 할 때의 땀은 여기에서 배출되는 땀을 말한다. 에크린땀샘에서는 염류를 포함하는 수분이 많은 땀을 보통 하루에 약 600mL 정도 방출하여 체온조절에 관여하는데, 더울 때의 발한량은 2~3L에 이르기도 한다. 땀샘은 진피심층이나 피하조직에 있는 땀샘체와 땀샘체로부터 피부표면을 향해 똑바로 뻗어있는 땀샘관으로 구성된다. 땀샘관은 땀샘체에서 생긴 땀을 피부표면으로 분비시키기 위한 배설관이며, 이것이 피부표면으로 열려있는 출구를 땀구멍(sweat pore)이라고 한다. 땀구멍에서 나온 땀은 피부표면으로 퍼져가는데, 목욕 직후에 보면 땀방울이 땀구멍으로부터 솟아올라오는 것을 확인할 수 있다. 땀샘관이 진피에서 표피 쪽으로 들어가는 지점은 표피돌기의 끝이며, 표피 안에서는 코일처럼 구불구불하게 모공을 향해 올라간다.

② 아포크린땀샘(큰땀샘, apocrine sweat gland)

아포크린땀샘은 사춘기가 되어서야 비로소 신체 일정 부분에 한해 발육하며 에크린샘보다 훨씬 큰 땀샘체를 만들기 때문에 큰땀샘이라고도 한다. 그러나 이 땀샘에서 분비되는 땀은 극소량으로, 하얗고 탁하며 독특한 냄새를 지니는데, 이는 에크린샘에서 분비되는 땀보다 단백질이 많기 때문이다. 큰땀샘은 피하조직 안에 있으며 겨드랑이, 유두, 젖꽃판, 외음부, 항문주위, 바깥귀길 등에 분포한다. 아포크린샘은 피부표면이 아닌 모낭으로 열려있는데, 기름샘이 열려있는 부분보다 약간 위쪽으로 열려있으며 모공으로부터 피부표면으로 배출된다. 에크린샘과 마찬가지로 땀샘체와 배설관으로 구성된다.

아포크린땀의 분비량은 남녀 차이가 없으나, 인종에 따라서는 상당한 차이가 있다. 흑인이 가장 많고, 이어서 백인, 동양인의 순서이며, 액취증(osmidrosis)은 아포크린땀의 냄새가 특히 더 강한 증상을 말한다. 한편, 여성의 경우 월경주기에 따라 아포크린땀의 분비에 변동이 나타나는데, 월경 전과 월경 중에 많아지고 임신하게 되면 감소한다. 아포크린선은 사춘기에 발육하여 성 활동이 왕성하게 이루어지는 동안에는 그 기능을 하다가 갱년기가 시작되면서 점차 위축된다.

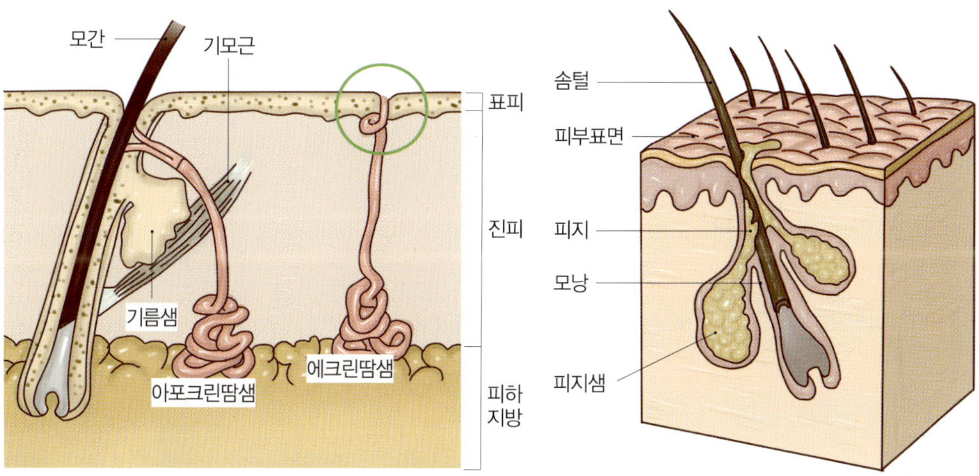

그림 1-3 땀샘과 기름샘

(2) 기름샘(피지선, sebaceous gland)

피지(sebum)를 만들어내는 기름샘(피지선)은 대부분 모낭에 접해있으며, 맑은 거품형태의 커다란 다각형의 기름샘세포로 이루어져 있고, 모낭 위로부터 1/3이 되는 지점에 배설관이 열려있다. 기름샘에는 털에 부수하여 그 도관이 털집으로 열리는 부속기름샘과, 털에 부수하지 않고 그 도관이 직접 표피로 열리는 독립기름샘이 있으며, 모두 표피를 부드럽게 하는 피부지질(피지, sebaceum)을 분비한다. 손바닥이나 발바닥의 피부에는 털이 없기 때문에 부속기름샘이 존재하지 않으나, 털이 존재하지 않는 음경귀두나 소음순에는 독립기름샘이 존재한다.

① 지루 부위

기름샘은 몸 전체에 일정하게 있는 것이 아니라, 신체 부위에 따라 그 수가 다른데 머리, 얼굴, 가슴과 등, 팔다리의 순으로 많이 분포되어 있으며, 이 부분들 안에서도 그 주변부보다 중심부에 많고, 펴지는 쪽 피부보다 굽혀지는 쪽 피부에 많다. 기름샘이 많은 곳일수록 피부표면의 피지량이 많아 지성에 가까우며, 기름샘이 특히 많은 부분을 지루 부위라 하는데 머리카락이 있는 두부, 얼굴 중심부(이마, 미간, 코, 입 주위), 앞가슴, 등 중앙부, 겨드랑이, 서혜부 등이 이에 속한다.

② 피지의 분비량과 성분

성인의 경우 피지는 하루에 1~2g 정도 분비된다. 그러나 순수하게 피지만을 추출하는 것은 불가능하여 피지의 성분에 대해서는 정확히 알지 못한다. 따라서 오늘날 피지의 성분으로 알려진 것들은 피부표면에서 에테르를 이용해 추출한 지방을 분석한 결과이며 이를 에테르가용성물질이라 한다.

피지분비는 기온에 따라 영향을 받는다. 기온이 높아지면 피지분비량이 증가하며, 반대로 추워지면 피지분비량이 감소한다. 즉, 여름에는 피지분비량이 많지만 겨울이 되면 날씨가 추워져 피지분비량이 감소하므로 겨울철 피부는 유분이 적고 거칠어지는 경향이 있다.

기름샘은 체온이나 기압에 의한 영향은 거의 없다. 그러나 피부를 마사지하여 피부온도를 높이면 분비량이 많아지는데, 혈액순환이 좋아져서 기름샘의 기능이 활발해지기 때문이다. 이것은 안면마사지의 효과 중 하나이기도 하다. 같은 이치로, 찬 겨울바람을 맞아 손등이 거칠어졌을 때 손을 마사지하면 촉촉해짐을 느낄 수 있다.

기름샘에서 분비되는 피지에는 두 가지가 있다. 첫 번째는 기름샘 자체가 앞에서 설명했던 방식으로 피지를 생산하는 것으로, 그 과정을 지방형성(adipogenesis)이라 한다. 피지의 성분이 되는 당분을 혈액으로부터 가져와 피지를 만드는데, 여분의 당분이 피하지방으로 바뀌어 축적되는 현상을 보고 알 수 있듯이 체내에서는 당분이 지방으로 전환된다. 즉 피지를 만드는 재료가 되는 것이다. 여드름이 나는 경우 당분이 많은 음식물은 삼가는 것이 좋다고 하는 이유도 이 때문이다. 두 번째는 혈액 속의 지방을 기름샘으로 끌어들여 분비시키는 것으로, 이를 지방고정(adipopexis)이라 한다. 지방분이 많은 음식물로 인한 피지의 증가가 여기에 해당된다. 그러나 그 양은 그다지 많지 않다.

음식물로부터 지방고정을 통해 가져온 지방 때문에 피지의 성질이 변화되기도 하는데, 예를 들어 버터나 치즈를 많이 섭취하면 본래 피지가 지니고 있던 살균력에 변화가 생기거나, 피지의 흐름이 나빠지기도 한다.

③ 연령적 변동

기름샘의 활동은 연령에 따라 다르다. 소아기 때는 기름샘의 발육이 완성되지 않아 피부의 지성, 건성의 구별이 어렵다.

물론, 생후 6개월까지는 임신 중에 증가한 어머니의 황체호르몬의 영향으로 피지분비가 많다. 그리고 사춘기가 되면 성기능이 왕성해지면서 기름샘의 발육이 시작되기 때문에 지성피부가 나타나기 시작하는데, 이는 주로 남성호르몬의 자극에 의한 것으로 남성이 여성보다 기름샘의 발육이 두드러진다. 20~30세 사이에 최고치에 이르며, 갱년기부터는 점차 감소한다.

피지의 성분도 연령에 따라 변화한다. 콜레스테롤의 비율은 소아, 특히 유아에게서 높게 나타나는데 아기들의 머릿기름딱지는 주로 각질층에서 유래한 콜레스테롤이다.

(3) 귀지샘(ceruminous gland)

귀지샘은 바깥귀길(외이도)에서 분비하는 샘으로 땀샘이 변한 것이다. 귀지는 바깥귀길에 분비된 땀샘이나 노폐물 또는 벗겨진 표피에 의해 만들어지며 귀지샘의 분비물이 아니라 귀를 보호하는 역할을 한다. 귀지에는 단백질 분해효소, 라이소자임, 면역글로불린, 지방 등의 여러 가지 성분이 들어있는데, 이 성분들은 바깥귀길의 표면이 건조해지는 것을 막아주며 먼지나 세균, 곰팡이, 바이러스 등이 고막까지 들어가지 못하도록 한다.

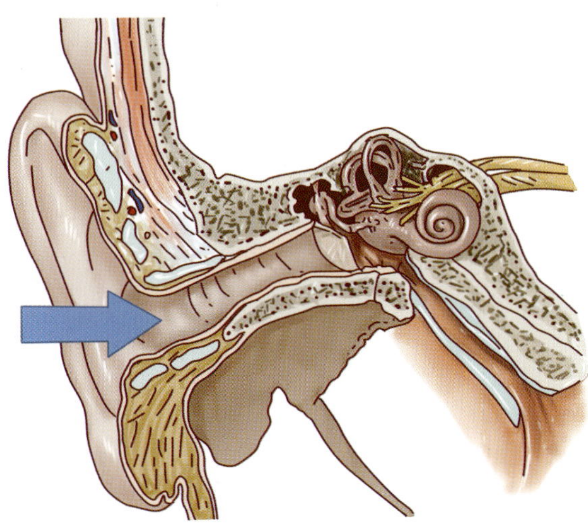

그림 1-4 귀지샘의 구조

(4) 젖샘(mammary gland)

젖샘(유선)은 기능적으로는 여성의 생식계통의 부속기관이지만 구조적으로나 발생학적으로는 피부와 유사한 기관이라고 말할 수 있다. 젖샘은 남성과 여성 모두에게 존재하나 남성에게는 흔적만이 남아있다. 젖샘은 피부샘의 일종이자 땀샘에서 진화한 것으로 유선이라고도 하며 흉골의 외측경계에서부터 겨드랑이 사이에 위치하고 있다. 또 임신하면 급속히 발달하여 분만 후 젖을 분비하게 된다. 젖샘에는 15~20개의 젖샘엽이 있는데, 각 엽 내에 있는 젖샘관을 통해 모유를 모아 유두로 배출한다. 이때 유두 주변은 연분홍색을 띤다.

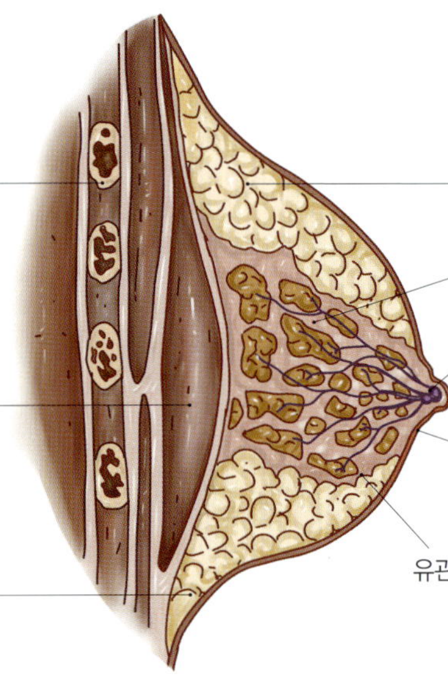

그림 1–5 젖샘의 구조

2) 모발(hair)

(1) 모발의 구조

모발은 사람의 몸에 나는 털을 통틀어 이르는 말로, 털은 피부표면에 돌출해있는 털줄기(모간, hair shaft)와 피부에 묻혀있는 털뿌리(모근, hair root), 털뿌리 끝에 둥근 모양의 털망울(모구, hair bulb)로 되어있다. 털은 표피세포에서 분화한 각화세포로 구성되며 중심부의 털속질(모수질, medulla of hair)과 주변부의 털겉질(모피질, hair cortex)로 구별되는데, 표면은 단층의 털껍질(모소피, hair cuticle)에 싸여있으며 털뿌리 주위는 표피의 연속인 상피성 털낭과 결합조직성 털낭(모낭, pilar cyst)에 싸여있다. 털망울의 아래 끝에 혈관이 풍부한 결합조직이 함입하는데 이것을 털유두(모유두, hair papilla)라고 하며, 이곳에서 털세포로 영양분이 공급된다. 또 털유두에 접하는 털망울 부분을 털바탕질(모기질, hair matrix)이라고 하며, 이곳에서는 세포분열이 일어나 털이 성장한다. 털바탕질에는 멜라닌세포가 존재하며 털세포에 멜라닌과립을 공급한다. 멜라닌과립이 감소하면 백발이 되며 털속질이 함유하는 공기가 햇빛에 반사되어 빛나 보인다. 털뿌리는 표피의 함입으로 생긴 털집(털주머니, 모낭, hair follicle)에 싸여있으며, 털집에는 기름샘과 민무늬 근육으로 생긴 털세움근(입모근, arrector pili muscle)이 부수해있다. 털세움근이 교감신경의 지배로 수축하면 털이 직립하는데, 흔히 닭살이 돋는다고 하는 경우이다.

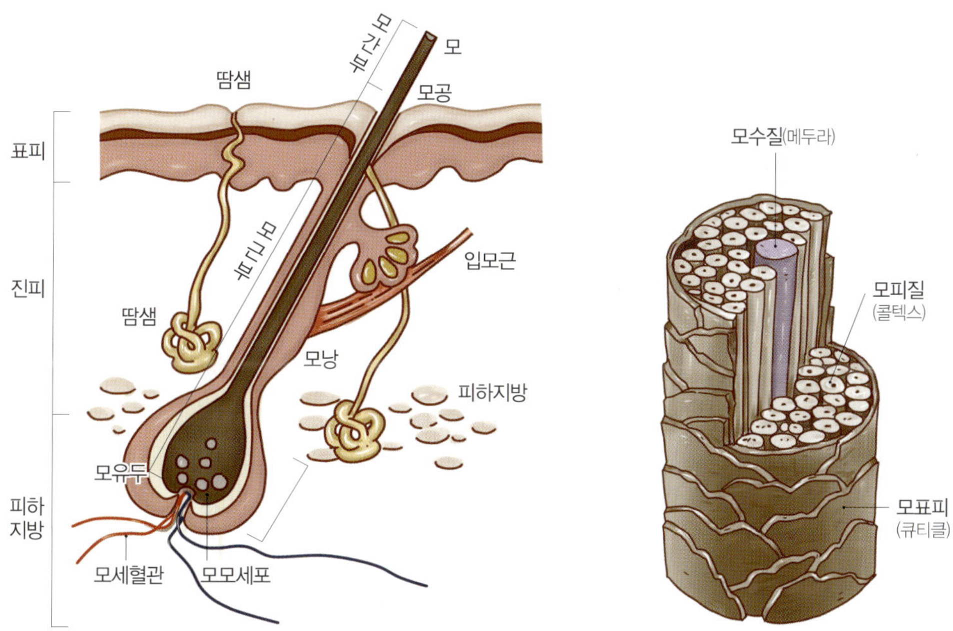

그림 1-6 털의 일반구조와 세부구조

(2) 모발의 성장과 퇴행

모발은 털망울의 털유두와 접해있는 부분에서 새롭게 만들어진다. 표피가 유두체에 접해있는 기저세포에서 새롭게 만들어지는 것과 같은 이치이다. 털바탕질(hair matrix)이라 불리는 곳으로 털유두의 혈관을 통해 필요한 영양이 공급된다. 새롭게 만들어진 세포로 인해 먼저 생긴 모발은 점점 위를 향해 들려 올라가게 되는데, 이것이 바로 모발의 성장이다. 잘려진 모발 끝에서 새로운 세포가 만들어져 재생되는 것이 아니라 밑에서부터 들려 올라가는 형식으로 성장하는 것이다.

속눈썹을 제외한 모발은 피부표면에 비스듬하게 자라나며 기울기의 각도는 일정하지 않지만 대략 24~50°이다. 피부 각 부분에서 모발이 자라는 일정한 방향을 털흐름(hair stream)이라 하는데, 이는 피부의 할선방향과 대체적으로 일치한다.

털에는 수명이 있다. 두발의 경우 하루에 0.2~0.5mm, 수염은 0.4mm 정도가 자라며 하루 중 낮이 밤보다, 또 1년 중에서는 봄 · 여름이 가을 · 겨울에 비해 성장이 빠른데 특히, 5~6월은 1년 중 가장 많이 성장하는 시기이다. 연령별로 살펴보면 16~24세의 여성이 가장 빠르고, 65세 이상이 되면 완만해진다.

모발은 퇴행기에서 휴지기에 이르는데, 휴지기가 되면 탈모하여 그 부위에 새로운 털이 생성된다. 그리고 일정 기간이 지나면 털바탕질에서 세포분열이 일어나지 않기 때문에 성장이 멈추고 털뿌리가 털유두에서 떨어져 위쪽으로 올라가 결국 빠지게 된다. 남은 털낭은 아래쪽이 증식하고 그곳에 털유두가 형성되어 새로운 털이 자라기 시작한다. 이처럼 휴지기에서 다음 휴지기까지의 기간을 모발주기(hair cycle)라고 하며 털의 수명은 종류에 따라서 다른데, 머리카락은 2~5년 정도이다.

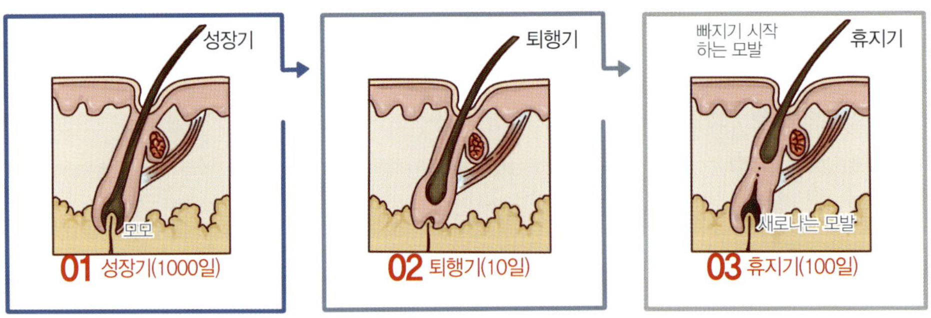

그림 1-7 모발의 성장주기

(3) 모발의 종류

피부에는 손바닥, 발바닥, 입술, 음부의 일부분을 제외하고 모발이 있다. 인체모발은 형태에 따라 다양하게 나눌 수 있다.

① 취모(배냇머리, lanugo hair)

취모는 태아에 존재하는 털로 섬세하고 부드러우면서도 연한 것이 특징이다. 아직 큐티클이 관찰되지 않으며 출생 무렵 탈락되고 연모로 대치된다.

② 연모(솜털, vallus hair)

연모는 피부의 대부분에서 볼 수 있는 섬세한 털로 모수질이 존재하지 않으며, 연갈색의 색상으로 출생 후 사춘기 이전의 모발에서 볼 수 있다. 소아기 때는 연모였던이 모발들이 사춘기가 되면서 많이 분비되기 시작하는 남성호르몬의 자극을 받아 경모화되는 것을 성모(sexual hair)라고도 한다. 사춘기가 되면서 경모로 변하는 모발들은 음모, 겨드랑이털, 남성에게서 두드러지는 팔다리의 털, 가슴털, 수염 등이 있으며, 간혹 탈모가 진행되는 모발에서도 볼 수 있다.

③ 중간모(intermediate hair)

중간모는 염모와 성모의 중간 굵기의 털이다.

④ 경모(종모, terminal hair)

경모는 머리카락, 눈썹, 속눈썹, 수염, 겨드랑이털을 구성하고 있으며, 이 중 일부는 사춘기 이후에 외관상으로 남성인지 여성인지를 구별하는 데 도움이 되므로 이차성징의 증거가 되기도 한다. 이들의 모발은 단단한 단백질이 결합된 길고 굵은 털로 모수질과 색소를 가지며 30대 이후 점차 연모화가 이루어진다.

(4) 모발의 형태

모발의 형태는 모경지수에 따라 구분한다. 모경지수란 모발횡단면의 최소직경을 최대직경으로 나눈 값에 100을 곱한 것으로, 모경지수가 100이면 단면이 원형이며 100에서 멀어질수록 타원형이 된다. 또 모경지수가 클수록 직모에 가깝고 작을수록 축모에 가깝다. 모발의 형태는 모발의 단면에 의한 것으로, 직모의 단면은 원형인데 반해, 웨이브진 모발의 단면은 타원형, 곱슬기가 심한 모발일수록 굴곡이 심한 평면이다.

모발의 굵기도 부위에 따라 다르다. 같은 두발이라도 후두부가 가장 굵고, 정수리 부위가 가장 가늘며, 여성의 두발이 남성보다 굵다. 또 인종이나 연령에 따른 차이도 있는데, 모발의 굵기는 최소 0.005mm부터 0.2mm까지이며 수염은 상당히 굵어서 0.2mm, 두발은 평균 0.1mm이다.

① 직모(straight hair)

직모는 털세포 간에 동일한 세포분열이 이루어져 굵기가 굵으며, 모발 단면이 원형을 띠고 모낭의 모양도 곧다. 일반적으로 모경지수가 75~85 정도이며, 황인종인 동양인에게 많은 형태이다.

② 파상모(wavy hair)

파상모는 모발의 단면이 타원형 혹은 모서리가 둥근 삼각형처럼 약간 일그러진 모양으로 직모와 축모의 중간 형태이며 굵기가 가늘고 약간의 곱슬머리 형태를 보인다. 모낭이 피부표면으로부터 비스듬히 누워있으며 백인종에게 많은 형태이다.

③ 축모(구상모, curly hair)

축모는 흔히 곱슬모, 염주모라고도 하며, 모경지수가 50 정도로 모발의 횡단면이 타원형보다 납작하고, 다양한 모양의 형태를 띤다. 파생모보다 웨이브가 좀 더 심하고 모낭이 피부표면으로부터 굽어져 있다. 아프리카 흑인들의 곱슬머리가 축모에 해당된다.

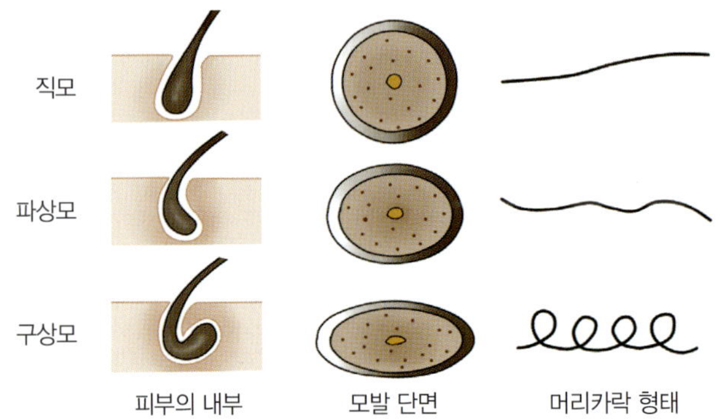

그림 1-8 모발의 형태

(5) 모발의 수량과 단면

① 모발의 수량

몸 전체의 모발은 120~150만 개 정도인데 그중 머리와 얼굴에만 40~50만 개 정도가 있고, 겨드랑이털은 한 쪽에 800개 정도가 있다. 모발 수는 개인차가 큰데, 두발을 예로 들면 적은 사람은 6~7만 개, 많은 사람은 13~14만 개에 달한다. 또 색조나 굵기 등에 따라서도 차이가 있어서, 머리카락이 가는 사람은 머리카락 수가 많고, 굵은 사람은 수가 적은 경향이 있다.

② 모발의 단면

모발의 단면은 중심을 감싼 3개의 층으로 되어 있으며 중심은 털수질(hair medulla)로, 그 주위를 털피질(hair cortex)이 에워싸고 있다. 제일 바깥의 털소피(hair cuticle)는 가장 얇은 부분으로 각화된 세포로 확대해 보면 비늘이 서로 겹쳐진 것처럼 되어 있다. 이렇듯 모발표면은 절대로 매끈하지 않다. 뿌리 끝에서 모발 끝을 향해 비늘 같은 것이 겹쳐져 있으므로, 뿌리 쪽에서 위쪽을 향해 모발을 만지면 매끈하게 느껴지나, 반대 방향으로 만지면 저항을 느끼게 된다. 털피질은 모발의 주요 부분으로, 멜라닌과 공기를 포함하고 있다. 그래서 모발에 색깔이 있는 것이다. 공기의 양은 제각각인데, 공기가 많을수록 모발에 윤기가 난다. 털피질과 털수질의 두께 비율을 통해 모발의 강도가 결정된다.

(6) 모발의 기능

모발의 주된 작용은 우리 몸에서 나는 열의 발산을 억제하여 몸을 따뜻하게 하는 것으로 털을 움직이게 하는 작은 근육이 각 털마다 붙어있어 신경작용에 의해 추울 때 털이 움직이도록 한다. 털이 가장 잘 서는 때는 피부가 추위에 노출되었을 때인데, 추위에 노출되면 털세움근이 수축하면서 모낭의 뿌리 끝을 피부 쪽으로 잡아당기게 되고 모공을 중심으로 피부가 오그라들면서 피부가 올라오게 된다. 이렇게 된 피부는 언뜻 보면 털을 뽑은 닭의 살갗처럼 보이므로 닭살(소름)이라 하며, 이 현상을 '닭살(소름)이 돋는다.'라고 한다. 털세움근이 수축하면 그 위에 있는 기름샘이 압박되어 피지분비가 촉진된다. 추위뿐 아니라 공포감이나 불쾌감을 느낄 때도 마찬가지이다.

털은 이차성징(sexual character)의 하나로 성적인 발달의 표시가 되기도 하며, 피부나 두피를 보호함으로써 외부로부터의 자극에 대한 손상을 줄일 수 있다. 또한 갑상샘질환이나 호르몬의 이상뿐 아니라 영양분 부족, 철분 부족 등이 있을 때, 또는 심한 스트레스나 마취 후에도 탈모가 생길 수 있어 일반적인 건강의 지표가 되기도 한다. 털에는 감각기능이 있어 자그마한 자극도 감지하여 반응할 수 있다. 몸에서 열이 많이 날 때는 표면적을 넓혀서 땀의 발산을 증가시킨다. 각 털에는 기름샘이 존재하는데, 털에 붙어있는 근육이 수축할 때마다 기름샘에서 피지가 분비되어 각 털 사이의 윤활작용을 한다. 머리카락은 태양광선으로부터 두피를 보호해 주고 눈썹이나 속눈썹은 햇빛이나 땀방울로부터 눈을 가리는 역할을 한다.

3) 손발톱(nail)

손발톱은 손가락과 발가락 끝의 배면에 있는 판으로 각질이 변형되어 딱딱하게 된 것이다. 그 표면은 평평하지 않고 전후좌우로 살짝 만곡되어 있다. 그러나 사람에 따라 만곡의 정도가 각각 다르며 심한 변형이 있는 경우도 있다.

(1) 손발톱의 역할

인간은 손발을 보호하거나 생활 속에서 손발을 사용할 때 손톱과 발톱이 필요한 경우가 있다. 동물의 경우 열매를 따거나 식물줄기를 자르기 위해 손발톱을 사용하거나 나무 위로 도망치기 쉽도록 손발톱이 뾰족하게 되어있기도 하지만 인간은 그럴 필요가 없어 뾰족하지도 않고 손발톱판 자체도 얇다. 그렇지만 이러한 기능이 인간에게 아주 필요 없는 것은 아니다. 다만 퇴행되고 있다는 사실만은 분명하며, 그 증거로 새끼발가락 발톱이 거의 사라지게 될 것이라는 주장이 있다.

그렇다고 인간에게 있어 손발톱이 예쁘게 색을 칠해 아름답게 보이기 위한 장식품으로만 남아 있는가 하면 꼭 그렇지만은 않다. 손가락에 손톱이 있기 때문에 손가락 끝에 힘을 줄 수 있다. 만약 손톱이 없다면 손가락으로 힘쓰는 일을 할 수 없다. 발가락도 마찬가지로 발톱이 없으면 발가락으로 버티고 서 있을 수도 없다. 종종 손발톱이 없는 사람을 보게 되는데(손발톱없음증, anonychia), 이런 사람들은 달리기도 다른 사람들보다 느리고 발가락 끝으로 질주하는 것도 불가능하며 일상생활 속에서 손가락 끝으로 하는 섬세한 작업도 불가능하다. 손발톱은 손발가락을 외상으로부터 보호하는 역할도 한다. 손발톱을 바짝 깎으면 손발가락에 상처가 생기기 쉬운 것도 이 때문이다.

(2) 손(발)톱의 구조

손발톱은 표피의 각질층 세포가 특수하게 분화한 것으로, 손발가락의 위쪽 끝에만 있으며 손발가락의 뾰족한 끝을 보호한다. 피부에 덮여있는 부분을 손발톱뿌리(조근, nail root), 피부 밖으로 나와 있는 부분을 손발톱몸통(조체, nail body)이라고 하며, 손발톱뿌리 부위나 손발톱 바깥쪽에서 손발톱에 덮인 피부의 주름을 손발톱주름(조갑주름, nail fold)이라고 한다. 또 손발톱뿌리 부위에 있는 손발톱주름 끝에는 표피의 각질층이 손발톱을 덮고 있는데, 이를 손발톱위허물(조상막, eponychium)이라고 하며 손발톱의 깊은 층에 있는 부분을 손발톱바닥(조상, nail bed)이라고 하는데, 표피의 가시층과 바닥층에 상당하는 손(발)톱배아층(embryonic layer)과 표피에 상당하는 손(발)톱진피층(demis)으로 구성된다. 손발톱판은 주로 손발톱뿌리의 손(발)톱배아층에서 세포분열이 일어나 성장해 나가기 때문에 이곳을 손발톱바탕질(조갑기질, nail matrix)이라고 한다. 손발톱바탕질이 존재하는 한 손발톱몸통은 손실되어도 손발톱은 재생한다. 손발톱바탕질의 일부는 손발톱뿌리 부위에 있는 손발톱주름보다 밖으로 나와 있는데, 이 부분이 반달(반월, lunula)이다.

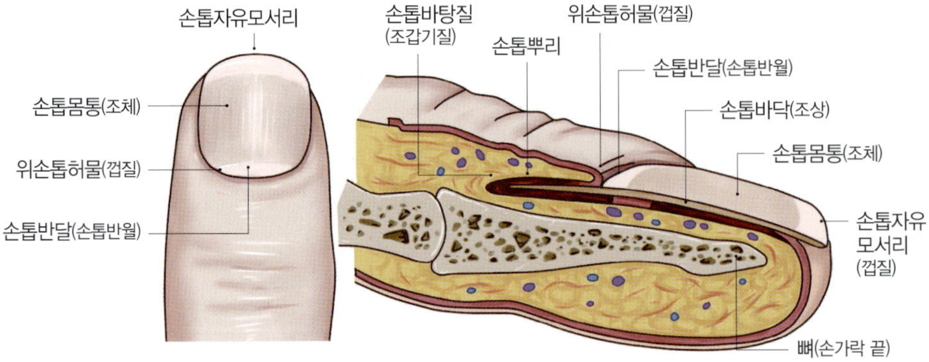

그림 1-9 손톱의 구조

손발톱의 케라틴(keratin)은 표피의 케라틴보다 단단하며, 표피에서는 때로 벗겨지지만, 손톱은 벗겨지지 않는다. 손발톱은 하루에 약 0.1mm씩 자라며 이를 통해 손(발)톱 진피층의 모세혈관 혈액이 보이기 때문에 핑크색을 띤다.

3. 피부의 기능

1) 보습기능

피부는 단순히 신체를 감싸고 있는 한 층의 피막이 아니라, 하나의 장기로서 여러 가지 중요한 기능을 하고 있다. 피부에는 탄력이 있어서 외부로부터의 물리적 충격을 완화시킨다. 또 외부로부터의 수분도 침입하지 못하게 하며 체내의 수분도 빼앗기지 않는데, 이는 피부가 능숙한 보습(수분유지)기능을 갖추고 있기 때문이다. 피부표면은 산성의 피지막으로 덮여있어 세균이나 진균의 번식을 막는다. 즉, 피부는 외부로부터의 여러 가지 자극을 차단하는 중요한 방어막으로서의 기능을 하고 있으므로 특히 미용적인 측면에서 피부의 보습기능은 매우 중요하다.

생체 내 수분량은 성인의 경우 체중의 약 60~75%이며 연령증가에 따라 서서히 감소되어 70세 전후에는 수분량이 60% 내외가 된다. 반면, 신생아의 수분량은 약 80%에 달한다. 피부의 탄력과 부드러움에 관계가 있는 각질층의 수분은 15~20%이며 외부의 습도에 의해 변하기 쉽다. 한편, 각질층보다 아랫부분의 수분량은 60~75%인데, 이러한 차이는 각질층 바로 아래에 수분저지막(barrier zone)이 있어 이 저지막 안과 밖 사이의 수분의 왕래를 막고 있기 때문에 나타난다.

각질층 자체에도 수분을 유지하는 기능이 있는데, 피부표면이 피지막으로 덮여있어 수분을 외부로 빼앗기는 것을 막는다. 또 각질세포 사이의 틈새는 세라미드(ceramide) 같은 세포간지질로 채워져 각질층의 저지막기구를 구성하고 있다.

이처럼 피지막과 세포간지질의 작용을 통해 각질층의 보습기능이 유지되며, 이것들을 각각 보습인자라 부른다. 진피층의 보습에는 인지질 같은 소수성(hydrophobic)성분과, 히알루론산, 콜라겐, 엘라스틴, 콘드로이틴황산염 같은 친수성(hydrophilic)성분이 깊이 관여한다.

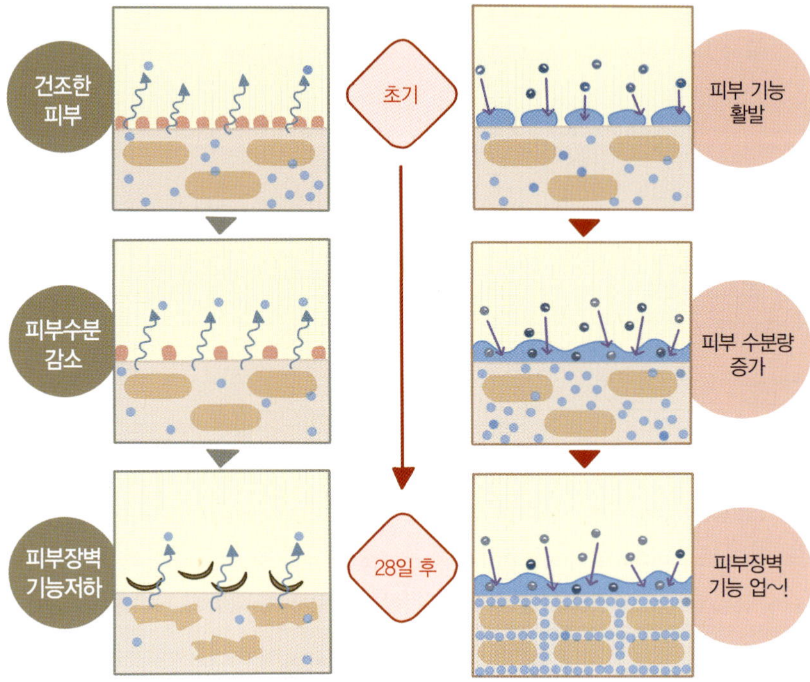

그림 1-10 턴오버에 의한 피부작용

2) 체온조절기능

인간은 생명활동을 유지하기 위해 섭취한 음식물 등의 연소를 통해 필요한 에너지를 얻는다. 다시 말해, 체내에서 대량의 열을 산출하고 있는 것이다. 체온을 거의 일정하게 유지하기 위해서는 여분의 열을 방출해야만 하는데, 호흡에 의해 약 30%, 피부표면을 통해 약 70%가 방출된다.

일반적으로 땀은 육안으로는 보이지 않는 수증기(불감성 발한)의 형태로 발산되는데, 기화열로 체열을 빼앗아 체온을 일정하게 유지한다.

체온이나 외부기온이 높아지면 모세혈관이 확장됨과 동시에 피부가 이완되어 표면적이 넓어져 발열이 촉진된다. 또 모세혈관의 순환도 좋아져 발한이 촉진되어 그 기화열로 인해 체온의 상승을 막는다. 반대로 체온이나 외부기온이 낮아지면 혈관이 수축되고, 피부도 소름이 돋으면서 수축되어 표면적이 작아진다.

피부의 각질층은 열의 불량도체이나, 모세혈관의 순환상태를 교묘하게 바꿈으로써 체온의 항상성을 유지하는데, 이를 체온조절기구라 한다.

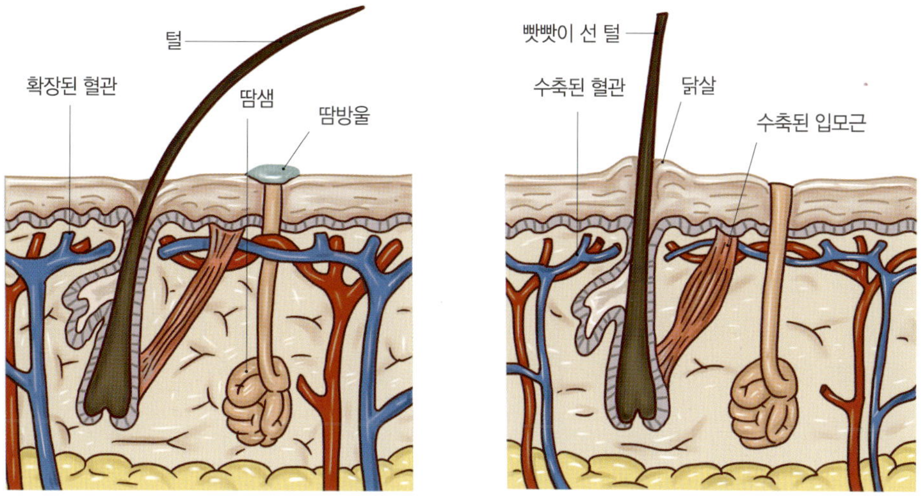

그림 1-11 체온변화에 따른 피부의 변화

3) 감각기능

피부에는 온도나 통증 같은 외부환경의 변화와 자극을 수용하여 피부감각을 느끼게 하는 작용이 있다. 외부자극의 종류에 따라 각각의 전문 신경섬유와 그 자극을 감수하는 신경종말기관이 존재해 촉각 · 압각 · 온각 · 냉각 · 통각 등의 지각을 느끼게 되는데 이러한 신경종말기관의 작용점을 감각점이라 하며, 각각 촉점 · 압점 · 온점 · 냉점 · 통점이라 한다. 예를 들어 바늘로 찔러도 아픔을 느끼는 곳과 느끼지 못하는 곳이 있듯이 감각점은 피부에 일정하게 있지 않으며, 그 수의 평균을 보면 1㎠당 촉점 25개, 온점 1~2개, 냉점 12개, 통점 100~200개로 통각이 가장 민감하고, 그에 비해 온각은 매우 둔하다. 이는 위험으로부터 몸을 지키기 위한 메커니즘의 하나로 볼 수 있다.

성격이 약간 다른 감각으로는 간지러움 등이 있는데, 간지러움은 통각의 변형이다. 통각자극이 크면 아픔을, 약하면 간지러움을 느끼게 된다고 여겨진다. 촉각에는 여러 가지 변형이 많고, 그에 대한 반응도 사람에 따라 차이가 크다. 촉각의 변형 중 하나로는 낮간지러운 느낌, 근질근질한 느낌이 있다. 낮간지러운 느낌은 웃음을 띠게 만들고, 근질근질한 느낌은 불쾌감을 떠오르게 한다. 근질근질한 느낌은 복합감각으로, 촉각뿐 아니라 약간의 통각도 자극되면서 발생한다.

4) 호흡기능

인간의 호흡은 대부분 폐가 담당한다. 그러나 피부도 아주 미세하게나마 호흡을 하고 있는데, 이처럼 피부가 신체의 건강한 상태를 유지하기 위해 피부표면을 통해 산소를 흡수하고 이산화탄소를 방출하는 일련의 과정을 피부호흡이라고 한다. 그 양은 폐호흡과 비교해 이산화탄소 배출이 약 1/220, 산소 흡입이 약 1/180로, 피부호흡은 생명을 유지할 수 있을 정도의 양이 아니다. 피부조직 내에서 산소를 받아 이산화탄소를 배출하는 것을 생화학적으로는 피부조직호흡이라 한다. 피부호흡에 영향을 주는 요인으로는 온도와 습도, 산소분압의 변화, 연령, 그리고 신체 부위가 있다.

온도가 높아지면 피부혈관을 통한 혈류량과 혈류속도가 증가하기 때문에 산소흡수속도와 이산화탄소의 방출속도도 증가한다. 습도는 상대습도가 20~80%일 때 이산화탄소의 방출속도가 증가한다. 주위 대기 중 산소분압의 변화는 산소흡수속도가 대기 중 산소 함유량이 30% 이하일 때 산소함유량에 비례해 증가한다. 주위 대기 중의 이산화탄소 변화에서는 대기 중 이산화탄소 함유량이 50%일 때 이산화탄소가스가 피부 안으로 들어가는데, 이산화탄소 함량이 증가할수록 산소흡수속도는 낮아진다. 연령과 성별도 피부호흡에 영향을 미쳐서 연령이 증가할수록 피부호흡이 감소하며, 여성이 남성보다 피부호흡을 많이 한다. 신체 부위에 따라서는 손바닥과 발바닥의 이산화탄소 방출 및 산소흡수율이 높다.

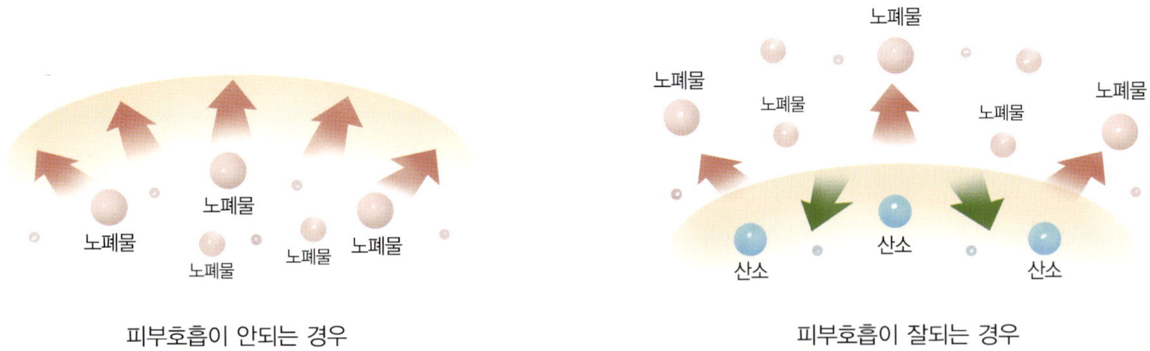

그림 1-12 피부호흡

5) 생리적기능

피부의 가장 바깥층인 각질층과 지질은 외부의 물리화학적 자극으로부터 내부를 보호하고 방어하는 보호기능이 있다. 성인의 경우 하루 피지분비량은 1~2g 정도 되는데, 이 피지는 피부표면에 있는 피지막의 두께에 의해서 지배를 받아 분비, 배설작용을 한다. 또한 피부는 비타민 D를 합성하는 작용을 하는데, 비타민 D는 표피 내에서 만들어진 프로비타민 D로부터 일광 중의 자외선조사에 의해 만들어진다. 이외에도 얼굴에 있는 표정근의 작용에 의해 의사나 감정을 나타내는 표정작용, 상처를 입어도 곧 원래의 모양으로 되돌아가는 피부의 재생작용, 그리고 피부표면에 면역반응에 관여하는 세포들이 있어 면역반응을 통해서 생체방어기전에 관여하는 면역작용 등이 있다.

6) 흡수기능

피부의 흡수기능은 외부로부터 접촉된 물질이 피부를 통하여 혈관 내로 흡수되는 현상으로 피부의 가장 바깥층인 각질층에 의해 조절되는 수동적인 확산현상을 말하며, 흡수되는 형태에는 흡착과 흡수, 침투 그리고 투과 등이 있다. 흡착은 물질과 피부구조성분과의 결합을 말하며, 흡수는 물질이 피부각질층을 통과하는 형태이다. 또 침투는 물질이 총체적으로 피부로 침입하는 경우를 말하고, 투과는 물질이 피부를 관통하는 현상을 말한다.

피부를 통한 흡수경로를 살펴보면 피부의 표피세포를 통과하는 피부흡수가 있는데, 이는 세포 자체나 세포 사이를 투과하게 된다. 피부부속기를 통한 흡수경로로는 모공 및 땀구멍이 있으며 이는 표피 투과가 어려운 약물 등의 흡수경로이다. 피부흡수에 영향을 주는 요인 중 물리화학적 요인으로는 수분이나 피부온도, 농도, 분자량 그리고 pH 등이 영향을 미치게 되며, 물리적 요인으로는 피부상태와 연령, 혈류량 그리고 피부 부위에 따라 미치는 영향이 다르다. 생물학적 요인은 개체 간의 차이와 성별의 차이 등이 있고 환경적 요인으로는 계절에 따라 영향을 받을 수 있고, 습도와 기온 등도 피부의 흡수기능에 영향을 미치게 된다.

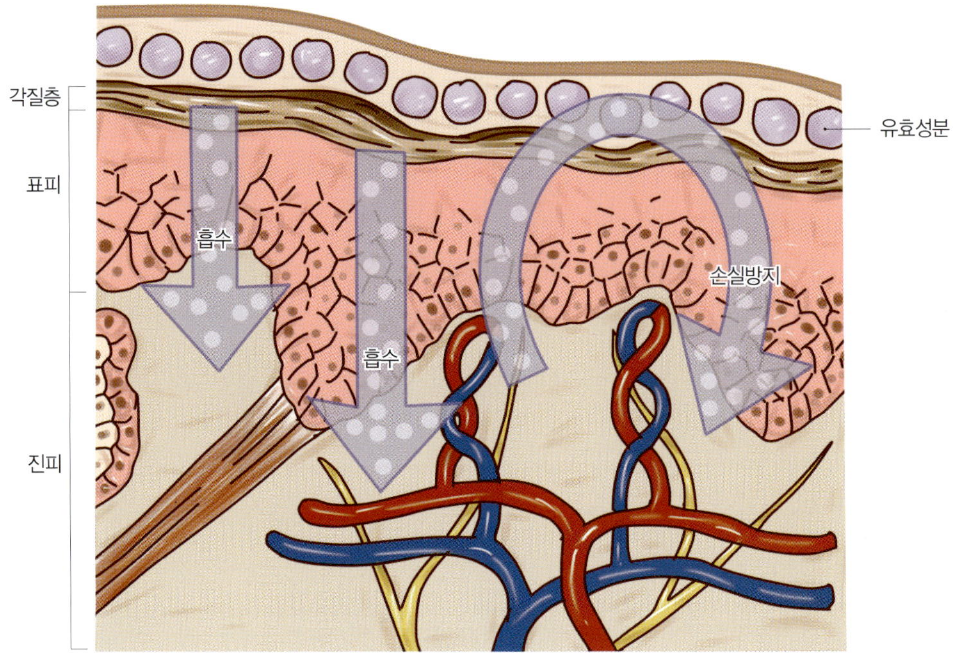

그림 1-13 피부의 흡수작용

MEMO

02

CHAPTER

피부의 생리

학습목표

1. 피지와 피지막의 형태와 기능을 설명할 수 있다.
2. 각질층의 형태와 각질층의 보습인자에 대하여 설명할 수 있다.
3. 땀의 메커니즘과 피부와 땀에 대하여 설명할 수 있다.
4. 피부에 작용하는 혈액순환에 대하여 설명할 수 있다.
5. 물질의 피부흡수에 대해 설명할 수 있다.
6. 피부색의 결정요인과 멜라닌에 대하여 설명할 수 있다.

02 피부의 생리

1. 피지와 피지막

피부표면에서는 끊임없이 피지와 땀이 분비되고 있다. 땀은 직접 피부표면으로 배설되지만, 피지는 먼저 모낭에 분비된 후 모낭벽을 거쳐 피부표면으로 퍼져간다. 땀은 물, 피지는 기름이지만 이 두 가지는 피부표면에서 서로 잘 섞여 얇은 막을 만드는데, 그 성질이 기름막에 가깝기 때문에 피지막이라 한다.

인체의 피부는 피지막이 있기 때문에 피부표면이 매끄럽고 촉촉하며, 부드러운 피부가 될 수 있다. 그러나 피지분비에는 개인차가 있어서 많이 분비되면 지성피부, 적게 분비되면 건성피부가 되며 각각 피부트러블이 일어나기 쉬운데, 지성피부와 관련된 트러블로는 여드름, 건성피부와 관련된 트러블로는 아토피피부염이 있다.

1) 피지막

(1) 피지막의 기능

피지막은 피부표면을 덮어 피부에 촉촉함과 매끈함을 부여하는 보습작용과 외부에서 받는 여러 가지 자극으로부터 피부를 보호하는 작용을 한다. 유분이 적은 건성피부는 손상되기 쉬우므로 건성피부인 사람이 유분이 많은 크림을 사용하는 것은 부족한 피지막을 보충하여 피부에 촉촉함을 부여하고 손상을 막기 위함이다.

피지막은 기름막이기 때문에 기름에 녹지 않는 화학물질을 튕겨냄으로써 피부를 보호한다. 피부표면에 붙은 물질의 경우, 기름에 녹는 물질 정도만이 피부에 해를 입히게 된다.

피지막은 약산성이기 때문에 피부표면의 세균발육을 억제하고, 피부표면에 알칼리성의 물질이 닿았을 때 그것을 중화시켜 알칼리의 해로부터 피부를 보호하는데, 이를 알칼리중화능력이라 한다. 피지막은 각질층 속으로 스며들어가면서 각질층 표면으로부터 떨어져나갈 것 같은 각질세포를 서로 접착시켜 각편이 지나치게 많이 떨어지지 않도록 하기 때문에 피부표면의 매끄러움이 유지된다. 이와 반대로 유분이 적은 피부는 표면이 거칠거칠하고, 긁으면 떨어진 각편이 하얀가루가 되어 날린다.

피부표면의 피지막이 제거되면 빠르게 보충이 진행되는데, 예를 들어 에테르로 피지막을 닦아내면 1시간 후에는 50%가 보충되고, 4시간 후에는 완전히 회복된다. 특히, 젖은 피부표면에서는 피지가 매우 쉽게 퍼져나가 1분에 4cm^{2}의 속도로 회복된다.

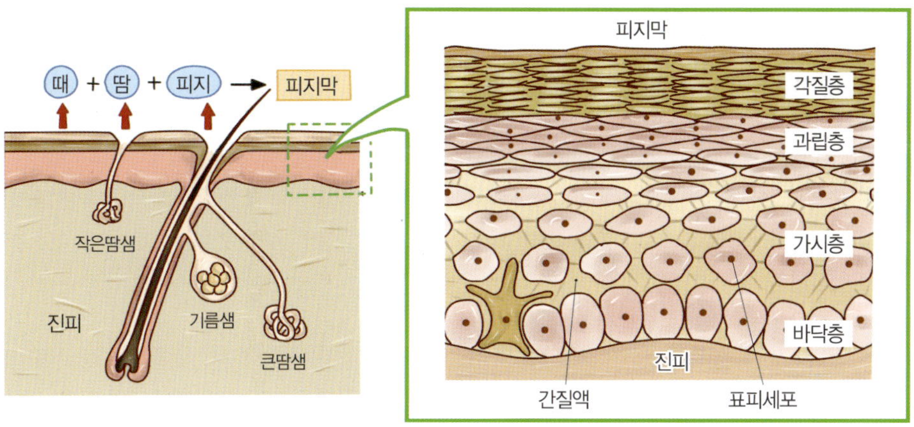

그림 2-1 피지막의 형태

(2) 피지막의 오염

피지막은 피부표면을 덮어 피부를 보호하는 중요한 역할을 하지만, 기름막이기 때문에 생기는 문제점도 있다.

① 오염되기 쉽다.

외부와 직접 닿기 때문에 여러 가지 오염물이 피부에 붙게 되는데, 기름 때문에 잘 떨어지지 않는다. 그렇게 되면 피지막의 성질까지 변하게 된다. 유화(emulsification) 상태가 변하여 피부에 부적합한 기름막이 되는 것이다. 또한 먼지 중에는 기름을 흡수하는 것도 포함되어 있기 때문에 피부표면이 건조하고 거칠어진다. 예를 들어 외출했다가 먼지투성이가 되어 돌아오면 피부가 거칠거칠하고 달아오르기도 한다.

② 때와 같은 각질형성

속칭 '때'란 피지막에 외부먼지가 붙고, 여기에 피부표면에서 떨어져 나간 각편이 섞이면서 생기는 것이다. 피지의 유분과 각편의 단백질이 강하게 결합되어 있으므로 때를 벗기기 위해서는 피지막을 피부표면으로부터 닦아낼 필요가 있다.

(3) 피지막은 유화된다.

피지막에 물과 기름이 일정하게 섞여 있는 이유는 유화되어 있기 때문이다. 유화상태란 우유와 같은 상태를 말하는데, 우유는 물속에 아주 작은 기름방울이 일정하게 흩어져 있어 유백색으로 뿌옇게 보인다. 그러나 물과 기름을 억지로 섞는다 해도 물 위에 커다란 기름 덩어리가 떠오르기 때문에 우유처럼 되지는 않으며, 이것을 휘저으면 기름이 작은 방울로 나뉘어 물속으로 섞여 들어가면서 유백색이 된다. 하지만 방치해 두면 다시 원래 상태로 되돌아간다. 따라서 휘저었을 때의 상태를 유지하기 위해서는 유화제(emulsifier)를 첨가하는 게 좋은데, 유화제는 물과 기름의 표면장력을 낮추는 물질을 말한다.

아주 작은 기름방울들이 물속에 퍼져 있는(분산되어 있다고 한다) 유화를 수중유형(oil in water, O/W형)이라 하며, 우유가 여기에 속한다. 반대로 기름 속에 작은 물방울이 분산되어 있는 것을 유중수형(water in oil, W/O형)이라 한다. 피지막 안에서 유화제로 기능하는 것은 피지에 포함되어 있는 콜레스테롤, 인지질, 유산 등이다.

피지막은 일반적인 상태에서는 W/O형으로, 피부표면은 기름으로 덮여있는 것과 마찬가지이다. 피지막의 유화상태는 피부표면의 성질과 상태에 따라 변화한다. 예를 들어 땀을 흘리면 땀이 빨리 증발하도록 하기 위해 O/W형으로 변해 가고, 땀이 멈추면 다시 W/O형으로 되돌아간다. 이처럼 피부표면의 피지막은 W/O형 ⇄ O/W형으로의 전환이 이루어지는 것으로 어떤 부분은 W/O형인데 다른 부분은 O/W형으로, 혹은 두 가지 형태가 뒤섞여있기도 한다. 이 두 부분을 비교해 보면, 전자는 지성에, 후자는 건성에 보다 가깝다고 느끼게 된다. 그래서 한 얼굴에서도 이 부위는 지성인데 다른 부위는 건성이라 하는 경우가 생기는 것이다.

(4) 피지막의 pH

피부에서의 pH란 피부자체의 pH가 아니라 '피부표면 피지막의 pH'를 뜻하며 이를 줄여서 그냥 피부의 pH라 말한다.

피지막은 약산성인데, 피부 부위에 따라 차이는 있다. 피부의 pH를 측정해 보면, 피부표면의 피지량과 반비례함을 알 수 있다. 예를 들어 팔다리 끝으로 갈수록 피지량은 감소하지만 반대로 pH는 증가한다. pH가 약산성인 이유는 피지 중에 있는 지방산과 땀 속의 유산 때문이다. 따라서 지성피부일수록 pH가 낮아 산성에 가깝고, 건성피부일수록 pH가 높아 알칼리성에 가깝다. 또 남성이 여성보다 pH 값이 낮으며, 하루 동안에도 pH는 변화해 늦은 오후가 되면 5로 내려가지만, 점차 증가하여 한밤중에는 6~7 사이가 된다. 그 후 점차 낮아져서 정오가 되면 5.2~5.3 정도의 평균치를 띠게 되는데, 이러한 변동은 대체적으로 외부기온과 반대가 된다.

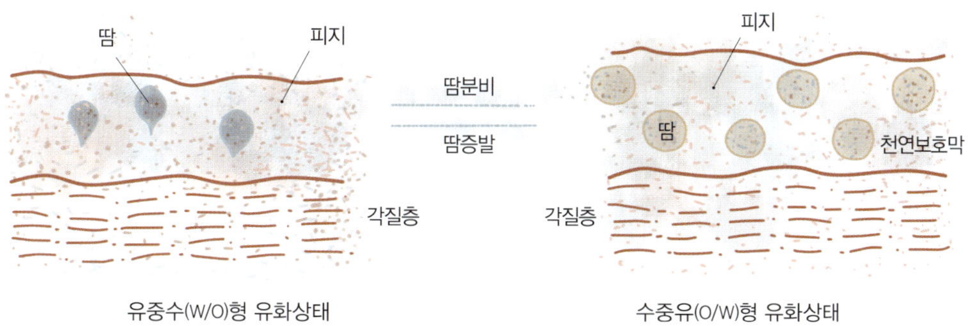

그림 2-2 피지막의 유화상태

이처럼 피부 위에는 항상 약산성의 피지막이 존재하기 때문에 산에는 강하나 알칼리에 대해서는 비교적 약하다. 따라서 알칼리성 물질이 피부에 닿으면 발진이 생기기 쉽다. 그러나 피부표면에 알칼리성 물질이 닿아도 단시간 안에 본래의 pH로 바뀌는데, 이는 피부가 알칼리를 중화시키는 능력이 있기 때문이다. 예를 들어 pH 11의 잿물을 피부표면에 떨어뜨려도 15분 후에는 원래의 pH로 되돌아온다. 그러나 피부의 알칼리중화능력이 약하면 30분이 경과해도 원래대로 회복되지 못한다.

알칼리에 대한 피부의 저항력이 얼마나 강한지는 알칼리중화능력의 강약 정도에 따라 달라진다. 예를 들어 물일을 반복하는 사람의 경우처럼 거의 매일 알칼리가 피부에 닿으면, 피부가 알칼리에 점차 약해지는 경향이 있다.

피부의 pH가 높더라도(알칼리성에 가깝더라도) 알칼리중화능력이 강하면 발진이 생기지 않으며, 피부의 pH가 낮더라도 알칼리중화능력이 약하면 발진이 생기기 쉽다. 따라서 단 한 번의 피부 pH 측정만으로 알칼리에 대해 발진을 일으키기 쉽다고 단정지을 수는 없으며, 이 문제는 피부의 기능을 동적인 측면에서 살펴보는 것이 중요하다.

한편, 정상피부는 pH가 중성, 즉 7이라는 뜻이 아니라, 지성피부에도, 또 건성피부에도 가깝지 않은 그 중간의 피부, 다시 말해 건강한 피부란 의미로 해석하면 된다.

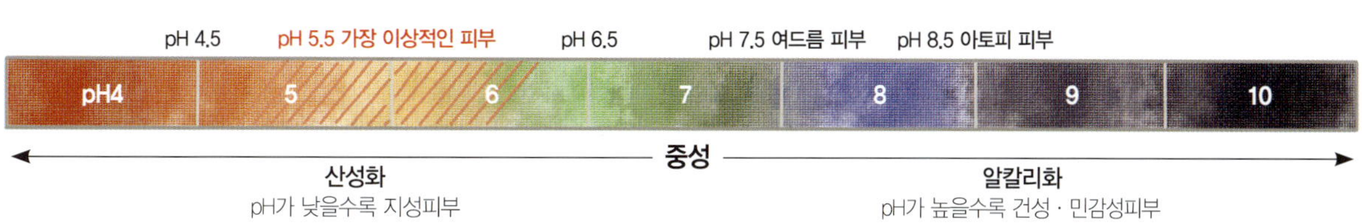

그림 2-3 피부의 pH 스펙트럼

2) 피지막의 형태와 피부유형

피지막의 형태는 피지분비량에 따라 크게 지성피부, 정상피부, 건성피부로 나뉜다. 최근에는 복합성피부나 민감성피부도 증가하고 있다.

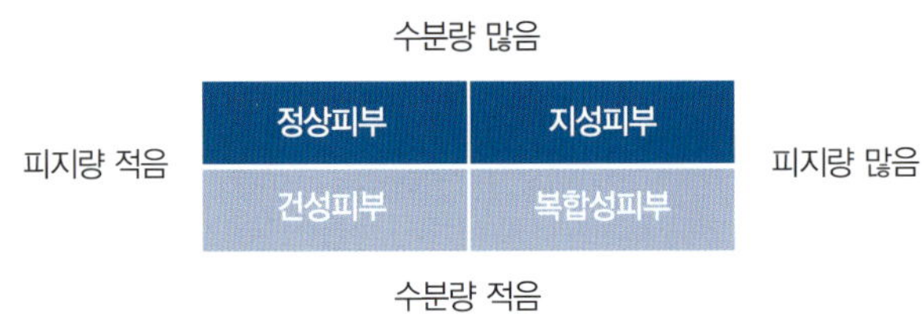

그림 2-4 피지량과 수분량에 따른 피지막의 형태분류

(1) 지성피부(oily skin)

① 지성피부의 개요

지성피부란 피지분비량이 지나치게 많은 피부를 말하며, 얼굴 전체가 번들거리거나 모공이 크게 열려있고, 코부터 양 볼에 걸쳐 붉은 기가 도는 경우가 일반적이다. 이 상태가 심해지면 지방 성분의 산화로 인해 색소침착이 되기도 하며, 피지분비량이 많아 피부가 두꺼워지고, 피부표면이 울퉁불퉁하게 보인다. 또 모공이나 땀구멍에 오염물이 쌓이기 쉽고, 피지에 먼지 등이 달라붙기 쉽기 때문에 이를 그대로 방치하면 여드름 등의 원인이 된다.

지성피부는 남성호르몬 분비가 활발한 사람에게 많이 나타나며, 유전적 소인도 발견된다. 그 밖에 다른 성호르몬이나 식사도 피지분비에 영향을 미친다.

② 지성피부의 분포

지성피부는 피부표면의 피지막이 두꺼워 표면장력으로 인해 피지가 모공에서 피부표면으로 넓게 퍼지기 어렵다. 따라서 피지가 모공 안에 쌓이게 되는데, 이것을 면포(comedo)라 한다. 면포는 여드름, 때로는 장미증(rosacea)의 시작이 되기도 한다.

지성이 특히 눈에 띄는 곳은 코끝이다. 콧망울 주위에도 기름진 부스럼이 붙어 있다. 또 모공이 넓고 모공 안에 검은색의 오염된 기름이 축적되어 있다. 그래서 지성피부인 사람은 코와 그 주위가 거무스름하게 그을린 것처럼 보이고, 화장품이 잘 흡수되지 않아 곤란을 겪는다.

③ 지성피부의 관리

지성피부의 경우 기름이 잘 떨어지며 개운하면서도 당기지 않고 과잉피지를 제거하는 타입의 세안제가 좋다. 세정력이 너무 강한 세안제는 각질층의 보습인자까지 모두 벗겨내기 때문에 주의해야 하며 충분히 헹구는 것에도 신경써야 한다. 피부에 스팀을 쐬어 모공이 열리게 한 후, 그 안에 쌓여 있던 피지를 깨끗하게 제거하는 방법도 있다.

지성피부의 일상관리에서 가장 중요한 사항은 피지나 오염물을 신경 써서 닦아 내는 것으로, 비누세안이 가장 좋으며 화장품은 유분기가 적은 산뜻한 유액 등을 골라 보습한다. 기름샘의 기능을 억제하여 피부가 지성이 되지 않게 하는 데는 비타민 B2와 비타민 B6가 좋은데, 내복하는 게 일반적이지만 외용으로 비타민 B2, B6를 배합한 크림이나 젤을 사용하기도 한다.

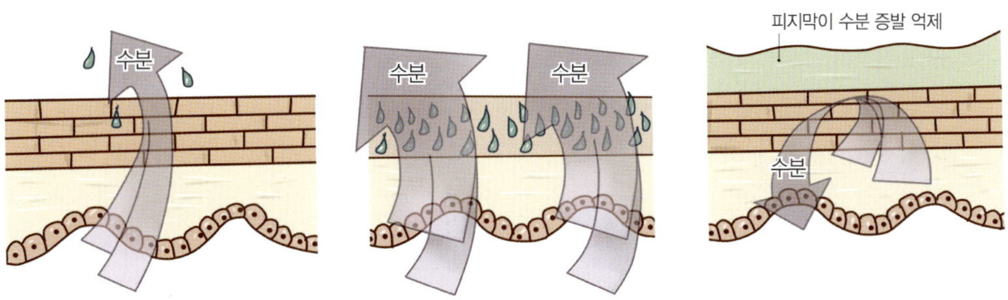

그림 2-5 피지막의 형태

(2) 건성피부(dry skin)

① 건성피부의 개요

건성피부는 피부각질층의 수분과 피지의 분비가 적어 피부표면에 윤기가 없고 건조감을 느끼는 피부의 형태를 말하는데, 피부가 당기고 주름이 많아지며 외부 자극에도 약해 민감하게 반응한다. 특히, 세안 후 당김의 정도가 심한 경우에 해당된다. 계절적으로도 건조한 시기나 환절기에 각질이 조금씩 일어나며 피부당김이 많이 발생하고 나이가 많아짐에 따라 기름샘과 땀샘의 활동이 약해져 더욱 건조해진다.

② 건성피부의 분포

입가나 눈 주위에 잔주름이 생기기 쉽고 부분적으로 각질이 일어나며 심하면 버짐이 생기기도 한다. 피지와 땀의 분비가 적으므로 피부의 수분이 잘 증발되고, 피부표면이 건조해지면서 주름지게 된다. 또 얼굴이 당기고 푸석푸석하며 지성피부에 비해 모공이 작아 피부는 고와 보이지만 윤기가 없고 탄성도 떨어진다. 피부색은 지성피부에 비해 밝고 하얀 편이다.

③ 건성피부의 관리

건성피부는 세안을 한 후 유분과 수분을 충분히 공급해 주어야 피부가 심하게 당기거나 꺼칠해지는 것을 방지할 수 있다. 또 다른 방법으로는 세안 후 알코올 프리 화장수로 피부를 진정시켜주고 보습효과가 뛰어난 제품을 발라주는 것도 좋다.

환절기나 나이가 많은 경우 기름샘과 땀샘의 활동이 둔하므로 혈액순환과 신진대사를 활발하게 하여 피부활성화를 높이는 마사지를 자주 해주는 것도 한 가지 방법이다.

(3) 정상피부(normal skin)

① 정상피부의 개요

정상피부는 지성피부와 건성피부의 중간 상태로 가장 이상적인 피부라 할 수 있으며 유분과 수분의 균형이 적절하게 유지되는 피부를 말한다. 즉 수분량과 피지량이 적절하여 피부가 번들거리지도 않고 수분부족으로 인한 피부당김증상도 없으며, 피부표면은 비교적 촉촉하고 부드러운 편이다. 하지만 계절이나 주변환경, 심리상태에 따라 수시로 변하는데, 아무리 자신의 피부가 중성이라 해도 가을이나 겨울에는 건성피부로 변할 수 있고 건강에 따라 복합성피부나 지성피부로 바뀔 수 있다.

② 정상피부의 관리

정상피부는 피부에 탄력이 있고 혈색이 좋다. 또한 피부결이 섬세하고 윤기가 있으며 피부표면이 매끄럽고 피부에 저항력이 있다. 이러한 피부의 관리는 항상 세심한 주의가 필요하다. 건강한 피부이기에 외부 자극에 민감하지 않고 쉽게 변하지 않는 장점이 있지만 지성피부와 건성피부의 문제점을 동시에 지니고 있을 수 있으므로 관리하기가 매우 어려운 피부이기도 하다. 또한 계절이나 환경에 따라 피부의 상태가 변할 수 있다는 단점도 있으므로 세심한 주의와 화장품이나 세안제품의 선택도 신중해야 한다. 특히 T존 부위의 피지분비 조절에 신경을 쓰면서 유분을 충분히 공급하여 피부를 보호해 주어야 한다.

(4) 복합성피부(combination skin)

① 복합성피부의 개요

복합성피부란 피지분비의 불균형으로 한 부위가 지성이면서 동시에 건성일 경우, 즉 이마, 코, 턱 등의 부위는 피지분비가 많은 지성이면서 눈 가장자리, 뺨 등은 정상피부이거나 건성피부의 특징을 나타내는 경우를 말한다.

복합성피부는 대개 중년 이후의 사람들에게 나타나는 피부유형으로 대체로 선천성 요인보다는 후천성 요인에 의하여 나타나는 경우가 많으며, 특히 정상피부를 갖고 있던 사람들에게서 흔히 나타나는 경우가 많다.

② 복합성피부의 관리

지성은 대부분 코 주위에 피지분비가 많아 번들거리며, U존이나 눈 주위에는 수분 부족이 생기기 쉽기 때문에 코, 이마, 턱 부분은 청결상태를 유지하도록 관리가 필요하다. 또한 T존 부위는 지성이 심하여 모공이 크고 여드름의 발생빈도가 높으므로 지방질을 제거하여 모공이 막히지 않게 해야 여드름의 발생을 최소화할 수 있다. 얼굴의 나머지 부위도 건조하지 않게 수분과 유분을 보충해 주는 것이 중요하며, 특히 건성 부분은 더욱 세심한 주의와 관리가 필요하다.

2. 각질층

1) 각질세포와 각질

각질세포(keratinocyte)란 표피의 맨 아래 바닥층에서부터 각질층에 이르기까지 표피의 90% 이상을 구성하고 있으면서 각질(keratin)을 만들어 내는 세포로, 바닥층, 가시층, 과립층, 각질층으로 이동하며 세포의 모양이 변화되면서 그 기능도 달라진다. 각질세포는 분화하면서 각화과정을 거친다.

(1) 각질층의 표면

각질층은 피부의 제일 표면 부분이다. 표면에서 각질이 끊임없이 자연적으로 떨어짐에 따라 이를 준비하기 위해 각질층은 피부표면에 가까워질수록 각질세포 간 틈새가 두드러지게 되는데, 이는 각질세포가 각질이 되어 떨어지기 쉽게 하기 위함이다. 그러나 각질세포 사이사이에 틈이 있다 할지라도 필요 이상으로 떨어져 나가지는 않는데, 그 이유는 피부표면에 있는 피지막의 기름이 그 틈으로 스며들어 각질세포가 너무 쉽게 떨어지지 않도록 작용하기 때문이며 이것이 피부표면을 매끄럽게 유지하는 방법이다. 즉 피부를 정돈한다는 말은 각질층의 표면을 매끄럽게 한다는 뜻이다. 유분부족으로 인해 각질이 표면으로부터 쉽게 떨어져 피부표면이 까슬까슬해지면 유분과 수분을 지닌 크림 등을 발라 피부를 정돈한다.

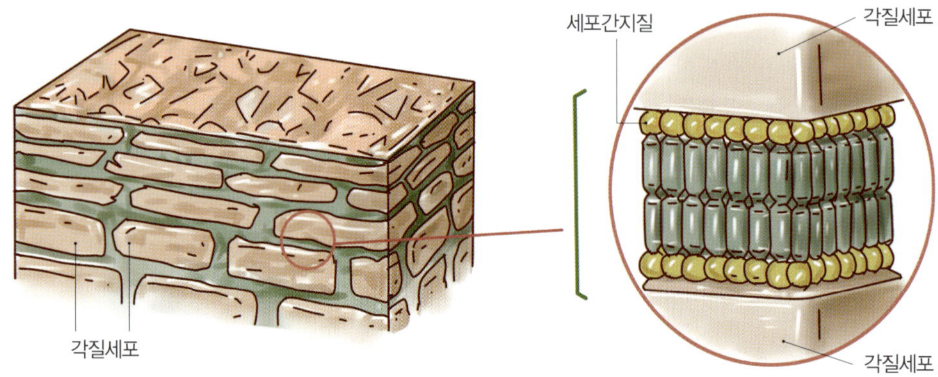

그림 2-6 각질층의 확대도

(2) 각질층의 구조

피부(표피+진피)의 두께는 평균 2mm이지만, 얼굴의 표피는 0.2mm, 각질층은 0.02mm로 얇다. 우리의 눈에 보이는 피부는 아주 얇은 막으로 형성되어 있는 각질층이다. 이 각질층은 각질세포로 되어 있는데, 세포라 해도 핵이 없으므로 일종의 죽은 세포라 할 수 있다. 죽은 세포층이 신체 주위를 감싸고 있는 이유는 외부의 끊임없는 자극으로부터 신체를 보호하기 위함이며 살아있는 세포로는 그 자극을 견뎌내지 못하기 때문이다.

외부로부터 물리적 자극을 계속 받으면 그 부분의 각질층이 두꺼워진다. 인간은 두 발로 서서 걷고, 손에 여러 가지 물건을 쥔채로 일을 한다. 따라서 손바닥과 발바닥은 태어날 때부터 각질층이 두껍다. 또 손바닥보다는 발바닥이 두꺼운데, 발을 이용해 서고 걸을 때 강한 외력을 받기 때문이다. 각질층의 이러한 성질 때문에 우리는 일상생활 속에서 힘쓰는 일을 할 수 있다. 가끔 손에 물집이 생기는 경우에 물집을 터뜨리면 쓰리고 아파서 한동안은 손을 사용하는 데 어려움을 겪는다. 그러나 이것이 반복되면 더 이상 물집이 생기지 않는데, 각질이 두꺼워져서 손에 가해지는 힘이 더 이상 피부에 강한 영향을 미치지 못하기 때문이다. 이처럼 피부 일부에 반복된 힘이 가해져서(특히 노동자의 손과 같이) 그 부분에 한해 각질층이 두꺼워진 것을 변지(callosity), 즉 굳은살이라 한다.

위와 같이 외력에 의한 것 외에 햇볕에 탔을 때에도 마찬가지 현상이 일어난다. 각질층이 두꺼워지면 광선을 산란시켜 강한 햇볕으로 인해 피부가 받는 피해를 줄일 수 있기 때문이다. 흔히 나이가 들어 뻔뻔해진 사람에게 '낯짝이 두꺼워졌다.'라는 표현을 쓰는데, 실제로 나이가 들면서 얼굴의 피부는 노화되어 얇아지고 이때 각질층의 두께에는 변화가 없는 반면, 만성적으로 햇빛에 노출되어 광노화된 피부와 각질층은 모두 두꺼워진다. 얼굴피부가 두꺼워지는 것은 광노화의 산물인 것이다.

표 2-1 부위별 피부의 특징

부위	특징
머리	· 피하조직의 섬유와 피하지방이 잘 발달되어 있다. · 고무와 같이 딱딱하고 탄력이 있다. · 혈관이 많아 손상 시 대량 출혈의 위험이 있다. · 기름샘이 많다.
얼굴	· 피부는 전체적으로 얇아 혈관이 비쳐 보이기도 하며, 모세혈관의 수축과 확장으로 인해 얼굴이 붉어지거나 파랗게 질리기도 한다. · 땀샘과 기름샘이 많으며 상대적으로 부드럽다. · 신경이나 혈관의 분포도와 밀도가 높다.
귀	· 피부가 매우 얇다. · 피하조직이 얇으며, 피하지방이 거의 없다. · 자극에 민감하여 통증을 강하게 느낀다.
목	· 종기가 생기기 쉽다. · 신경의 분포가 많아 자극에 민감하고 심한 통증을 느낀다.
겨드랑이	· 땀이 잘 나고 습기가 많기 때문에 세균감염을 일으키기 쉽다. · 털을 깎거나 제모크림 사용 시 주의를 요한다.
몸통	· 피부두께는 복측보다 배측이 두껍다. · 전체적으로 연모로 덮여 있다. · 가슴에는 땀샘이 변한 젖샘이 열려있다.
점막	· 입안이나 눈의 결막 등은 각질층이 없다. · 붉게 보이는 것은 피부 속에 색소가 없고 혈액이 비쳐 보이기 때문이다.
손바닥과 발바닥	· 각질층이 매우 두꺼워 자극에 둔감하다. · 털도 없고 기름샘도 없으나, 땀샘은 많다.

2) 각질층의 막을 통한 보습

(1) 각질층의 수분공급

피부의 각질층에서 필요한 것은 유분과 더불어 일정량의 수분이다. 각질층에서 필요한 최적의 수분상태는 평균 약 20% 정도로 여겨진다. 각질세포는 수분을 흡수하는 성질이 강하며, 수분을 흡수하면 팽창하여 피부표면이 팽팽해진다. 각질층은 바로 밑에 수분저지막(barrier zone)이 있어 수분의 상하교류를 방해하고 있기 때문에 피부밑조직의 수분량과는 상관이 없고 외부의 습도와 관련이 있다. 외부의 습도가 높아지면 각질층의 수분량도 증가하며, 반대로 건조해지면 수분량도 적어져 거칠거칠해진다. 건조한 곳에 있으면 피부가 버석거리는 느낌을 받는 것도 이 때문이다. 따라서 건조한 곳에 있을 때에는 보습크림을 발라 피부표면에 유분을 공급해 줌으로써 피부가 거칠어지는 것을 막을 수 있다.

한편, 피부표면을 물속에 계속 담그고 있으면, 수분을 흡수하여 각질층이 부풀어 오른다. 특히 따뜻한 물일수록 각질층의 수분흡수가 더 잘된다. 목욕을 오랜시간 하면 손가락 끝의 피부가 쪼글쪼글해지는데, 각질층 아래의 피부는 그대로인데 반해 각질층만 물에 불어 주름이 생기기 때문이다. 땀을 흘리는 경우에도 각질층 자체의 부피가 커져 땀구멍이 막히게 되고 그 결과 땀띠가 생기거나 스치면서 각질층이 떨어져 나가기 쉬워져 피부가 짓무른다.

(2) 각질층의 보습인자

각질층에서 탈락된 각질세포의 수는 14~15개 정도로 여러 겹의 층으로 이루어져 있다. 건조한 공기 중에서도 각질층이 바삭 마르지 않는 이유는, 각질층 자체에 보습기구를 지니고 있기 때문이다. 각질세포 하나하나를 벽돌로 비유하면, 겹쳐 쌓아올린 벽돌 사이에 틈이 있고, 이 틈을 보습인자인 세포간지질이 채우면서 세포를 서로 접착시키는 역할을 하고 있어 각질층의 수분이 증발해 외부로 빠져나가기 힘든 구조로 되어 있다(그림 2-6). 또 세포간지질은 수분과 결합하여 수분을 내부에 머물게 한다. 한편, 각질세포 안에 있는 아미노산 같은 천연보습인자(NMF)도 수분을 흡착하는 성질이 강하며, 이 역시 중요한 보습인자 중 하나이다.

세포간지질이나 NMF를 이용한 각질층의 수분유지는 방어막으로서도 매우 중요하다. 정상적인 피부의 경우, 분자량 1,000 이상의 물질은 각질층을 통과해 들어오지 못하지만, 각질층의 방어막이 불충분하면 쉽게 침입해 흡수된다. 예를 들어 아토피피부염 환자의 피부는 세포간지질이 충분치 못한 경우가 많기 때문에 건성피부에 가까울 뿐 아니라 약한 자극에도 반응하여 습진이 악화되기 쉽다. 또 팩이나 필링으로 각질층이 떨어져 나갔거나, 목욕 등으로 각질층이 불어있을 때에도 각질층의 방어기능이 일시적으로 흔들린다.

3. 피부와 땀(sweat)

1) 발한의 종류

우리가 땀을 흘린다고 느끼지 못할 때도 에크린샘(eccrine gland)으로부터 피부표면으로 땀이 분비된다. 쉽게 증발되어 피부표면에 남지 않기 때문에 땀을 흘렸다고 느끼지 못할 뿐이지 실질적으로는 땀이 분출된 것이다. 이처럼 땀을 흘린다고 느끼지 못하는데 땀이 배출되는 것을 불감성 발한(insensible perspiration)이라 하며, 하루에 700~900mL, 즉 거의 1L에 가까운 땀이 배출되는데, 날씨의 영향에 따라 그 양은 달라진다. 반대로 땀을 흘리고 있다고 느낄 때의 발한은 감지성 발한(sensible perspiration)이라 한다.

또 정신적으로 긴장했을 때 생기는 발한을 정신성 발한(mental sweating)이라고 하는데 손바닥이나 발바닥, 겨드랑이에서 심하게 나타난다. 스포츠에서 막상막하의 경기를 볼 때 '손에 땀을 쥐게 만든다.'라는 표현을 쓰곤 하는데, 이는 바로 정신적 발한을 나타내는 말이다. 일반적으로 손바닥과 발바닥은 땀을 많이 흘리는 곳으로 그 면적은 좁지만 전체 발한량의 30%을 차지한다. 또 맵거나 신 음식을 먹으면 코와 머리, 입술 위, 이마 등에서 땀이 난다. 이것은 미각신경이 자극을 받아 중추를 통과하지 않고 말초발한신경으로 직접 전달되어 반사적으로 땀이 나는 것으로, 미각성 발한(gustatory sweating)이라 한다.

2) 땀의 메커니즘

땀은 무색투명한 액체로 불쾌한 냄새를 지니고 있지 않으며 99~99.5%가 수분이고 나머지가 고형분으로, 염화나트륨(식염)을 함유하고 있어 짠맛이 난다. 그 외에 요소, 요산, 유산, 크레아틴, 아미노산 등이 함유되어 있어 오줌과 그 성분이 비슷한데 실제로 콩팥 기능이 나빠져 오줌의 양이 감소하면 땀이 많이 나게 된다. 한편, 땀은 유산과 요산을 함유하고 있어 약산성을 띠며, lgA라 하는 면역글로불린(immune globulin)도 함유하고 있어 피부표면의 감염방어에도 관여한다.

땀이 나는 것을 발한이라고 하는데, 혈액온도가 0.5℃, 혹은 피부온도가 5℃ 상승하면 간뇌에 있는 체온조절중추가 자극을 받아 발한하게 된다. 즉 발한의 큰 목적은 체온을 조절하는 것으로 더울 때 발한하게 되면 땀이 증발될 때 필요한 열(증발열)을 신체로부터 빼앗기 때문에 그만큼 체온이 낮아지게 된다.

더운 날 땀을 흘리는 것은 당연한 일이며 만약 땀을 흘리지 못하면 더운 곳에서의 생활을 견디지 못하게 된다. 또 통풍이 좋을수록, 공기가 건조할수록 땀이 증발하기 쉽기 때문에 이런 환경에서는 시원함을 느끼게 된다. 공기가 건조한 지역을 피서지로 선택하는 이유도 이 때문이다. 땀샘이 매우 적어서 더울 때에도 땀을 거의 흘리지 못하는 것을 무한증(anhidrosis)이라 하는데, 이런 사람이 더운 곳에 있게 되면 체온을 발산하지 못해 체내에 열이 축적되면서 결국 열사병을 일으켜 쓰러지는 경우가 많다. 또 발한을 통해 체온을 떨어뜨리는 것 이상으로 체온이 높아져 졸도하는 경우도 생기는데, 이것이 여름에 강한 햇볕을 오랫동안 쬐게 되어 발생하는 일사병이다.

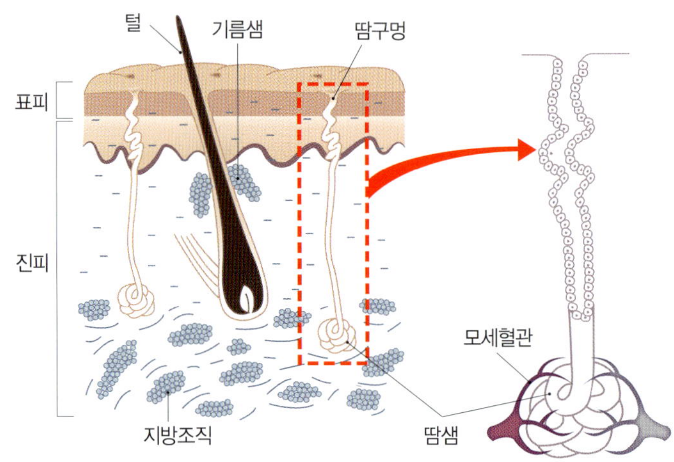

그림 2-7 사람의 피부단면과 땀샘의 구조

3) 땀과 피부의 변화

발한이 심해져 땀이 지나치게 많이 배출되면 여러 가지 변화가 피부에 나타난다. 땀은 비중이 보통 1.005 정도이고, pH는 4.5~5.5 사이로 산성을 띤다. 그러나 발한하게 되면 pH 수치가 점차 높아지면서 7에 가까워져 알칼리성 쪽으로 기울고 피부표면의 세균의 발육이나 증식을 억제하는 기능이 약해져 피부에 화농이 생기기 쉬워진다. 여름철에 전염성농가진(impetigo contagiosa)이 늘어나는 이유가 여기에 있다.

피부표면에 땀이 나면 각질층이 수분을 흡수하여 달라붙게 된다. 목욕을 오래 하면 손가락에 주름이 생기는 것과 마찬가지로, 이렇게 되면 피부와 피부가 스치는 부분, 예를 들어 겨드랑이나 사타구니의 각질층이 쉽게 벗겨진다. 이 정도는 아니더라도 흘러내리는 얼굴의 땀을 계속 닦아내 피부가 따끔해진 상태에서 로션 등을 바르면 얼얼해지곤 하는데, 그 부위는 특히 세균에 감염되기 쉽다.

땀을 흘림으로써 각질층이 불어 발생하는 또 한 가지의 변화는 피부에 열려있는 배설관의 출구가 좁아지는 것이다. 피부의 배설관에는 두 가지가 있는데, 그 중 하나가 모공이다. 모공이 좁아지면 여드름피부의 경우 여드름이 더 악화된다. 여름철 여드름이 더 심해지는 이유이다. 또 하나는 땀구멍이 좁아지는 것인데, 땀구멍의 출구 가까이에 있는 케라틴 성분이 이를 더 촉진시킨다. 모공이 좁아져 있을 때 갑자기 땀을 많이 흘리게 되면 땀이 피부표면으로 흘러 나가지 못하고 땀관 속에 고여 작은 물집을 만들게 되는데 이것이 바로 땀띠이며, 한진(miliaria)이라고도 불린다. 땀구멍 바로 아래에 생긴 땀띠의 경우에는 투명한 물집이 많이 있을 뿐 그 주위의 피부색이 붉지 않다. 그러나 이 물집이 진피 내에 생기면 피부에 붉은 기가 나타난다. 피부의 색깔을 통해 땀띠가 생긴 깊이를 구분할 수 있는 것이다.

표피 내 혹은 진피에 생긴 땀띠의 물집이 터지는 경우에는 내부의 땀이 피부 속으로 스며들어가면서 가려움을 유발한다. 다시 말해 땀띠 그 자체만으로는 가려움이 생기지 않지만 물집이 터지면 가려움증이 나타나는 것이다.

앞에서 언급한 것처럼 땀에는 원래 불쾌한 냄새가 없다. 그러나 '땀 냄새'라는 단어가 있듯이 땀을 흘린 사람들이 많이 모여있는 곳에서는 불쾌한 냄새가 나기도 한다. 습도가 높아 땀이 잘 마르지 않는 환경에 있을 때에는 더욱 심하게 느껴지는데, 이 냄새는 오랫동안 피부표면에 남아있는 땀이 세균 때문에 분해되면서 발생하는 냄새로, 통풍을 시켜 땀이 빨리 마르도록 하면 사라진다.

4) 인체에 나타나는 현상

(1) 다한증(hyperhidrosis)

기온이 약간 상승하거나 운동을 조금만 하더라도 보통 사람 이상으로 땀을 흘리는 것을 다한증이라 한다. 다한증은 사람의 체질에 의한 것이 대부분으로 병적이라고는 하기 어렵다. 그러나 일상생활에 지장을 주며 미용상으로도 좋지 않아 문제가 된다. 다한증에는 전신에 땀이 많이 나는 전신성 다한증과, 신체 일부분에 국한되는 국소성 다한증이 있다.

① 전신성 다한증

전신성 다한증은 체질적인 것 외에도 여러 가지 내분비샘장애에 동반하여 나타나기도 하며 바세도병(Basedow's disease), 당뇨병, 뇌하수체기능항진 등으로 인해 발생하는데, 다한증이 생기고 나서 이 질병에 걸렸다는 사실을 깨닫는 경우도 있다. 또 임신을 하거나 갱년기가 되면 다한증이 나타나는데, 각각 프로게스테론, 성호르몬의 불균형에 의한 것이다.

② 국소성 다한증

국소성 다한증은 손바닥과 발바닥에 나타나는 경우가 많으며, 그 외에 겨드랑이 부분이나 코끝에도 나타난다. 손발에 땀이 많다는 표현을 쓰기도 하는데, 이는 손바닥과 발바닥이 다한증으로 인해 축축한 것을 말한다. 이러한 손으로 만진 물건은 쉽게 더러워지고 손발에서 냄새도 나게 된다.

손바닥과 발바닥에는 기름샘이 없다. 그런데 실제로 기름 때문에 손발바닥과 닿은 부분이 쉽게 더러워지는데, 이는 손바닥과 발바닥이 땀에 젖어있어 손등과 발등의 피지가 이 부분으로 쉽게 퍼지기 때문이다.

손발바닥의 다한증이 문제가 되는 이유는 정신적인 영향을 받기 쉬워(정신성 발한) 다한증을 신경 쓰면 쓸수록 더욱 심해지기 때문인데, 이를 근본적으로 치료할 수 있는 방법은 없다. 다만 일상생활 속에서 다한증을 신경 쓰지 않도록 노력하고 정신적 안정을 취하는 것이 중요하며 정신안정제를 사용하는 것도 방법이다.

표 2-2 다한증의 분류

분류	국소적 다한증	전신적 다한증
의미	신체의 일부분이나 특정 부분에서 땀의 분비가 과도하게 발생	고온이나 외부적인 요인, 질병에 의해 체온이 상승
발생부위	손바닥, 발바닥, 겨드랑이	이마, 입주위, 흉골부, 볼, 윗입술
특징	정신적이나 정서적인 문제로 땀이 발생	수용체의 자극에 의한 피부 온도 상승

(2) 액취증(osmidrosis axillae)

액취증은 아포크린샘의 질병으로 아포크린선 기능의 활성화와 비례해 나타나며 특유의 코를 찌르는 자극적인 냄새 때문에 주위 사람들이 꺼리게 된다. 액취증은 사춘기가 되면 나타났다가 갱년기가 되면 수그러든다.

옛날에는 아포크린샘에서 나오는 땀에 이미 악취를 내는 성분이 섞여 있다고 생각했으나, 최근에는 피부표면에서 나온 땀이 겨드랑이에 있는 여러 가지 세균에 의해 분해되면서 악취가 나는 것으로 여겨지고 있다. 따라서 겨울보다는 여름에 악취가 더 강해진다.

액취증은 살균제를 함유한 연고 혹은 스프레이를 겨드랑이에 바르거나 뿌리는 것만으로도 냄새가 약해지거나 혹은 거의 느끼지 못할 정도가 되어 다른 사람들에게 불쾌감을 주지 않게 된다.

그러나 이것들의 효과는 일시적이며, 근본적으로 치료하기 위해서는 수술로 겨드랑이의 아포크린샘을 제거하는 수밖에 없다. 레이저제모나 전기제모도 냄새를 다소 줄이는 데 도움이 되나 충분한 효과는 기대할 수 없다.

(3) 색한증(chromidrosis)

땀은 보통 무색투명하다. 그러나 때때로 색깔을 띠기도 하는데, 이를 색한증이라 하며 속옷에 색깔이 스민 것을 통해 알 수 있다. 대표적으로 황색 땀은 겨드랑이에 많은데, 겨드랑이털에 황색곰팡이가 붙어있기 때문이며 이를 황균모(trichomycosis axillaris)라 한다. 이처럼 곰팡이의 색이 땀에 녹아서 색깔이 나타나게 되는데 붉은색, 녹색, 청색 등 여러 가지가 있으며, 체내로 섭취된 약물이나 식용색소 등에 의해 나타나기도 한다.

5) 땀의 관리

땀은 체온조절에 매우 중요하지만, 땀이 많으면 피부나 미용에 여러 가지 피해를 주기도 한다. 따라서 땀을 흘렸을 때 어떻게 관리하면 좋은지 알아둘 필요가 있다.

(1) 목욕이나 세수

땀을 많이 흘리게 되면 목욕이나 세수를 통해 깨끗하게 닦아낸 후 얼굴에 산성화장수인 아스트린젠트(astringent lotion)를 바른다. 아스트린젠트는 피부표면을 산성으로 만들고 불은 땀구멍의 각질층을 수렴시켜 일시적으로 땀이 밖으로 나오는 것을 억제하는 기능이 있다. 화장품에서는 이를 보고 '피부를 꽉 죄어 준다.'고 하지만 실제로 그런 것은 아니며 일시적으로 땀구멍을 수렴시켜 땀이 나오는 것을 억제하더라도 배출압력이 강해 곧 긴장이 풀어지면서 다시 나오기 시작한다.

(2) 빠른 건조

땀이 나면 빨리 마를 수 있도록 통풍이 잘되는 옷을 입고 파우더를 뿌린다. 예를 들어 여름에 목욕 후 땀이 날 때 시카롤(siccarol)을 뿌리면 피부가 상쾌해지는데, 시카롤이 피부표면의 땀을 흡수해 건조시키기 때문이다. 그러나 파우더는 수분뿐만 아니라 기름도 흡수하므로, 보통의 피부 위에 직접 파우더를 뿌리게 되면 피부가 거슬거슬해진다. 얼굴에 아무것도 바르지 않고 페이스파우더를 바르면 피부가 거슬거슬해지는 것과 같다. 따라서 페이스파우더를 바르기 전에는 반드시 크림을 발라야 한다. 또 땀을 흘린 후엔 땀 냄새가 나지 않도록 신경을 써야 한다. 더운 여름철에 상대방에게 상쾌한 느낌을 주는 것 또한 넓은 의미의 미용 중 하나이다.

땀 냄새를 감추기 위해 향수나 오드코롱을 활용하는 것도 방법이다. 다만 향수나 오드코롱을 사용할 때 향료를 잘못 선택하면 상대방에게 오히려 안 좋은 냄새를 풍기게 되므로 주의한다.

땀 냄새를 감추는 것을 목적으로 만들어진 화장품을 데오드란트라 하는데, 다음과 같은 성분들이 함유되어 있다. 발한을 억제하는 성분인 염화알루미늄과 같은 금속화합물, 땀을 분해하여 냄새를 나게 만드는 세균의 기능을 억제하는 트리클로산이나 염화벤잘코늄과 같은 살균제, 그리고 냄새를 흡수하는 물질이나 적당한 향료가 들어 있으며 뽀송뽀송한 감촉을 주기 위해 파우더가 들어가기도 한다. 데오드란트는 면도기로 털을 깎은 겨드랑이에 사용할 경우 그 때문에 생긴 작은 상처에 자극감이나 가려움이 나타날 가능성이 높으므로 제모 후에는 사용을 피하는 것이 좋다.

4. 피부의 혈액순환

아름다운 피부와 피부건강의 중요한 요소는 혈액순환에 있다고 해도 과언이 아니다. 혈액순환을 통해 피부에 필요한 영양이 충분히 공급되면 피부의 신진대사가 원활해져 피부표면이 매끄러워지고, 진피에 있는 결합섬유, 탄력섬유의 기능이 향상되어 피부가 팽팽해지고 탄력이 좋아진다.

혈색이 좋으면 피부가 건강해 보이는데, 이 역시 피부의 혈액순환이 좋아지면 자연스럽게 생긴다. 또 일상생활 속에서 피부에 생기는 노폐물을 빨리 피부 밖으로 배출하기 위해서도 혈액순환이 좋아야 한다. 노폐물이 쌓이면 피부 내부부터 동요되기 시작해 피부의 노화를 앞당기는 원인이 된다.

1) 피부의 혈관

피부의 모세혈관은 마사지나 적외선, 그리고 피부를 통한 흡수 등에 영향을 가장 받기 쉽다. 피부기능을 위해 필요한 기름샘, 땀샘, 모낭의 주위에는 이것들과 서로 얽힌 듯이 모세혈관이 모여있는데, 끊임없이 기능하고 있는 기름샘이나 땀샘, 모낭에 필요한 영양분을 충분히 공급하기 위함이다.

피부가 외부로부터 여러 가지 자극을 받을 때 제일 먼저 반응하는 것이 바로 모세혈관이며 피부혈관이 약한 사람일수록 외부자극으로 인한 영향을 크게 받으므로 따라서 피부혈관을 튼튼하게 관리하는 것도 피부의 건강한 아름다움을 유지하는 데 중요하다. 모세혈관에 혈액을 보내는 동맥과 혈액을 받아 심장 쪽으로 보내는 정맥은 피부에서부터 피하조직에 걸쳐 그 전체에 뒤섞여서 존재하는 것이 아니라, 유두하층, 망상층, 피하조직에 피부의 표면과 평행이 되도록 그물망처럼 퍼져있으며 그 사이사이는 이것들과 직각이 되도록 상하로 가로지르는 소혈관으로 연결되어 있다. 따라서 마사지를 할 때는 피부의 혈관이 손상되지 않도록 이 배열을 어지럽히지 않고 피부의 표면과 평행으로 실시하는 게 중요하다.

동맥과 정맥은 신경의 작용을 통해 확장 혹은 축소되는데, 특히 동맥에서 많이 나타난다. 예를 들어 충격을 받거나 놀라면 교감신경이 긴장해 동맥이 수축되고, 피부에 혈액이 충분히 전달되지 못해 파랗게 질린 얼굴색으로 변하게 된다. 날씨가 추워지면 얼굴색이 변하는 것도 이와 같은 원리이다.

반면, 부교감신경의 작용이 강해지면 동맥이 확장되고 피부에 많은 혈액이 흘러들어가 붉어진다. 일반적으로 얼굴이 달아오르는 것은 갑자기 따뜻한 동맥혈이 얼굴피부에 모일 때 발생하며 추운 날 외출에서 돌아와 따뜻한 방에 들어가면 얼굴이 달아오르는 것도 이 때문이다. 이외에 갱년기가 되면 갑자기 얼굴이 달아오르는 경우가 있는데, 전신의 자율신경계가 불안정해지면서 부교감신경의 기능이 강해져 발작적으로 얼굴동맥이 확장되어 발생하는 증상으로 이를 안면홍조(flushing of face)라 한다.

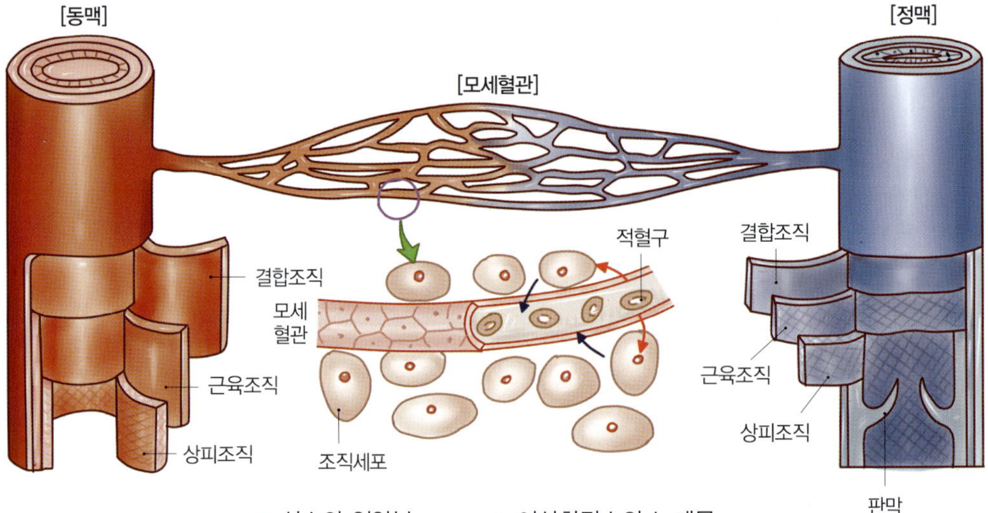

그림 2-8 모세혈관의 물질교환

표 2-3 자율신경계의 작용

자율신경계	작용
교감신경	· 심장박동수 증가 · 혈관수축 · 혈압상승
부교감신경	· 심장박동수 감소 · 혈관이완 · 혈압하강

2) 피부혈관의 역할

피부혈관의 주된 임무는 혈액을 통한 피부의 영양 및 수분공급에 있다. 또한 신진대사 결과 생긴 피부의 노폐물을 녹인뒤 정맥이나 림프관으로 흡수시켜 피부의 수분량을 일정하게 유지한다.

피부는 혈관의 상태에 따라 여러 가지 현상을 유발시킨다. 모세혈관으로부터 보통 이상의 수분이 방출되는 경우 피부의 수분량이 증가하여 피부 전체가 부석부석해진다. 발진이 생겼을 때 피부가 붉어지면서 붓는 것도 이와 같은 이유 때문이다.

혈관으로부터 수분이 쉽게 방출되는 것은 혈관의 투과성이 높기 때문인데, 혈관에 작용하는 독소, 예를 들면 히스타민(histamine)의 작용으로 발생하는 발진의 경우가 이에 속한다. 심할 때는 수분이 너무 많이 방출돼 피부에 고이면서 수포가 생기기도 하는데, 열상(햇볕에 타서)으로 인한 수포가 대표적인 예이다.

일반적으로 적혈구나 백혈구와 같은 혈구들은 혈관으로부터 흘러나가지 않지만, 혈관이 약해지면 적혈구가 혈관 밖으로 흘러나오는 경우가 있다. 이것을 피하출혈 혹은 자색반(purpura)이라 하는데, 피하출혈에는 혈관벽이 파괴되어 적혈구가 흘러나가는 경우와 혈관벽의 결합이 느슨해지면서 흘러나가는 경우의 두 가지가 있으며 이때 피부로 흘러나간 적혈구는 파괴되면서 혈색소(헤모글로빈)가 변화하여 헤모시데린(hemosiderin)이 된다. 헤모시데린은 황갈색으로, 피하출혈의 색이 처음에는 자홍색이었다가 황갈색이 되고, 이후 황색이 되어 서서히 사라지는 것은 이 때문이다.

울혈(congestive)의 대표적인 경우인 다크서클은 피로와 스트레스, 수면부족 등으로 안륜근의 근력저하가 나타나고, 안와지방이 아래 눈꺼풀로 돌출되어 피부 밑을 흐르는 혈액의 순환이 막히면서 눈 주위의 얇은 피부로 그 색깔이 비쳐 보이는 것이다. 다크서클이 생겼을 때는 마사지 등으로 혈행을 좋게 해주는 것 외에도 보습제를 충분히 발라 피부에 탄력을 부여하면 크게 두드러지지 않게 된다.

3) 피부혈관의 강화법

피부관리의 주안점은 혈관벽을 튼튼하게 만들고 이와 더불어 혈액 및 림프의 순환을 증진시키는 것이다.

(1) 비타민 섭취

비타민 C, P와 같은 영양성분은 혈관벽을 튼튼하게 하여 혈관이 느슨해져 출혈이 생기는 것을 막는데 도움이 된다. 또 비타민 E는 피부의 혈류를 좋게 하고 소동맥을 확장시켜 피부에 혈액이 충분히 공급되도록 한다.

(2) 림프순환을 통한 노폐물 배출

림프액은 몸속을 흐르는 체액으로, 피부의 건강을 유지하는 데 매우 중요한 요소이다. 피부세포가 모세혈관에서 끊임없이 스며나가는 조직액으로부터 필요한 영양과 산소를 흡수하면 이산화탄소나 노폐물을 받은 조직액은 림프액이 되어 흘러가면서 림프순환을 촉진시켜 준다. 또 림프액에 포함되어 있는 림프구는 체내에 침투한 세균이나 바이러스 등에 대한 방어작용(면역반응)에도 중요한 역할을 하고 있다.

(3) 피부미용마사지

피부미용마사지는 피부의 혈액 및 림프의 순환을 좋게 하고 피부혈관을 강화하며 피부 온도를 높이는 작용을 한다. 이러한 마사지를 통해 얼굴의 피부를 아름답고 건강하게 만들기 위해 피부미용에서 실시하는 것이 바로 미안술이다. 오늘날 미안술이란 이름하에 여러 가지 방법들이 고안되고 있지만, 손이나 기구 및 기기를 이용해도 마시지 효과는 동일하므로 결국 위의 3가지 기능으로 요약할 수 있다.

피부미용마사지를 하기 전에 스팀타월로 피부를 따뜻하게 하는 것은 피부온도를 높여 혈액순환을 좋게 하는 데 도움이 되기 때문이다.

피부미용마사지를 할 때는 피부의 할선방향과 일치하도록 실시하는 것이 중요하다. 이 방향과 직각방향으로 마사지를 하게 되면 교원섬유, 탄력섬유의 방향을 혼란시켜 피부의 배열이 망가지고 피부가 늘어지는 결과를 낳는다. 피부에 젊음과 탄력을 주고자 하는 마사지의 목적과는 정반대의 결과가 나타나는 것이다.

피부미용마사지는 기름샘, 땀샘 주위에 많이 모여있는 모세혈관의 혈류를 좋게 하여 그 기능을 향상시킨다. 추위로 인해 피부표면이 거칠어졌을 때도 마사지를 하면 촉촉해지는데, 기름샘의 활동이 왕성해져 피지분비가 촉진되기 때문이다.

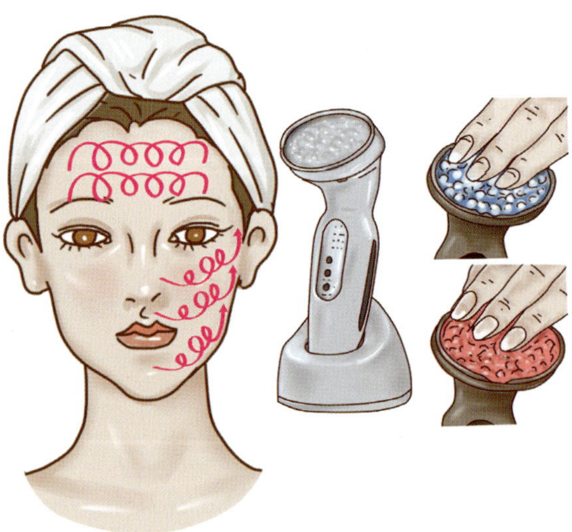

그림 2-9 얼굴마사지

5. 피부흡수(percutaneous absorption)

피부흡수란 피부표면의 물질이 표피를 거쳐 진피를 통과하여 혈관 내로 들어가는 현상을 말하며 피부의 가장 바깥층인 각질층에 의해 조절되는 수동적 확산현상을 말한다. 크림을 피부표면에 바르면 각질층 전체에 흡수되지만 그 이상 깊이 들어가지는 않는다. 따라서 이것은 피부에서의 흡수가 아닌 침투라고 하는데, 크림 등이 침투될 때 각질층 아래까지 깊이 들어가지 못하는 이유는 각질층과 그 밑에 있는 과립층과의 경계에 수분저지막이라 불리는 얇은 층이 있어서 이보다 깊이 들어가는 것을 막고 있기 때문이다. 전체 피부표면으로부터 여러 가지 물질이 흡수되기 위해서는 이 수분저지막을 없애야만 한다.

수분저지막은 각질층의 수분이 가시층으로 들어가는 것도, 이와 반대로 가시층의 수분이 각질층 쪽으로 스며들어가는 것도 막기 때문에 각질층의 수분량과 가시층의 수분량의 차이를 만드는데, 가시층의 수분량이 월등하게 많다.

표 2-4 피부흡수의 분류

분류	과정	부위
흡착, 오염 (contamination)	피부표피에 오염 침투 전단계, 때, 먼지, 오염 등	피부 접촉
침투 (penetration)	물질의 피부 침입	각질층 흡수
투과 (transmission)	침윤으로 피부 관통 후 자외선 침투	표피바닥층 흡수
침윤 (permeation)	물질의 진피로 흡수	진피 흡수
흡수 (absorption)	물질의 혈관 흡수	혈관 흡수

1) 경피흡수

피부표면으로부터 여러 가지 물질이 진피를 통과하여 혈관까지 들어가는 것을 경피흡수(percutaneous absorption)라 한다. 이를 통해 흡수된 물질은 혈관을 거쳐 온몸으로 운반된다. 피부표면은 얇은 피지막으로 덮여 있는 W/O형의 유화상태로, 쉽게 말해 기름막으로 싸여있는 것과 마찬가지이다. 따라서 경피흡수를 위한 첫 필요 조건은 기름에 녹아 피부표면과 직접 접촉할 수 있는 지용성물질이어야 한다는 점이다. 건강한 피부의 경우 물질이 진피까지 들어가는 가장 일반적인 경로는 모공으로부터 모낭 안으로 들어가 기름샘을 통해 진피 내로 들어가는 것인데, 이 경로 역시 피지로 채워져 있다. 일부 물질은 모낭벽을 통해서도 흡수된다.

2) 지용성물질

물질의 경피흡수는 기름에 녹는 성질을 지닌 지용성물질이어야 한다. 경피흡수된 물질은 내복약, 주사와 마찬가지로 전신에 작용하므로, 주사나 내복약 대신 연고나 크림을 이용한 치료방법도 널리 사용되고 있다.

그 밖의 남성호르몬인 테스토스테론(testosterone), 프로게스테론(progesterone), 부신피질호르몬(adrenocortical hormone) 등도 모두 지용성이며 지용성비타민인 A, D, E, F 역시 경피흡수된다.

피부의 기능 중 하나로 비타민 D 생성이 있는데, 피지막에 포함되어 있는 에르고스테롤(ergosterol)에 자외선이 작용하여 비타민 D로 바뀌게 되면 위에서 설명한 흡수경로를 통해 피부로 들어가며, 체내로도 운반되어 뼈의 발육을 돕는다. 어린이의 발육을 위해 일광욕을 권장하는 것도 비타민 D 형성을 활성화하여 뼈의 발육을 좋게 하고, 성장을 촉진시킴과 더불어 건강한 몸을 만들기 위함이다.

지금까지 열거한 지용성물질은 생리적으로도 체내에 존재하며 흡수되더라도 그 양이 지나치게 많지 않다면 해를 끼치지 않는다. 그러나 일상생활 속에 존재하는 수많은 물질들이 체내로 들어와 해를 초래하는 경우가 적지 않으므로 크림 속에 뭐든지 많이 넣는다고 좋은 것이 아니며, 지용성물질이 많이 포함되어 있을수록 발진을 일으킬 위험도 높아진다는 사실을 염두에 두어야 한다. 이에 반해 수용성물질은 보통 건강한 피부에서는 흡수되지 않는다. 따라서 건강한 피부 위에 바르는 것을 목적으로 하고 있는 화장품의 경우, 그 속에 수용성비타민류가 함유되어 있다할지라도 흡수되지 않는다.

그러나 상처가 생겨 수분저지막이 파괴된 피부는 흡수가 될 수 있다. 따라서 피부가 까칠까칠할 때 비타민 B6가 함유된 연고나 크림을 바르면 피부가 매끄러워지는데 이러한 크림을 약용크림이라 한다.

3) 피부흡수를 향상시키는 방법

보통의 피부에서는 흡수되지 않는 수용성비타민 같은 물질을 흡수시키는 방법은 수용성비타민을 지방산(스테아르산, stearic acid), 팔미트산(palmitic acid), 올레산(oleic acid) 등의 지용성인 에스테르로 만들어 사용하는 것이다.

경피흡수를 촉진시키거나 증가시키는 방법은 다음과 같다.

(1) 이온영동법(이온도입)

전기를 이용하여 피부표면으로부터 여러 가지 유효물질을 피부 안으로 밀어 넣는 방법이다. 비타민 C, 캄터, 콜라겐 등이 함유된 앰플의 수용성인 물질을 이온침투를 이용하여 억지로 경피흡수시킬 수 있다. 최근 병원에서 다한증이나 액취증 억제를 위해 이 방법이 사용된다.

(2) 온도와 습도상승

피부온도와 피부표면의 습도를 올려 각질층을 불리면 수분저지막이 파괴되어 피부 전반의 흡수가 좋아진다. 목욕 또는 사우나를 하면서 크림을 바르면 그 안에 함유되어 있는 물질의 흡수가 좋아진다. 스팀타월을 사용한 후 크림을 발라도 좋다.

(3) 약물의 사용

피부보다는 점막으로부터의 흡수가 더 좋기 때문에 구강정(buccal tablet)처럼 점막흡수를 이용한 약제도 있다. 그러나 피부 본래의 성질을 고려하면, 경피흡수를 통해 피부의 영양을 얻는 데는 무리가 있고 그보다는 음식물의 형태로 섭취했을 때 피부에 도달하는 영양분이 훨씬 많다. 원래 피부는 배설기관이지 흡수기관이 아니기 때문이다. 장관(enteron)은 그 반대로 흡수가 주기능이다. 분비배설작용은 피부의 중요한 기능 중 하나로 피부 속에서 피부표면으로 여러 물질을 배출하는데 기름샘에서는 피지를, 땀샘에서는 땀을 분비하며, 피부표피에서는 각질을 생성하여 탈락시킨다.

6. 피부색

피부색은 표피에 들어 있는 색소의 양, 혈액량, 카로틴, 각질층 두께에 따라 달라지는데 인종, 또는 신체 부위에 따라서도 차이가 난다.

1) 피부색의 결정요인

(1) 멜라닌색소의 양

피부색을 결정짓는 근본이 되는 것은 멜라닌색소이며 멜라닌이 많은 순으로 흑인, 황인, 백인으로 구분된다. 그러나 황인 중에서도 백인처럼 피부가 흰 아이가 태어나기도 하는데, 이는 백색증(albinism)이라 불리는 질환으로 선천적으로 멜라닌을 만드는 능력이 없어 피부가 희고 금발에 푸른 눈을 지닌다.

(2) 피부의 혈액량과 헤모글로빈

혈색의 좋고 나쁨도 피부색을 결정짓는 요인으로 작용한다. 피부표면으로부터 투과된 혈액의 색깔이 반영된 것으로, 예를 들어 피부에 갑작스럽게 많은 혈액이 모이면 얼굴이 붉어진다. 이처럼 피부에는 혈관이 많으므로 혈액량의 변화와 혈액 내 헤모글로빈의 양에 따라 피부색이 결정된다.

(3) 카로틴 색소량

당근, 귤, 토마토를 즐겨 섭취하면 피부가 노란색을 띠게 되는데, 그 이유는 이들 채소나 과일이 노란색의 카로틴을 다량함유하고 있기 때문이며 특히 손바닥과 발바닥처럼 멜라닌이 없는 곳에 두드러진다.

(4) 자연적이거나 피부에 침착되는 색소

피부에 침착되는 색소 중 자연적인 것으로는 과립층에 있는 케라토하이알린과립(keratohyaline granule)이 대표적이다. 또 황달로 인해 피부색이 황색이 되는 것은 담즙색소인 빌리루빈(bilirubin)이 피부에 침착되기 때문이다. 피부가 지저분하게 오염되어 거무스름하게 보이는 경우는 케라토하이알린과립이 늘어났거나(다양한 질병 때문에 발생한다) 피부표면에 오염물이 들러붙어 있을 때 발생하며 이를 제거하면 피부의 거무스름한 색이 사라지는데, 팩을 한 후 피부가 깨끗하고 하얗게 보이는 것도 이 때문이다.

2) 멜라닌세포(melanocyte)와 멜라닌(melanin)

멜라닌은 미세한 황갈색의 과립이자 일종의 단백질로 여러 동물들의 피부나 눈 등의 조직에 존재하는 흑색 내지는 갈색색소를 총칭한다. 물에는 용해되지 않지만 알칼리용액이나 진한 황산에는 녹으며 일정량 이상의 자외선을 차단하는 기능이 있어서 피부의 체온을 유지해주고 자외선으로부터 피부를 보호해 준다. 멜라닌은 사람의 피부색을 결정하는 중요한 요소로 피부뿐만 아니라 털, 눈, 귀, 심지어 뇌에도 존재한다. 피부의 멜라닌은 멜라닌세포에 의해 생성되는데, 인종에 따라서 멜라닌 발현유전자가 다르고 이에 따라 멜라닌세포의 양이 조절되어 피부색이 결정된다. 또 멜라닌이 있는 장소에 따라 피부색이 달라 보이는데, 피부표면에 가까울수록 갈색조가 강해져 그 양이 많으면 흑갈색 혹은 검은색이 되며 피부 깊숙이 들어가면 청색조가 두드러지고 때로는 회자색이 되기도 한다. 진피의 중층에서는 청색으로 보이게 되는데, 예를 들어 유아의 엉덩이에 있는 몽골반점은 진피 속의 멜라닌이 증가하여 나타난 것이다.

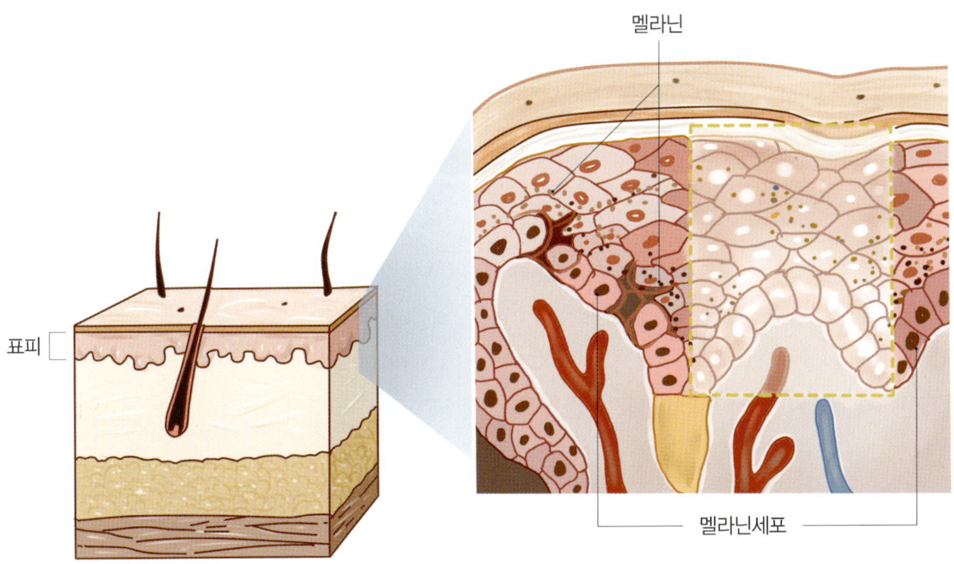

그림 2-10 멜라닌세포의 위치

(1) 멜라닌의 생성

멜라닌은 멜라닌세포(melanocyte)라고 하는 흑색소포 내에서 만들어지는데, 멜라닌세포는 태생기의 신경절에서 유래하여 생후 3개월경이 되면 피부와 중추신경계 그리고 망막의 세 부위에 분포한다. 피부에서는 표피와 진피의 경계부에 존재하면서 세포 내에서 만들어진 멜라닌과립을 계속적으로 표피세포에 보내는데, 그 양이 많으면 피부색이 황갈색에서 흑갈색을 띠고, 적을수록 색이 엷어진다. 멜라닌은 피부에 한정되지 않고 털바탕질이나 눈의 망막, 뇌막 등에서도 만들어진다. 거미줄 모양을 하고 있는 멜라닌세포는 신경절에서 유래된 세포로, 가시세포(prickle cell)라 불리는 주위의 각질형성세포와는 성질이 달라서 멜라닌형성이 정신적인자의 영향을 받는 경우가 많다. 멜라닌은 멜라노솜(멜라닌소체, melanosome)에서 만들어지는데, 멜라노솜이란 작은 자루 모양으로 멜라닌세포의 세포질 내에 생성되는 특이한 구조이다. 멜라닌세포는 멜라노솜이 포함된 돌기를 뻗어서 케라틴세포 등 주변의 다른 세포에게 멜라닌을 전달하기도 하고, 멜라노솜 중 티로신과 같은 페놀 종류와 그 산화효소를 가지고 있는 경우에는 형성된 멜라닌을 내부에 축적시키기도 한다. 생산된 멜라노솜은 각질세포 내부로 전달되어 피부나 털색깔의 암색화를 일으킨다.

(2) 멜라닌의 저장 및 사멸

피부조직을 현미경으로 보면 멜라닌세포가 밝게 보인다. 그래서 멜라닌세포는 투명세포(clear cell)라고도 불린다. 멜라닌세포에서 만들어진 멜라닌은 거미줄 모양의 세포돌기를 통해 주위의 기저세포로 보내져 저장되는데, 세포 속에 일정하게 있는 게 아니라 마치 모자처럼 핵 위에 얹어져 있다.

멜라닌은 멜라닌세포에서 새롭게 만들어지는 한편 여러 가지 경로를 통해 체외로 배출된다. 멜라닌이 얼마나 오랜 기간 동안 피부에 머물고 있는지에 대해서는 불분명하나, 1개월 정도라는 주장이 있다. 멜라닌이 배출되는 경로는 두 가지로 구별되는데 첫 번째는 서서히 피부표면을 향해 들려 올라가 각질과 함께 피부표면으로부터 떨어져 나가는 것이다. 이 과정에서 멜라닌은 환원되어 백색멜라닌(leucomelanin)이 되기 때문에 가시층의 아래층에서는 황갈색의 멜라닌이 관찰되는 반면, 피부표면에 가까울수록 잘 발견되지 않는다. 그러나 강한 햇볕을 쬐게 되면 백색멜라닌이 다시 산화되어 검은 멜라닌으로 변하는데 햇볕을 오래 쬔 직후에 피부색이 검어지는 것도 이 때문이다.

두 번째는 진피 쪽으로 내려가는 것으로 진피, 특히 유두층부터 유두하층에 걸쳐 존재하는 세포들이 멜라닌을 안으로 흡수하는데, 이 세포들을 색소세포(chromatophoren)라 하며, 크기가 크고 그 안에 갈색 또는 흑갈색의 멜라닌 덩어리를 포함하고 있어 이곳의 멜라닌은 더 이상 미세한 과립으로 존재하지 않는다. 한편, 이 부분에서는 과립상으로 노출된 멜라닌도 발견할 수 있는데, 이 멜라닌은 혈관 혹은 림프관을 통해 체외로 배출된다. 이로 인해 멜라닌이 림프샘에 많이 모여있게 되면 오줌을 하루 동안 방치했을 때 검게 변하거나, 모유 안으로도 분비될 수 있다.

MEMO

03

CHAPTER

피부의 영양과 건강

학습목표

1. 피부에 필요한 영양의 조건들을 설명할 수 있다.
2. 미용식의 정의와 필요성에 대하여 설명할 수 있다.
3. 각종 비타민의 특징을 알아보고 피부와 호르몬 작용에 대하여 설명할 수 있다.

03 피부의 영양과 건강

1. 피부건강의 조건

1) 피부영양

피부영양이란 피부의 성분을 건강하게 유지해 생활 속에서 받게 되는 여러 가지 자극에 대한 저항력을 높임으로써, 피부의 건강과 아름다움을 조금이라도 더 길게 유지해 주는 것이다. 이미 앞에서 아름답고 건강한 피부에 대하여 이야기한 적이 있다. 건강한 피부는 표면이 부드럽고 윤기가 있으며 탄력과 촉촉한 느낌이 있다. 피부를 만졌을 때 부드럽다는 것은 피부자체가 함유하는 수분의 양이 적절하다는 의미로, 수분은 피부의 탄력과 피부결을 좌우하는 가장 중요한 요소이다. 건강한 피부의 각질층은 15~20%의 수분을 함유하고 있는데 수분이 부족하면 피부가 건조해지고 윤기와 탄력이 없어져 주름이 늘어나게 된다. 또한 건강한 피부는 혈액순환이 잘 되어 혈색이 좋고 생기가 있으며 팽팽하고 건강미가 넘치지만 혈액순환에 영향이 있으면 피부의 노화가 빨리 진행되어 주름이 생기고 탄력이 저하되며, 검버섯이나 잡티 등이 생기므로 건강한 피부의 유지가 무엇보다 중요하다. 신체가 전체적으로 건강하지 않으면 피부의 생기가 없고 탄력이 떨어질 수밖에 없다. 내장질병의 경우 가장 먼저 얼굴피부에 이상이 나타날 때가 많으며, 반대로 피부질병이 내장에까지 영향을 미치기도 한다. 따라서 피부는 내장의 거울이라고도 불린다.

건강한 피부의 아름다움은 신체가 건강해야 생길 수 있다. 피부의 자연스런 아름다움은 화장품 등에 의해 만들어지는 것이 아니라 일상생활 속의 사고방식과 태도가 중요하다. 다시 말해 외부자극으로부터 피부를 지키는 것도 중요하지만 신체 내부로부터 피부를 아름답게 유지하는 것이 더욱 중요하다. 그러므로 건강한 피부는 '내면으로부터의 미용' 혹은 '내면미용'이라고 한다.

피부영양에는 두 가지 의미가 포함되어 있다. 첫 번째는 음식물로부터 섭취하는 피부영양이고, 두 번째는 화장품 사용과 관련한 피부영양이다. 이 두 가지의 피부영양이 주는 의미는 완전히 다르다.

생활하면서 필요한 피부영양은 음식물을 통해서만 섭취할 수 있다. 영양가 있는 식품을 먹게 되면 피부세포에 활력을 줄 수 있게 된다. 또 체내노폐물을 배설시키고 신진대사가 활발해지면, 세포 내에 산소가 공급되고 새로운 세포가 활발히 생성되어 탄력 있고 윤기 있는 피부를 만들 수 있으므로 이를 위해 물을 충분히 섭취하고, 적당한 운동으로 땀을 배출하며, 편식하지 않고 균형 있는 식사를 하고, 피부를 청결하게 관리해야 한다.

화장품에서 말하는 피부영양은 피부표면에 촉촉함을 부여해 매끄럽고 탄력 있는 피부로 만드는 것으로, 음식물의 섭취로 이루어지는 피부영양과는 달리 기본적으로 원하는 참 피부의 영양은 되지 못한다.

피부는 신체의 일부로 신체가 건강하지 않으면 피부도 건강할 수가 없다. 따라서 피부영양을 위해서는 건강을 유지하는 데 필요한 기본적인 영양에 대해 생각하는 것이 중요하다. 즉, 하루 2,000~2,500칼로리의 단백질, 당, 지방의 균형이 잘 잡힌 식사를 하고 비타민, 미네랄을 충분히 섭취해야 한다.

2) 음식과 피부

건강한 피부를 유지하기 위한 건강식의 조건은 균형 있는 식단과 적절한 양이다. 그 중에서도 피부를 위한 미용식은 건강식의 조건에 피부의 성분 혹은 그 기능에 필요한 영양분을 포함시킨 것이라고 볼 수 있다. 다시 말해 건강식에 피부에 필요한 영양이 가미된 것이 미용식이며 그 조건을 살펴보면 다음과 같다.

(1) 건강식의 조건을 충족시키는 것

(2) 하루 필요 단백질 60~100g 중 2/3는 동물성단백질일 것. 피부를 비롯해 털, 손발톱의 주성분은 케라틴(keratin)이라는 유황을 함유한 단백질인데, 이 단백질은 동물성단백질에만 함유되어 있기 때문이다.

(3) 당분이 많은 식사는 피한다. 당분의 과다섭취는 피부의 저항력을 약하게 만든다.

(4) 일반적인 식사는 칼슘이 부족하기 쉬우므로 칼슘은 많이, 칼륨은 적게 섭취한다. 칼슘이 부족하면 신경계가 불안정해져 흥분하기 쉽고 피부도 민감해져 저항력이 약해진다.

(5) 미용에는 알칼리성식품이 좋다. 혈액의 산성도가 높아지면 피부가 과민해지기 때문이다. 혈액의 pH는 7.4 전후로, 알칼리성이나 음식물로 인해 쉽게 변동되지는 않기 때문에 너무 신경을 쓸 필요는 없으나, 일단 알칼리성식품, 산성식품에 대해 알아 두면 좋으므로 표 3-1에 구분해 두었다. 이 표를 보면 산성식품 중에도 미용

상 필수인 식품이 많이 있다. 그러므로 일상의 식생활에서 알칼리성식품을 함께 섭취하는 정도로 해석하는 것이 좋다.

표 3-1 산성식품과 알칼리성식품

식 품	산성식품	알칼리성식품
잡곡류	쌀겨, 밀기울, 현미, 메밀, 보리, 밀가루	강낭콩, 대두, 팥, 두부
육류	닭고기, 말고기, 돼지고기, 쇠고기	
어패류 해조류	오징어, 참치, 문어, 잉어, 도미, 굴, 연어, 장어, 미꾸라지, 전복, 새우, 김	미역, 다시마
채소류	아스파라긴, 쇄기나물	생강, 시금치, 토란, 당근, 감자, 우엉, 양배추, 무, 죽순, 고구마, 오이, 가지, 양파, 고사리
과일류		바나나, 밤, 딸기, 귤즙, 사과, 감, 배, 포도즙, 수박
버섯류		표고버섯, 송이버섯
유지류	유지, 버터, 치즈	우유, 인유
기타	달걀노른자, 땅콩, 김, 유부, 맥주, 빵, 두부, 된장	김치, 달걀흰자, 포도주, 커피

2. 영양과 피부

영양이라 함은 생명유지에 필요한 영양소를 섭취한 뒤 생체 내에서 소화, 흡수시켜 적절한 대사와 배설을 하는 모든 과정을 말한다. 이때 사람이 성장이나 건강의 유지 및 증진 등 정상적인 생리기능을 원활하게 하기 위하여 음식물로부터 섭취해야 하는 것을 영양소라 한다. 따라서 어떤 영양소를 섭취한 후 소화, 흡수하는 과정을 통해 피부에 영양성분이 효율적으로 제공되는지의 여부가 피부건강을 결정한다.

1) 단백질

단백질의 공급원으로는 소고기, 돼지고기, 생선, 계란, 우유가 있는데, 이들과 주로 함께 섭취하는 버터와 치즈는 모두 산성식품이다. 따라서 알칼리성식품인 채소, 과일도 함께 섭취하는 것이 좋다.

동물성단백질은 각화를 순조롭게 진행시키고 털과 손발톱을 튼튼히 하는 데 필요하며, 부족할 경우 피부표면이 거슬거슬해진다.

동물성단백질로 이루어진 탄력섬유와 결합섬유도 피부의 탄력 및 팽팽함과 관계가 있다. 또 간기능에도 단백질이 필요한데, 해독에 중요한 작용을 하므로 간접적으로 피부를 보호한다.

2) 당분

미용에서 당분은 적으로 여겨지고 있다. 건강식에 당분이 함유되는 것은 칼로리를 일정하게 유지하기 위해 필요하지만 과하게 섭취하면 피부에 여러 가지 장애를 초래할 수 있기 때문인데, 먼저 피부의 수분량이 증가하여 여러 가지 자극을 받기 쉬워지고 세균감염도 나타나기 쉽다. 또 당분이 지방으로 변하여 축적되기 때문에 비만체형이 되기 쉬울 뿐만 아니라 피지분비량도 증가한다. 따라서 지성피부에서는 더욱 조심해야 한다. 당분의 과잉섭취는 알코올을 섭취할 때와 마찬가지로 체내의 비타민 B군, 특히 비타민 B1, 비타민 B2의 소비량을 증가시키므로 이럴 때는 비타민 B군을 섭취할 필요가 있다.

3) 지방

지방을 섭취하면 피지분비가 증가하는 동시에 피지의 질적 변화도 나타난다. 다만 피지에 대한 영향력은 지방의 질에 따라 달라지는데, 예를 들어 돼지고기의 지방은 여드름에 좋지 않으나 소고기의 지방은 여드름을 그다지 악화시키지 않는다. 또 땅콩류의 종류에 따라서도 여드름의 악화여부가 달라진다.

4) 미네랄(무기염류)

의학적으로 혈중 미네랄의 양은 건강과 밀접한 관계가 있다. 혈액의 삼투압을 일정하게 유지하고 혈액과 피부 사이에서 수분의 균형을 이루는 근간이 되기 때문이다. 그중에서도 큰 역할을 하는 식염은 하루에 10~20g, 평균 15g이 적량이다. 피부의 수분량은 칼륨에 의해서도 영향을 받는데, 칼륨이 적어지면 피부의 수분량이 증가하여 부종이 나타난다. 일반적으로 칼륨은 식물성식품에 많고 칼슘은 동물성식품에 많다. 칼슘은 주로 우유를 통해 섭취할 수 있으며 하루 600mg이 필요하다. 칼슘이 부족해지면 신체의 저항력이 약해져 신경계가 흥분하기 쉽고 그 결과 피부가 불안정해진다. 따라서 민감해진 피부관리에는 칼슘이 꼭 필요하다.

칼슘을 함유한 식품에는 치즈, 우유, 난황, 굴, 대합조개, 바지락, 당밀, 코코아, 초콜릿, 견과류, 호두, 양상추, 양배추, 파, 색양배추, 당근, 딸기, 오렌지(칼슘을 많이 함유하고 있어도 수용성이 아닌 것은 이용가치가 낮다.) 등이 있다.

칼슘이 체내에서 흡수되기 위해서는 비타민 D의 작용이 중요하므로 비타민 D가 부족해지지 않도록 신경 써야 한다. 따라서 일광욕을 충분히 하고, 간유, 계란, 표고버섯, 우유 같이 비타민 D가 풍부한 음식물을 섭취한다. 또 곡물 중에는 마그네슘이 많이 함유되어 있는데, 마그네슘은 오줌으로 배설될 때 동시에 칼슘의 배설을 촉진시키므로 이 점은 칼슘 문제를 고려할 때 염두에 둘 필요가 있다. 그 외에 철은 비타민 B12, 엽산 등과 함께 조혈작용을 한다.

3. 피부에 필요한 영양성분

최근에는 미용에 중요한 영양성분을 영양보조제(supplement)를 통해 섭취하는 경우가 많은데 사실 이보다는 음식물을 통한 영양소의 섭취가 더 바람직하다 할 수 있다. 오늘날 알려진 비타민 외의 미지의 물질도 우리의 신체에 필요한데, 이것들은 영양보조제 속에는 함유되어 있지 않지만 음식물 속에는 다른 비타민과 함께 함유되어 있기 때문이다. 예를 들어 동물의 간은 가장 이상적인 종합비타민제라 할 수 있는데, 여러 가지 성분들이 몸속으로 섭취될 때 이용되기 가장 편한 형태의 비타민으로서 함유되어 있다. 이에 반해 영양보조제로 만들어진 종합비타민은 그 배합과 성분 등이 완전하지 않아 보조적으로 섭취하는 것에 불과하다. 물론 비타민을 섭취했다고 해서 그것들이 항상 충분히 이용되는 것은 아니며, 비타민을 흡수하여 이용하는 경로가 건강해야만 섭취한 비타민이 신체에 충분히 이용될 수 있다. 이를 위해서는 위와 간의 기능이 좋아야 한다. 그렇지 않으면 모처럼 섭취한 비타민이 이용되지 못하고 체내를 그냥 통과해 나가 버리는 결과를 낳는다. 그리고 이러한 상태가 계속되면 비타민결핍증이 나타나게 되는데, 이는 오늘날에도 도시인들에게서 많이 발견된다. 비타민결핍증은 일반적으로 그 변화가 피부에 먼저 나타난다. 내과적으로는 괜찮다고 할 때도 이미 피부에는 변화가 생겼을 정도로 피부 건강과 비타민은 밀접한 관계를 맺고 있다.

비타민은 보통 기름에 녹는 지용성비타민과 물에 녹는 수용성비타민으로 나뉜다. 하지만 같은 비타민이라 해도 그 종류에는 여러 가지가 있는데, 예를 들어 비타민 B 안에도 10개 이상의 비타민이 포함되어 있다. 따라서 미용에서 비타민에 대해 이야기할 때에는 어떤 비타민이 피부의 건강에 어떻게 관여하는지, 또 하루에 어느 정도 섭취하면 좋은지, 어느 음식물에 함유되어 있는지 등을 명확히 해야 한다.

1) 비타민 A(지용성비타민)

(1) 비타민 A

비타민 A는 인체 내에서도 간에 저장되어 있다. 이것을 기름에 녹아 있는 상태로 추출한 것이 간유로 이 안에는 비타민 D도 녹아 있다. 간으로부터 매일 필요한 양의 비타민 A가 혈액 속으로 보내지는데, 따라서 간이 나쁠 경우 비타민 A를 저장하는 힘도 약해져 부족해지기 쉽다.

식물 중에서도 특히 등황색을 띤 식물에 비타민 A가 함유되어 있는데, 실제로는 비타민이 아니라 베타카로틴의 형태로 함유되어 있으며 체내로 들어가면 간에서 비타민 A로 전환된다. 그러나 간 기능이 안 좋은 사람은 섭취하더라도 비타민 A로 만들기가 어려우므로 동물성식품인 간, 민물장어, 버터, 계란, 우유 등을 통해 섭취하는 것이 좋다. 비타민 A는 추운 지역에 사는 동물의 간에 특히 많이 함유되어 있다. 따라서 간유는 대구나 그 외의 추운 바다에 사는 생선을 원료로 하여 만들어진다.

① 비타민 A는 추위에 대한 신체의 저항력을 높여준다. 비타민 A는 지용성으로 지방분이 있는 식품에만 함유되어 있기 때문에, 추운 날에는 지방성식품을 섭취할 필요가 있다. 지방분을 섭취하지 않으면 피부가 거슬거슬해지고 유분이 없어져 이른바 건성피부가 된다.

② 비타민 A 섭취량이 적어지면 그 영향으로 피부가 건성이 된다. 땀샘이나 기름샘의 기능이 저하되어 피지막이 감소하거나, 각화가 불완전해져 각질의 보습능력이 떨어지기 때문에 거칠어진 피부의 관리에는 비타민 A가 우선적으로 사용된다.

③ 비타민 A가 부족해지면 각질층이 두꺼워지며, 동시에 모낭벽의 각질층도 두꺼워지기 때문에 모낭부터 모공에 걸쳐 각질이 쌓이면서 모공에 딱딱한 가시와도 같은 것이 생겨 강판을 만지는 것처럼 까칠한 피부가 된다. 이는 모공성각화증(keratosis pilaris)으로, 비타민 A 결핍으로 나타나는 피부증상 중 하나이다. 자세히 살펴보면 그 중심에 털이 자라있고 각질에 싸여있는 것을 알 수 있다.

④ 비타민 A의 결핍은 피부의 세균감염을 일으키기 쉬운데, 이것은 비타민 A뿐만 아니라 다른 비타민 결핍 시에도 나타난다. 비타민은 신진대사를 왕성하게 하는데, 부족해지면 피부의 저항력이 약해지기 때문이다. 비타민 A 결핍의 경우에는 피지가 적어져서 세균감염이 생기기도 한다.

⑤ 손발톱이나 털이 약해져서 깨지거나 뽑히기 쉽다.

⑥ 비타민 A가 부족해지면 눈이 나빠지며 각막이 건조해지면서 파괴되어 실명하는 경우도 있다. 또 망막이 어두운 곳에서 제대로 기능하지 않기 때문에 야맹증(night blindness)이 생기기 쉬워 어두운 곳에서 잘 보이지 않게 된다.

(2) 비타민 A 과잉증

비타민 A 과잉증은 비타민 A를 지나치게 섭취했을 때 나타난다. 비타민 B, C 같은 수용성비타민의 경우 오줌 등을 통해 여분이 쉽게 몸 밖으로 나가지만, 비타민 A와 같은 지용성비타민의 경우에는 체지방에 녹아 체내에 저장되므로 섭취과잉으로 인한 피해가 발생하게 된다. 일종의 비타민 A 중독으로 이로 인해 탈모가 발생한다.

(3) 미용과 비타민 A

비타민 A는 내복 외에 크림의 형태로 외용해도 좋다. 내복의 경우 양이 지나치면 부작용이 생기므로 하루 1~2만 단위 정도가 적당하다.

비타민 A 크림은 주로 건성피부를 위해 사용된다. 겨울철이나 물일 후에 사용하면 손이 거칠어지는 것을 예방할 수 있으므로 비타민 A가 함유된 핸드크림을 선택하는 것이 좋다. 비타민 A 크림은 사춘기의 모공성태선에도 효과가 있다. 또 여드름이 날 때 비타민 A를 복용해도 좋은데, 특히 모공의 각화가 심하고 끝부분이 돌출된 딱딱한 여드름이나 턱밑 여드름에 효과적이다. 간이 나빠 피부가 거칠어진 경우에는 간제보다는 비타민 A를 5만 단위씩 매일 내복하는 것이 좋다.

2) 비타민 B(수용성비타민)

비타민 B의 부족으로 인해 각기병이 발생한다는 것은 일반적으로 알려진 사실이다. 그러나 최근 비타민 B가 단일 인자가 아니라 여러 인자로 구성되어 있다는 사실이 서서히 밝혀지면서, 각기병의 원인이 되는 것을 비타민 B1, 그 외의 것을 비타민 B2복합체로 명명하게 되었다. 비타민 B에는 B1(티아민, thiamine), B2(리보플라빈, riboflavin), 니코틴산(niacin), 파라아미노안식향산(paraaminobenzoic acid, PABA), 판토텐산(pantothenic acid), 비오틴(비타민 H, biotin), 이노시톨(inositol), 치옥산(thioctic acid), B12, 엽산(folic acid) 등이 있다.

(1) 비타민 B1

비타민 B1이 부족해지면 신경염을 일으킨다. 따라서 신경으로부터 발생한 피로에는 효과가 있다. 그러나 미용상으로는 그다지 의미가 없고 미용과 깊은 관련이 있는 다른 비타민 B군의 기능을 돕는 것이 비타민 B1의 주요기능이라 할 수 있다.

(2) 비타민 B2

비타민 B2는 황색을 띠며 미용비타민이라 불릴 정도로 미용과 관계가 깊다. 비타민 B2의 기능은 한 마디로 피부를 포함한 몸 전체의 신진대사를 활발히 하여 피부를 생기 있게 만들며, 혈관, 특히 피부의 모세혈관을 튼튼히 하여 혈액순환을 좋게 한다. 미용과 관계가 깊은 검은 눈동자, 붉은 입술, 건강한 얼굴피부를 위해 없어서는 안 될 비타민 B2가 부족해지면 비타민 B2 결핍증(ariboflavinosis)으로 인해 다음과 같은 변화들이 생기게 된다.

① 입술과 비타민 B2

입술은 촉촉하고 매끈해야 만졌을 때 부드러운 느낌이 들 뿐만 아니라 립스틱도 잘 발라진다. 비타민 B2가 부족해지면 입술이 부어오르는데, 특히 아랫입술이 햇볕에 강하게 닿기 때문에 더 심해진다. 또 입술이 건조해져 가슬가슬하고, 붓고 근질거리는 느낌이 드는데 이런 상태를 구순염(cheilitis)이라 하고, 입술을 움직이려고 하다가 좌우 입꼬리 부분이 점점 더 거칠어지고 갈라지게 되는 것을 구각염(angulus infectiosus)이라 한다. 비타민 B2가 결핍될 때도 세균감염이 일어나기 쉬운데, 이 부분에 감염이 생기면 짓무르게 된다.

② 혀와 비타민 B2

비타민 B2가 부족해지면 혀의 표면점막이 새빨갛게 부어오르며 찌릿찌릿하게 달아오르기도 하는데 된장국이나 짠 음식을 먹을 때 특히 심해진다. 또 혀끝부터 양쪽 가장자리를 따라 유두가 빨갛게 부어올라 좁쌀처럼 두드러지거나 혀 전체가 부어 그 가장자리에 치아 모양으로 베인 듯한 상처가 생기기도 하는데, 이는 점막 밑의 모세혈관이 확장되기 때문이다.

③ 눈과 비타민 B2

비타민 B2가 부족해지면 결막의 모세혈관이 확장되어 붉게 충혈된다. 그러나 가장 심각한 것은 각막의 변화이다. '명반호치(밝고 맑은 눈과 곱고 가지런한 치아)'란 말이 있을 정도로 검은 눈동자는 미의 기준이기도 한데, 각막은 동공 앞에 있기 때문에 각막이 투명하면 검은 동자가 아름답게 보인다. 각막에는 혈관이 없으므로 투명도가 높다. 그러나 각막이 약해지면 뿌옇게 되면서 눈동자의 아름다움이 드러나지 않는다. 이처럼 각막의 신진대사를 담당하는 비타민 B2가 부족해지면 각막 주위의 모세혈관이 확장되어 그 일부가 각막 쪽으로 들어오게 되면서 각막 주위가 충혈되어 마치 오래된 생선 눈을 보는 듯한 느낌을 갖게 된다. 또 각막에 충분한 산소가 공급되지 못해 일부가 하얗게 흐려진다. 이외에도 비타민 B2가 부족해지면 눈이 부서 눈물이 나기 쉽고, 밝은 곳에서 물체를 오래 보고 있으면 피로해진다. 따라서 오후에 일을 하다 보면 눈이 피로해지지만 날이 어두워지면 나아진다. 낮에는 잘 보이나 밤에는 잘 보이지 않는 비타민 A 결핍과는 반대이다.

④ 비타민 B2와 피부

비타민 B2가 미용비타민이라 불리는 이유는 입술이나 눈의 아름다움과 더불어 얼굴 피부의 건강에도 중요한 기능을 하기 때문이다.

비타민 B2가 부족해지면 피부의 모세혈관이 쉽게 확장되어 아주 작은 외부자극에도 금방 충혈되고 붉어진다. 또 햇볕에 대한 피부의 민감도도 커지므로 얼굴의 돌출부위, 즉 볼, 코, 이마, 턱, 때로는 귀에 붉어짐이 심해지거나 달아오르기도 한다. 외출해서 햇볕을 쬐면 얼굴이 후끈거린다는 사람 중에는 비타민 B2가 부족한 경우가 많다. 이런 현상이 반복되면 모세혈관이 계속 확장된 채로 빨간 줄무늬처럼 남게 된다. 볼의 모세혈관 확장이 눈에 띄는 사람 중에는 이 이유로 인한 경우가 많다. 그리고 여기서 더 진행되면 딸기코(rosacea), 즉 주사가 된다. 그 밖에 비타민 B2의 부족은 코 주위부터 입 주위에 걸쳐 가루를 일으키고 가끔씩 가려움도 발생시키는데, 남성의 경우 이곳의 모공에 화농이 생기면서 모창(sycosis)이 나타나기도 한다.

이렇듯 비타민 B2의 부족은 얼굴에 여러 가지 변화를 일으키므로 그 변화를 빨리 알아채고 비타민 B2를 섭취하면 쉽게 나을 수 있으나, 방치하면 결국 손을 쓸 수 없게 된다.

⑤ 미용과 비타민 B2

비타민 B2는 하루 50~80mg을 내복한다. 그러나 위가 약한 사람은 내복해도 흡수되지 않으므로 주사를 놓는 경우도 있다. 비타민 B2는 얼굴이 상기되기 쉬운 사람이나 거칠어지기 쉬운 사람에게 효과적이며, 비듬이 많은 체질에도 사용된다. 가슬가슬한 얼굴 피부에는 비타민 B2 혹은 비타민 B2가 들어간 크림을 바르면 좋다.

(3) 니코틴산(니아신)

니코틴산은 니코틴산아미드라고도 하며 부족하면 펠라그라라는 피부병이 발생하는데, 이는 피부가 햇볕에 과민해져서 발생하는 질병으로, 니코틴산이 부족해지면 피부의 광선민감성이 높아진다. 몸속의 니코틴산을 만드는 근본이 되는 것은 트립토판

(tryptophan)이라 하는 아미노산인데, 트립토판은 비타민 B6의 작용으로 니코틴산이 되기 때문에 비타민 B6가 부족하면 니코틴산도 부족해진다. 니코틴산은 의학적으로는 흥미로운 비타민이긴 하지만, 미용에서는 비타민 B2나 비타민 B6만큼 많이 사용되지는 않는다. 다만, 다음의 두 가지 경우에는 사용하기도 한다.

① 햇볕을 쬐면 달아오르는 사람의 경우, 니코틴산을 30~60mg 복용하면 가라앉는다. 햇볕으로 인한 피해를 방지하는 것은 피부의 노화를 막는 데 중요하다.

② 피부의 소동맥을 확장시켜 피부의 혈액순환을 좋게 한다. 따라서 겨울에 손발이 차가워지는 사람의 경우 니코틴산을 복용하면 따뜻해진다. 또 동창의 치료에도 사용된다.

표 3-2 비타민의 종류

종 류	형 태	명 칭	기 능
수용성 비타민	B복합체	비타민 B1(티아민)	활력비타민, 에너지생성
		비타민 B2(리보플라빈)	효소작용보조, 발육촉진
		비타민 B3(니아신)	지방산대사, 세포호흡
		비타민 B5(판토텐산)	지방산의 합성
		비타민 B6(피리독신)	단백질대사, Hb합성
		비타민 B7(바이오틴)	지방합성, 탈모
		비타민 B9(엽산)	DNA합성, 항우울증
		비타민 B12(시아노코발라민)	엽산대사
	비타민 C	비타민 C(아스코르브산)	항바이러스제, 괴혈병
지용성 비타민		비타민 A(레티놀)	피부점막보호, 여드름
		비타민 D(칼시페롤)	면역력증대, 골다공증
		비타민 E(토코페롤)	항산화작용, 혈액순환
		비타민 K(K1 필로퀴논, K2 메나퀴논)	항응고제, 당뇨감소
제명된 비타민	체내합성	비타민 B4(카르니틴)	지방질대사
		비타민 B8(바이오틴)	면역기능역할 피부염치료
		비타민 L(알파리포산)	항산화, 당뇨치료제
		비타민 U	위장점막, 피부세포재생
	통합	비타민 G(글루타치온): 비타민 B2로 통합	면역, 미백
		비타민 H(비오틴): 비타민 B7로 통합	모발과 피부건강
		비타민 J(플라빈): 비타민 B2로 통합	성장촉진
		비타민 M: 비타민 B9로 통합	세포생성, 조혈제
		비타민 PP(니코틴산): B3로 통합	피부와 신경의 건강유지
	기타	비타민 F(리널레산): 불포화지방산	피부점막, 모발 건강
		비타민 J(카테콜)	지혈작용
		비타민 P(플라보노이드)	순환촉진, 항균작용
		비타민 S(factor S)	엽산의 일종, 성장촉진

(4) 비타민 B6

쥐 실험에서 비타민 B6 결핍을 일으키자 피부에 변화가 나타나는 것을 보고 비타민 B6가 피부에 필요한 비타민이라는 사실이 밝혀지게 되었다. 비타민 B6는 알레르기에 효과적이어서 발진이나 두드러기에 사용되기도 한다. 그러나 마찬가지로 비타민 B6 결핍을 일으키면 피부에 변화가 발생한다는 사실도 알게 되었는데, 인체에 비타민 B6가 결핍되면 얼굴의 지루 부위에 나타나는 지루피부염이나 구각염, 손발 저림 등이 발생하고, 니코틴산도 부족해진다.

미용적인 측면에서 비타민 B6는 크림류에 함유된 경우가 많다. 거칠어진 피부에 사용하면 효과적인데, 다만 비타민 B6의 함유량은 10% 정도여야 한다. 비듬이 많은 체질이나 지성피부에는 50~100mg 정도의 대량내복이 권장된다.

임신부의 경우 태아의 발육에도 영향을 미치고 있으므로 보통 사람 이상으로 여러 가지 비타민이 필요하게 된다. 일반성인은 특별히 섭취할 필요가 없는 비타민 D가 임신부에게 필요한 것도 이 때문이다. 비타민 B6도 임신 개월 수가 진행됨에 따라 부족해지기 쉬우므로 피부가 거칠어지는 것을 예방하기 위해 섭취할 필요가 있다.

(5) 파라아미노안식향산

파라아미노안식향산은 엽산(비타민 M)의 기본 성분을 말하는데, 미용에서의 역할은 비타민으로서의 기능보다도 자외선차단(선크림) 기능이다. UVB를 흡수하는 힘이 가장 강하지만 최근에는 알레르기의 원인이 된다는 비판도 있다.

(6) 판토텐산(비타민 B5)

판토텐산은 항백모인자로 불리나, 인간이 백모를 예방하는 것은 불가능하다. 양모제에 첨가되기도 하며, 쉽게 지칠 때 사용하면 부신피질의 기능이 좋아져 피로가 풀린다.

(7) 비오틴(비타민 H)

비오틴은 미용에 그다지 큰 영향이 없지만 의학적으로 흥미로운 비타민으로, 아토피피부염이나 손발바닥농포증(pustulosis palmoplantaris)의 보조치료에 사용되고 있다. 날계란은 비오틴의 기능을 억제하므로 치료 후에 섭취하는 것이 좋다.

3) 비타민 C(수용성비타민)

비타민 C는 아스코르빈산이라 불리며 감귤류, 딸기 등에 많이 함유되어 있고 동으로 만들어진 그릇에서 요리하면 파괴된다. 미용에서 널리 사용되고는 있으나 올바른 사용법은 그다지 알려져 있지 않다.

(1) 괴혈병

비타민 C가 부족해지면 괴혈병(scurvy)이 발생해 피부 및 점막으로부터 출혈이 생긴다. 콜럼버스가 아메리카대륙을 발견했을 때 긴 항해로 신선한 채소나 과일을 섭취하지 못해 선원들이 괴혈병에 시달렸다는 이야기는 유명하다. 괴혈병은 비타민 C가 부족해 혈관벽의 결합이 약해져 출혈이 생기는 것으로, 비타민 P도 관련되어 있다.

(2) 수술반흔과 비타민 C

비타민 C는 피부의 결합섬유 재생에 필요한 비타민으로, 피부이식술 외에도 피부수술 후 성형미용적으로 상처 자국을 깨끗하게 치료할 목적으로 사용된다.

(3) 미용과 비타민 C

비타민 C는 피부 미백을 위해 널리 사용되지만 하루 1,000~1,500mg의 대량내복을 필요로 한다. 그러나 주사를 이용하면 소량으로도 뛰어난 효과를 볼 수 있다(1회 200~300mg). 비타민 C는 기미 같은 멜라닌 증가뿐만 아니라 햇볕에 탄 후 멜라닌이 증가하는 것을 예방하고, 햇볕에 타서 거칠어진 진피나 흐트러진 결합섬유를 회복하는 데에도 효과가 있다. 또한 피부건강에 중요한 피부의 혈관벽을 튼튼히 하여 간접적으로도 미용에 도움이 된다.

4) 비타민 D(지용성비타민)

비타민 D는 햇볕에 의해 피부표면에서 만들어져 체내로 흡수된다. 따라서 성인의 경우 따로 섭취하지 않아도 충분하다. 비타민 D를 만들어 적절하게 이용하는 것이 바로 일광욕이다. 어린이에게 일광욕을 권장하는 것도 비타민 D가 뼈의 발육에 없어서는 안 될 비타민이기 때문이다. 그러나 임산부나 수유기의 엄마들은 비타민 D를 따로 섭취해야 하는데, 태아의 발육에 비타민 D가 사용되기 때문이다.

5) 비타민 E(지용성비타민)

비타민 E는 토코페롤(tocopherol)이라고도 하며, 결핍되면 쥐의 경우 유산을 초래하게 되므로 항불임비타민이라고도 불린다. 그러나 인체에서는 이러한 기능이 나타나지 않으며, 성기능을 좋게 하므로 갱년기 여성들에게 사용하면 좋다.

미용에서의 비타민 E는 피부의 소동맥을 확장시켜 혈액순환을 좋게 한다. 따라서 추위로 인한 피부의 피해를 막을 수 있는데, 동창이나 추위 때문에 손발가락이 저리고 차가워지는 체질의 사람에게 효과적이다. 또 냉한 체질의 예방에도 효과가 있다.

비타민 E는 항산화제로서도 기능한다. 예를 들어 비타민 A는 공중에서 산화되어 파괴되므로, 비타민 A 크림에 비타민 E를 첨가하여 비타민 A의 역가가 저하되는 것을 막는다. 비타민 E는 하루 200mg을 내복하며 피부를 통해 흡수되므로 크림의 형태로도 사용한다.

6) 비타민을 함유한 주요식품

(1) 비타민 A

① 동물성식품

간, 민물장어, 버터, 계란, 우유, 산양유, 정어리 등

② 식물성식품

시금치, 당근, 호박, 토마토, 평지, 쑥갓, 완두콩, 귤, 비파, 감, 바나나, 딸기, 살구, 버찌, 복숭아, 김 등

(2) 비타민 B

피부에 중점을 두고 모든 B인자를 균형 있게 충분히 섭취하는 것으로, 의료의 목적처럼 어느 한 가지 인자만 특별히 필요로 하는 것이 아니다.

① 비타민 B2

소고기, 성게, 계란, 굴, 대합조개, 바지락, 재첩, 빙어, 꽁치, 우유, 산양유, 시금치, 양배추, 호박, 토마토, 푸르대콩, 오이, 김, 낫토, 된장, 콩 등

② 비타민 B6

소고기에도 함유되어 있다.

(3) 비타민 C

간, 우유, 레몬 · 오렌지 · 귤 같은 감귤류, 토마토, 무, 파슬리, 부추, 파, 순무, 양배추, 양상추, 평지, 쑥갓, 배추, 아스파라거스, 푸르대콩, 연근, 우엉, 콩나물, 당근, 감자, 마늘, 딸기, 감, 밤 등

(4) 비타민 D

간유, 간, 정어리 · 청어 · 연어 같이 기름진 생선, 난황, 버터, 표고버섯 등

(5) 비타민 E

배아에 많이 분포되어 있다.

7) 피부와 내장기능

피부는 체표면을 감싸고 신체를 보호해 주는 역할을 하면서 인체의 가장 바깥을 구성하는 조직이기도 하다. 인간이 생명을 영위하기 위해서는 인체를 구성하고 있는 모든 장기들이 건강해야 한다. 그중에서도 피부건강에 영향을 미치는 요소 중에 내부장기의 기능에 따라 피부에도 여러 가지 변화가 나타나게 된다. 얼굴색을 보고 '생기가 없다' 혹은 '혈색이 나쁘다'라고 말하는 것은 몸속 어딘가에 문제가 생긴 것이 아닐까하는 생각에서 나오기도 한다. 즉, 피부는 내부장기뿐만 아니라 신체상태에 따라 많은 영향을 받는다고 할 수 있다. 실제로 간, 콩팥, 위, 내분비샘 등이 나빠지면 각각 특유의 변화가 피부에 나타난다.

(1) 간과 피부

간 건강은 피부에 직접적인 영향을 미치게 된다 동물의 간이 최고의 미용식으로 여겨지는 이유는 그 안에 풍부한 비타민과 피부에 필요한 단백질을 함유하고 있기 때문이다. 게다가 당분도 글리코겐의 형태로 저장하고 있다.

간의 중요한 기능 중 하나는 영양의 저장고로써 신체의 요구에 따라 필요한 영양분을 이 저장고로부터 신체에 공급하는 것이다. 따라서 간이 건강하면 피부에서 필요로 하는 영양분의 공급이 충분히 이루어져 영양불량이 생길 일은 없게 된다. 영국에서 실시했던 실험에 의하면 1년간 비타민 A를 섭취하지 않았음에도 비타민 A 결핍이 나타나지 않았으나, 간의 기능이 떨어진 경우 비타민 저장능력이 나빠져 비타민 결핍이 일어나고, 그 결과 영양결핍으로 인한 여러 가지 피부 변화가 나타나게 되었다고 한다.

또 간은 체내에서 혹은 외부에서 들어온 독성물질을 해독하는 기능을 가지고 있다. 이를 간의 해독작용이라 하는데, 간이 나빠지면 혈액 속에 유독물질들이 떠돌게 된다. 피부에는 피부가 계속 제 기능을 할 수 있도록 필요한 영양을 공급하기 위해 작은 혈관들이 많은데, 혈액 속에 유해물질들이 떠돌게 되면 오히려 이 때문에 피부에 문제가 생기게 된다. 피부가 거칠어지거나 여러 가지 변화가 나타나는 것이다. 상한 음식을 먹으면 두드러기가 생기는 것도 이런 이유에서인데, 이처럼 피부가 거칠어지거나 부스럼이 생기는 것을 예방하기 위해서라도 간을 보호할 필요가 있다. 마시는 미용약 등에는 간보호제가 들어 있는 경우가 많으며, 비타민과 글루쿠론산(glucuronic acid), 메티오닌(methionine)이 주성분이다.

한편, 몸속의 불필요한 여성호르몬은 간에서 파괴되기 때문에 간의 기능이 나빠지면 여성호르몬 과잉이 나타나게 되어 남성이라도 유방이 커지거나 수염이 잘 자라지 않게 된다. 이 역시 간의 해독작용이 약해져 나타나는 현상으로, 이럴 때는 비타민 B를 많이 섭취하면 좋다.

미용에서 중요한 점은 간이 나빠지면 피부가 햇볕에 민감해진다는 것이며, 직사광선을 쬐면 얼굴피부가 거칠어지거나 붉게 달아오르는 경우가 많다.

또 피부의 혈관이 확장되어 손바닥이 붉어지거나 얼굴에서 목, 가슴에 걸쳐 거미줄모양으로 혈관확장이 나타나기도 한다(거미상혈관종, vascular spider).

(2) 콩팥과 피부

콩팥은 몸속의 노폐물을 여과하여 배설하는 곳이다. 노폐물들이 몸속 장기에 축적되거나 과다하게 쌓이면 신체는 이상반응을 하게 되는데, 콩팥의 기능이 나빠지면 혈중유해물질이 많아져 간이 나쁠 때와 마찬가지로 피부가 거칠어질 뿐만 아니라 건조해지면서 탄력이 없어진다. 특히, 콩팥의 기능이 떨어지거나 배설이 제대로 이루어지지 않으면 피부에 부분적으로 부종현상이 나타나 피부 속의 수분이 많아지고 피부표면에 광택이 없어져 칙칙한 피부가 된다.

(3) 피부와 위

음식물을 섭취했을 때 이를 소화하여 흡수되기 쉬운 상태로까지 분해해 흡수하는 것이 위의 본래 기능이다. 위의 기능이 나빠지면 영양을 섭취해도 충분히 흡수되지 않아 영양균형이 깨지고 만다. 또 앞에서 설명했듯이 간의 기능이 나빠지면 체내의 영양저장이 적어지나, 위의 기능이 나빠지면 영양분을 섭취해도 체내를 그냥 통과하여 몸 밖으로 배출될 뿐만 아니라 충분히 분해되지 않은 상태로 흡수되어 중독을 일으키기도 한다. 특히, 술을 마시면 전신의 혈행이 좋아져 흡수가 촉진되므로 두드러기 같은 피부병을 일으키기 쉽다.

① 위산과 피부

위에서 분비되는 위액은 음식물을 분해하거나 균을 제거하는 일을 하는데 비타민 B가 부족하거나 술을 많이 마시는 경우 위산분비가 나빠지는 원인이 된다. 이러한 원인에 의하여 위산의 분비가 적어지다 보면 결국 무산증(anacidity)으로까지 발전하기도 한다. 무산증이 되면 얼굴피부가 지성에 가까워지고 얼굴, 특히 코끝, 볼 등의 모세혈관이 확장되어 붉어지는 경향이 있다. 때로는 눈동자의 검은자 주위의 모세혈관이 확장되기도 한다. 같은 이유로 생기는 주사(딸기코)라 불리는 증상도 코끝이 빨개지고 기름기가 많아지며, 심한 경우에는 모공에 피지가 쌓여 여드름처럼 딱딱해진다.

② 배변과 피부

위 기능의 활성화 정도를 판별할 수 있는 기준 중에 배변의 형태가 있다. 배변이 규칙적으로 일어나는지, 아니면 변비에 시달리는지 등을 알아보면 위의 기능도 어느 정도 판단해 볼 수 있다. 하루에 한 번 배변하는 것이 건강한 상태이며, 이틀에 한 번은 변비로 볼 수 있고, 가끔씩 설사와 변비를 반복하는 것도 좋지 않다.

변비란 직장 속에 분변(신체에 불필요하고 유해한 성분이 포함되어 있어서 한시라도 빨리 체외로 배설할 필요가 있는 것)이 하루 이상 정체되어 있는 상태를 말한다. 직장은 그 안에 있는 것들로부터 여러 가지 성분들을 체내로 흡수하는 기능이 강하기 때문에 중태에 빠져 입으로 음식물을 섭취할 수 없을 때에는, 영양분이 많이 함유된 액체를 직장에 넣어 영양을 공급하는 자양관장(rectal alimentation)을 실시한다. 직장은 특히 수분을 잘 흡수해서 변비가 오래 지속되면 분변 속의 수분이 흡수되면서 딱딱하게 굳어진다.

변비가 있으면 분변 속의 유해물질들이 흡수되어 피부가 거칠어지고, 유독물질에 중독되어 부스럼이 생긴다. 또 여드름도 악화되는데, 모낭 주위에 혈관이 많아 분변에서 흡수된 유독물질이 거기까지 확산되어 여드름을 더 크게 만들기 때문이다.

변비를 해결하기 위해서 규칙적인 생활과 운동은 필수요소이다. 이외에 연한 식염수를 매일 아침 한 컵씩 마시는 것도 효과가 있으며, 간보호제가 첨가된 종합비타민제도 좋다.

8) 피부와 호르몬

여성호르몬은 난소에서 분비된다. 피부에 대한 여성호르몬의 작용은 여성호르몬이 피부에 직접 기능하는 것과 여성의 생리주기로 인해 피부에 나타나는 것 두 가지로 구분할 수 있다.

(1) 생리주기

월경이 시작된 후부터 다음 월경이 시작될 때까지의 기간을 생리주기라 한다. 대략 28일, 즉 4주간일 경우가 많은데, 전후 2일간, 즉 26~30일간은 정상으로 봐도 좋다. 월경일수는 3~6일간이 정상범위이며 이보다 길거나 짧으면 안 된다.

월경은 사춘기에 접어들면서 나타나는 경우가 많다. 사춘기가 되면 뇌하수체로부터 생식샘자극호르몬(gonadotrophin)의 분비량이 늘어나게 되는데, 생식샘자극호르몬은 여성의 난소(남성의 경우엔 고환)를 자극하여 여성호르몬의 분비를 촉진시킨다. 그리고 그 결과 여성스러운 신체곡선이 나타나기도 하는 등 여성 특유의 신체적 변화가 시작된다.

여성호르몬에는 에스트로겐(난포호르몬)과 프로게스테론(황체호르몬)이 있다. 프로게스테론은 남성호르몬과 기능이 비슷하여 체온을 높이고 기름샘의 기능을 활성화하는 작용을 한다. 이 두 가지 호르몬의 분비상태와 생리주기를 함께 살펴보면, 생식샘자극호르몬이 난소를 성숙시켜 에스트로겐의 분비를 늘리면 월경 직후부터 배란 전까지는 에스트로겐이 점차 늘어난다. 그동안에 난소 속의 난자가 성숙되어 배란이 일어나는데, 배란일 전부터는 에스트로겐의 양이 줄기 시작한다. 난자가 나온 뒤 텅 빈 난포는 황체로 바뀌는데, 이때부터 분비되는 것이 프로게스테론이다. 프로게스테론은 체온을 높이는 기능이 있어 배란이 일어나면 기초체온이 올라간다. 임신을 하면 황체는 그 기능을 계속하지만, 그렇지 않으면 점차 위축되어 프로게스테론의 양이 줄어들면서 월경이 시작되고 에스트로겐도 감소한다. 이처럼 여성호르몬의 분비는 일정한 형태의 주기가 있기 때문에 여성에게 생리주기가 나타나는 것이다. 이에 반해 남성의 남성호르몬 분비량은 변화가 거의 없다.

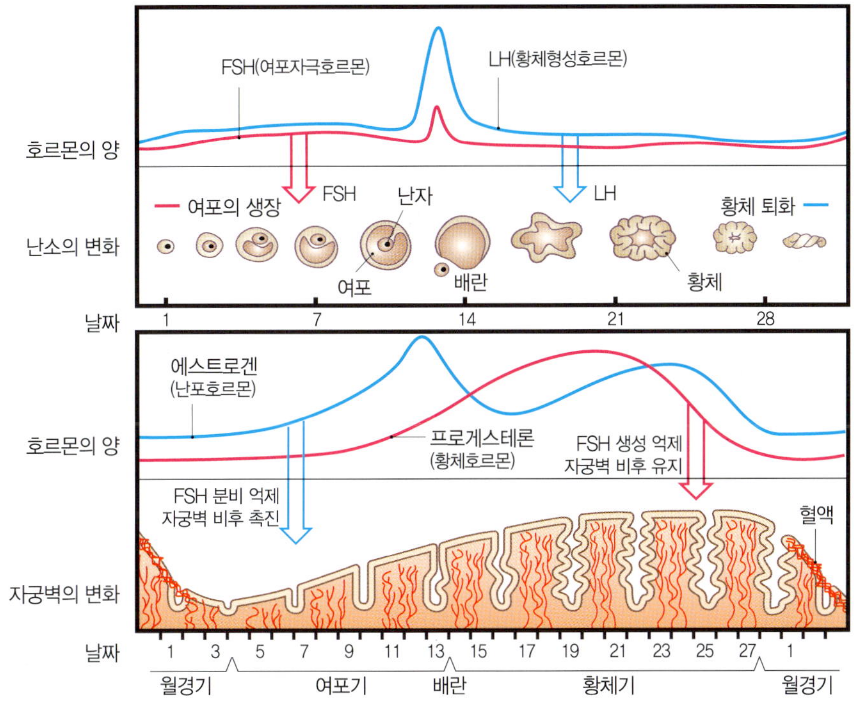

그림 3-1 생리주기와 여성호르몬

(2) 생리와 피부

생리로 인해 피부가 많은 영향을 받게 되는 시기는 생리직전의 약 1주간이다. 특히 2, 3일째에 두드러지게 나타나는데, 이 시기에는 피부가 불안정해져 알레르기를 일으키기 쉽다. 생리 전에 복통을 없애고자 진통제를 먹으면 약물 두드러기가 나타나는 것도 이 때문이다. 또 생리 전 울혈현상이 일반적으로 나타나는 경우가 있는데, 피부에 출혈이 있거나 심지어는 눈, 잇몸에서 출혈이 생기기도 한다. 그중에서도 눈 주위 피부는 가장 얇기 때문에 울혈현상이 나타나면 쉽게 변하는데, 월경 시 다크서클이 더 심해 보이는 것이 이러한 경우이며 피부색이 흰 사람일수록 두드러진다. 아포크린샘의 기능도 활발해져 액취증이 심해진다.

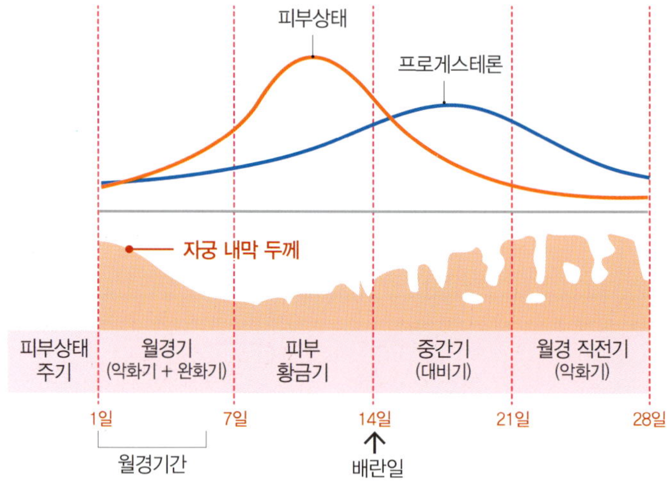

그림 3-2 생리주기와 피부상태주기

(3) 에스트로겐과 피부

인체에 분비되는 많은 호르몬 중에서 여성호르몬이라 함은 일반적으로 에스트로겐을 지칭한다. 이 에스트로겐의 본래 기능은 신체의 여성스러운 곡선미를 만들어 내는 것으로, 피하지방의 발육을 촉진시키고 유방을 발달시키며 유두의 색을 검게 만든다. 남성도 여성호르몬을 많이 섭취하면 유방이 부풀어 오르는 경우가 있다. 이외에도 남성호르몬에 길항하는 기능을 지니고 있어, 미용에서는 기름샘의 기능을 억제하는데 사용되며 여드름 치료 등에도 이용되고 있다.

에스트로겐의 또 다른 주요기능은 동맥을 확장시켜 피부의 혈액순환을 좋게 하는 것이다. 따라서 이른바 여성호르몬 크림의 본래 기능도 주름을 없애거나 피부를 젊게 만드는 것이 아니라, 피부의 혈액순환을 좋게 하여 피부가 생기있어 보이게 하는 데 있다.

(4) 사춘기의 피부와 호르몬

난소의 기능은 연령에 따라 여러 변화를 겪게 되며 이에 따라 피부에도 변화가 생기는데, 가장 큰 변화 중 하나가 바로 사춘기에 나타나는 피부의 변화이다. 남성과 여성의 각각의 더 좋은 피부를 만들기 위한 방법으로는, 여성의 경우엔 여성호르몬(에스트로겐), 남성은 남성호르몬(테스토스테론)과 관계가 있다.

가장 큰 변화는 이차성징의 출현으로, 남성은 콧수염, 가슴털, 팔다리의 경모가 자라고 여성의 경우엔 유방이 발달한다. 사춘기 전 남녀의 피부는 차이가 나타나지 않으나, 사춘기가 되면서 그 차이가 두드러지게 된다.

남성의 피부는 딱딱하며 피부소와 모공이 눈에 띄고 지성피부에 가까워지는데, 남성 호르몬인 테스토스테론이 각질을 두껍게 만들고 모낭, 기름샘의 발육을 촉진시키기 때문이다. 지성피부에 가까운 거친 피부는 남성 특유의 피부로, 이러한 현상이 심해지면 여드름피부가 된다. 이와 반대로 여성의 피부는 얇고 각질이 두껍지 않기 때문에 부드럽고 결이 곱다.

(5) 갱년기의 피부와 여성호르몬

여성의 갱년기는 빠르면 40세 전후에서도 시작된다. 그러나 사람에 따라 그 시작시기가 상당히 다르고, 갱년기를 심각하게 겪는 사람이 있는가 하면 그렇지 않은 사람도 있다. 그러나 기본적으로는 생리의 양이 줄어들거나 불규칙해지면서 불안해지고, 두통이나 어깨 결림을 경험하게 된다. 이 시기에는 난소의 기능이 나빠져 여성호르몬의 분비가 감소되며, 이 때문에 뇌하수체로부터 생식샘 자극호르몬의 분비가 증가한다.

갱년기의 피부도 호르몬의 영향을 받아 불안정해지면서 자극을 받기 쉬워진다. 예를 들면 발진이 쉽게 나타나므로 화장품의 무리한 사용은 피하는 편이 좋다. 새치염색으로 인한 발진도 이 연령의 사람들에게서 많이 나타나고, 자외선에 대한 피부의 민감도도 높아져 발진이 생기곤 한다.

남성에게도 갱년기가 나타난다는 주장이 있으나 변동의 정도가 여성처럼 현저하지 않기 때문에 눈에 띄지는 않는다.

(6) 임신피부와 호르몬

여성이 임신을 하게 되면 많은 신체변화가 나타난다. 입덧을 하거나 심한 경우에는 임신중독증(임신성고혈압, gestational hypertension)이 나타나며, 이 때문에 피부에도 당연히 변화가 생기게 된다. 습진, 두드러기, 중독을 의심하게 되는 피부병변이 나타나기도 하는데, 보통 임신 3,4개월째와 6,7개월째에 발생한다.

전문적인 설명까지는 하지 않더라도, 한마디로 임신이 진행됨에 따라 태아의 발육을 위한 체내의 비타민 B6 소비량이 증가하면서 B6가 점차 부족해진다. 물론 비타민 B6뿐 아니라 비타민을 전체적으로 보충하는 것은 임산부의 미용을 위한 가장 중요한 요소이다.

임산부의 피부에 흔히 나타나는 증상은 임신성간반(mask of pregnancy)이라 불리는 얼굴의 기미로, 임신 2, 3개월 때부터 심해지며 대부분은 분만 1, 2개월 후에 사라지는데, 때로는 임신을 할 때마다 반복되어 결국 분만 후에도 사라지지 않는 사람이 있으므로 이런 경우 비타민 C를 내복하여 빨리 없애도록 노력하는 것이 바람직하다. 또 임신을 하게 되면 에스트로겐 때문에 유두, 겨드랑이, 음부, 하복부 중앙선에 색소침착이 심해지는데, 남성에게 이 호르몬을 주사해도 같은 증상이 나타난다.

임신으로 인해 에스트로겐의 분비량이 늘어나면 목부터 가슴, 때로는 팔에 거미줄 모양으로 붉은 혈관확장이 나타난다. 거미상혈관종이라 불리는 이 증상도 분만 후에는 자연스럽게 사라지는데, 때로는 손바닥과 발바닥이 붉어지는 경우도 있다.

임신으로 인해 복부가 커지면 피부가 과도하게 늘어나면서 긴장하게 된다. 이 때문에 피부의 탄력섬유가 절단되어 할선방향과 직각으로 피부에 선이 생기게 되는데, 처음에는 자홍색이었다가 서서히 피부색으로, 그리고 황백색으로 변한다. 이를 임신선(striae gravidarum)이라 하며, 태생적으로 탄력섬유가 약한 사람일수록 심해진다. 임신하지 않은 젊은 여성의 허벅지에 생기는 경우도 있지만, 임신 시에 나타나는 것처럼 하복부에 생기지는 않으며, 특히 뚱뚱한 여성에게 많이 나타난다.

그 외에도 일반적으로 임산부의 피부에는 혈관운동신경실조(조화운동못함증)가 생기고 피부 모세혈관의 투과성이 높아져 부종이 잘 나타나게 된다. 이로 인해 피부의 매끈함이 떨어지게 되므로 두꺼운 화장을 피하고 기초화장품을 중심으로 가벼운 화장을 하는 것이 바람직하다.

9) 기타 영향을 미치는 요소

(1) 식사법

아름다운 피부를 위해서는 균형 잡힌 식사내용이 중요하다. 그러나 하루에 필요한 모든 영양소를 한 끼니로 섭취하기란 여간 어려운 일이 아니므로 하루 세끼 식사를 잘 챙겨먹는 것이 중요하다. 특히 아침식사는 하루를 시작하기 위한 에너지가 되므로 반드시 챙기도록 한다. 다만 늦은 시간에 먹는 것은 주의해야 한다. 밤늦은 시간에는 신체가 휴식상태로 들어가므로 위에 부담을 주어 피부가 거칠어지기도 한다. 따라서 어쩔 수 없이 늦은 시간에 먹어야 할 때는 지방분과 섬유질이 적은 두부나 흰살 생선 등을 먹는 것이 좋다.

(2) 흡연

흡연으로 인해 발생하는 일산화탄소는 산소에 비해 혈중 헤모글로빈과 결합하기 쉬우므로 말초까지 산소가 전달되기 어려워진다. 게다가 담배에 함유되어 있는 니코틴이 모세혈관을 수축시켜 혈행도 나빠진다. 또 흡연은 위점막을 망가뜨려 식욕 및 소화흡수를 둔감하게 만들어 피부의 재생에 필요한 비타민 C의 소비를 증가시키는데, 그 결과 영양과 산소가 부족한 피부상태가 되어 색과 광택이 나빠지게 된다. 다이어트를 목적으로 흡연하는 경우 비록 살이 빠지더라도 피부가 지저분하다면 매력은 반감될 것이다.

(3) 음주

적당한 알코올 섭취는 혈행을 촉진시켜 식욕을 증가시키는 등의 작용을 한다. 그러나 섭취량이 지나치게 많으면 피부가 달아올라 여드름이 생기거나 비타민군의 소비가 증대되기도 한다. 또 간기능에 장애가 생겨 영양소의 대사가 정체되면 결과적으로 피부에 악영향을 미치게 된다.

04

CHAPTER

피부와 광선

학습목표

1. 광선의 종류와 특징을 설명할 수 있다.
2. 광선의 적절한 활용과 효능에 대하여 설명할 수 있다.

04 피부와 광선

태양광선은 인간을 비롯한 모든 생명체에게 없어서는 안 될 매우 중요한 에너지의 근원이다. 또한 인간 생활에 밀접한 영향을 미치는 태양광선은 전자파나 입자의 형태로 전달되는 에너지의 일종이다. 자연광이나 인공광원들이 방출하는 에너지에는 여러 종류의 광선들이 존재하는데 빛은 꼭 태양에 의해서만 방출되는 것이 아니라 전기나 다른 힘에 의해 생성될 수 있다. 또한 가시매체(visible medium)없이 전파되기도 하고, 진공 내에서의 진행 속도는 같으나 매개체에 따라 전파 속도가 달라진다. 대부분의 광선들의 전파는 정상적으로 직진하는 특성과 매개체에 의해 반사(reflection), 굴절(refraction), 산란(deflection) 그리고 흡수(absorption)되는 특성을 가지고 있다. 일반적으로 우리 주변에서 쉽게 접할 수 있는 광선들 중에는 인간의 눈에 보이는 가시광선(visible rays)이 있다. 가시광선은 사물을 눈으로 볼 수 있게 하며 식물이 광합성작용을 통해 영양분을 만드는 것을 돕는다. 가시광선보다 파장이 긴 적외선은 따뜻하게 지낼 수 있게 하며, 파장이 짧은 자외선은 인간의 피부에서 비타민 D를 생성하고, 살균작용을 한다.

1. 광선의 종류

광선은 빛에서 방출되는 파장의 크기에 따라 여러 종류로 나뉜다. 우리가 보통 빛이라 생각하고 있는 것은 여러 광선 중에서 눈으로 볼 수 있는 부분으로, 이 빛의 파장은 백만분의 1mm의 아주 짧은 것에서부터 수m 이상의 아주 긴 것까지 다양하다. 빛의 에너지는 보통 파장으로 표시하며 빛의 에너지가 작을수록 파장이 길어진다. 그리고 빛의 파장에 따라 광선을 구분하는데, 파장의 길이에 따라 적외선과 가시광선 그리고 자외선으로 나눌 수 있다.

1) 적외선(Infrared rays; IR)

적외선은 1800년 독일의 과학자인 William Herschel에 의해 소개되었는데, 자연광원, 즉 태양의 60%를 차지하며 빛의 파장이 780nm보다 길고 마이크로파보다는 짧은 광선을 말한다. 적외선은 단어의 의미 그대로 적색의 바깥 부분에 있는 전자기파로서 에너지가 적색보다 작은 것을 뜻하기 때문에 가시광선보다 에너지는 더 작고 파장은 더 길다. 즉 빛의 스펙트럼에서 적외선이 차지하는 영역은 1~1,5 미크론(micron)으로 가시광선보다파장이 2~30배 더 길다. 그리고 이러한 이유 때문에 에너지는 2~30배 더 작다. 적외선은 맨눈에는 보이지 않지만 우리 피부에 닿으면 따뜻한 감각을 느낄 수 있다. 온도가 높은 물체는 적외선을 방출하며, 온도가 높을수록 방출되는 적외선의 파장이 더 짧아진다.

적외선은 파장의 길이에 따라 근적외선(IR-A, 780㎚~1.4㎛)과 중적외선(IR-B, 1.4㎛~3㎛) 그리고 원적외선(IR-C, 3㎛~1,000㎛)으로 나뉜다.

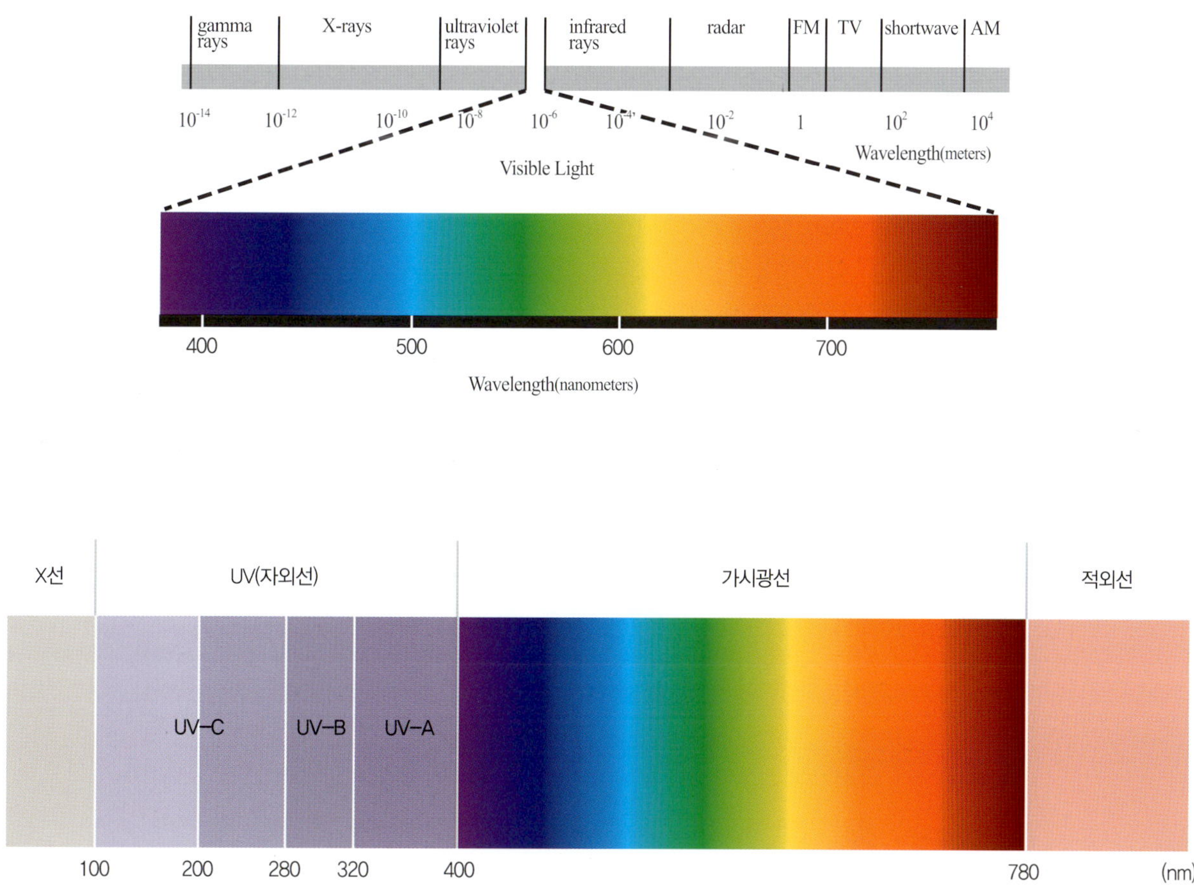

그림 4-1 광선의 분류

2) 가시광선(visible rays)

사람의 눈으로 직접 확인이 가능하며 눈에 빛의 감각을 일으키는 가시광선은 380nm~780nm 범위의 파장을 가지고 있는 전자파이다. 광학에서는 각 파장의 영역별로 색상을 구분하고 있다. 가시광선 영역을 중심으로 좌우에 자외선 영역과 적외선 영역이 존재한다. 파장 380nm~780nm의 사물을 볼 수 있게 하는 가시광선 내에서는 파장에 따른 성질의 변화가 무지개와 같이 일곱 색깔로 각각 나타나며 빨간색에서 보라색으로 갈수록 파장이 짧아진다. 빨강보다 파장이 긴 빛을 적외선, 보라보다 파장이 짧은 빛을 자외선이라고 한다. 대기를 통해서 지상에 도달하는 태양복사의 광량은 가시광선 영역이 가장 많다.

파장의 범위는 다소 차이가 있을 수 있지만 자색은 380nm~435nm이고 청색은 435nm~500nm, 녹색은 500nm~565nm, 노랑은 565nm~600nm, 주황은 600nm~630nm 그리고 적색은 630nm~780nm이며, 일곱 가지 색으로 나타나는 가시광선의 태양색을 모두 합치게 되면 흰색으로 보인다.

3) 자외선(Ultra Violet rays; UV)

자외선은 눈으로 볼 수 없는 광선으로 과도한 노출 시 피부에 작용하여 피부질환을 일으키기도 한다. 파장이 엑스선보다 길고 가시광선보다는 짧은 전자기파로, 파장은 200nm~4,000nm에 이르며 자색광선으로 광화학반응을 일으키는 화학작용이나 생리적작용이 강하고 살균작용에 이용되기도 한다. 지구에 도달하는 태양광선 속의 자외선은 대기 중 산소분자에 의하여 대부분이 흡수되어 오존층(ozone layer)을 형성한다.

표 4-1 광선의 종류

광선의 구분		파장범위	작용 및 효과
적외선	근적외선(IR-A)	780nm~1.4μm	인체효과, 숙성, 온열작용, 침투작용물의 활성화, 식물 생육촉진, 식균작용, 상처치유, 복사작용 등
	중적외선(IR-B)	1.4μm~3μm	
	원적외선(IR-C)	3μm~1,000μm	
가시광선		380nm~780nm	자색(380nm~435nm), 청색(435nm~500nm), 녹색(500nm~565nm), 노랑(565nm~600nm), 주황(600nm~630nm), 적색(630nm~780nm)
자외선	근자외선(UV-A)	320nm~400nm	광노화, 홍반, 직접 썬탠, 진피 하부 침투
	중자외선(UV-B)	290nm~320nm	간접 선탠, 표피 침투, 진피 상부 침투
	원자외선(UV-C)	200nm~290nm	지상에 도달되기 전 오존층에서 흡수, 오존층 파괴 시 피부에 침투해 피부암 유발

2. 광선의 활용

1) 적외선의 효능

적외선은 파장길이가 780~1,800nm인 장파장으로, 물질을 구성하는 분자이므로 피부 조직에 쉽게 흡수하는 성질을 가지고 있어 인체 활동 시 열을 발생시키며 피부표면에 자극을 주지 않고 근육층까지도 침투하는 광선이다. 인체의 체온상승과 더불어 신진대사를 촉진시키며 산소와 영양분의 공급이 증가하여 노폐물을 배출시키는 데 도움을 준다.

(1) 전신 효과

수분과 단백질로 구성되어 있는 인체는 물이나 단백질을 이루는 유기화합물의 분자운동의 진동파장이 적용되는 원적외선의 파장대와 비슷해지면 조직들의 활성화가 진행된다. 원적외선이 인체에 흡수되면 온열 및 발한작용, 신경의 감각도 저하 등을 가져온다. 이러한 작용으로 모세혈관 확장, 혈액순환촉진, 호흡증가, 조직의 활성화, 신진대사의 촉진, 노폐물 및 유해금속 등을 체외로 배출시키므로 생체조직의 재생력을 높인다.

(2) 물 활성도 증가

물분자(H_2O)의 집단을 클러스터(cluster)라고 하는데, 이러한 물분자집단이 외부로부터 원적외선의 자극을 받게 되면 물분자운동이 활발해져 클러스터가 적어지고 활성화되어 물이 맛있게 변한다.

(3) 식품의 숙성

원적외선을 식품에 조사하게 되면 단백질, 지방, 탄수화물 등이 효소, 미생물 등의 작용으로 숙성이 진행된다. 된장의 발효가 그 좋은 예이며, 식초도 균의 증식이 활발해지고 균 자체가 활성화된다.

(4) 기타 효과

원적외선의 뛰어난 침투력을 이용하여 특정 물질에 적외선을 투여하면 물질 내부에 깊숙이 침투하여 자기 발열을 일으킨다. 또한 물질 내부에 조사된 원적외선은 물질의 내부를 균등하게 가열시키므로 도료, 식품, 인체 등의 효율적인 가열이 가능하기 때문에 다른 화석 연료에 의한 방법보다 더욱 효과적이다.

또한 적외선은 식균작용과 염증 부위의 배농을 촉진시키며 면역체계에도 영향을 주어 저항력 강화뿐만 아니라 근육을 유연하게 하여 통증을 경감시키고 상처의 치유를 돕는다.

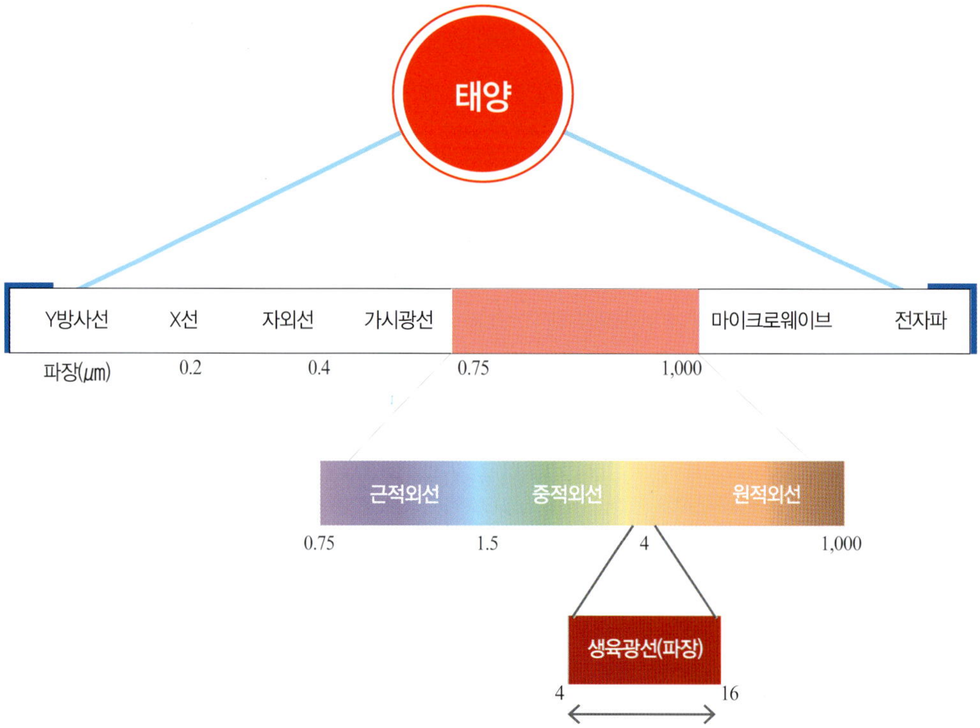

그림 4-2 적외선의 파장

2) 자외선의 효능

(1) 일광민감도

자외선에 의한 피부의 반응은 인종이나 개인의 성향에 따라 다양하지만 일광민감도는 광선에 노출되는 피부에서 나타나는 반응을 말한다.

(2) 전신적 효과

인체에 자외선이 노출되면 피부 민감도의 변화에 의해 비타민 D를 형성하여 칼슘이나 인의 대사에 관여하게 되고 결과적으로 구루병(rickets) 등을 예방하게 된다. 또한 박테리아, 바이러스, 진균류에 대한 살균효과로 인하여 피부상처나 감염치료에 효과가 나타나며 때로는 식욕이나 수면의 증진, 신경성이나 자극성의 감소 등으로 인한 강장효과가 있다.

3. 광선이 피부에 미치는 영향(피부질환 참조)

1) 적외선의 피부영향

적외선은 근육층까지 도달한 뒤 근육 내 온도를 상승시켜 혈액순환을 증강시키지만 과도하거나 장기간 노출 시 반사열의 작용에 의한 화상의 위험이 있을 수 있으며 국부의 온도상승으로 인한 홍반(erythema)이 동반되기도 한다. 때에 따라 두통과 변비를 동반하기도 하고 어지러움증(dizziness)이 나타나며 눈에 대한 손상을 유발하기도 한다.

2) 자외선의 피부영향

여러 종류의 광선 중에 피부에 가장 많은 영향을 미치는 것이 자외선이다. 그렇기 때문에 피부에 부정적인 영향을 많이 주고 있는데, 그 중에서 멜라닌(melanin)이 가장 중요한 요소로 작용하게 되며, 피부의 색을 결정짓기도 한다. 일반적으로 근자외선(UV-A)은 피부의 진피층까지 침투하여 광노화유발과 같이 즉각적으로 색소침착을 일으킨다. 중자외선(UV-B)은 피부의 표피에서부터 기저층까지 침투하여 홍반(일광화상)이나 지연색소침착(기미)을 유발한다. 원자외선(UV-C)은 대부분 오존층에서 99% 이상이 흡수되어 지표상에는 거의 도달되지 않지만 강력한 살균작용이 있다고 알려져 있다. 만약 과도한 자외선에 노출될 경우 세포의 DNA변성에 의해 피부암(skin cancer)이 발생할 수 있다.

(1) 자외선에 의한 과색소침착

① 주근깨(freckle): 강하고 직접적인 자외선의 영향으로 그 수가 많아지고 색깔도 진해지며 약 1~3mm 정도의 경계선이 뚜렷한 흑색 또는 갈색반점이 생긴다.

② 기미(chloasma): 뺨이나 눈 주위, 이마, 그리고 콧등 부위에 자외선의 과다노출로 인한 간반현상으로, 30~40대의 중년여성에게 주로 나타나며 경계가 불규칙하고 색깔이 균일하지 않다. 과도한 필링이나 경구피임약, 영양부족 그리고 저항력 결핍 등이 원인이며 폐경 이후에는 발생의 빈도가 적다.

③ 모반(birthmark): 색소가 과량으로 침착된 색소모반인 흑점(lentigo, 점)과 선천적이거나 사춘기에 발생하는 색소성모반(pigmented Mole), 피부 모세혈관의 비정상적 확장과 새로운 혈관의 발생에 의해 생기는 혈관성모반(vascular Nevus), 그리고 표피의 각질형성세포로 구성된 사마귀 모양의 거뭇거뭇한 노인성 흑자를 합쳐서 말하는 지루각화증(노인성반점, 검버섯) 등이 있다.

(2) 자외선에 의한 저색소침착

① 백반증: 여러가지 형태의 백색반점들이 등이나 얼굴, 또는 팔등에 나타나는 현상으로 그 경계가 확실하게 나타난다.

② 백색증: 유전적 질환으로 시력에 손상을 줄 수도 있으며, 티로신(tyrosine)이라는 아미노산의 물질대사에 다양한 결함, 즉 멜라닌색소가 몸에서 충분히 생성되지 못하거나 유전자가 부족해서 눈이나 피부 같은 곳에 색소가 제대로 형성되지 않아 발생하는 등 유전양상은 다양하다.

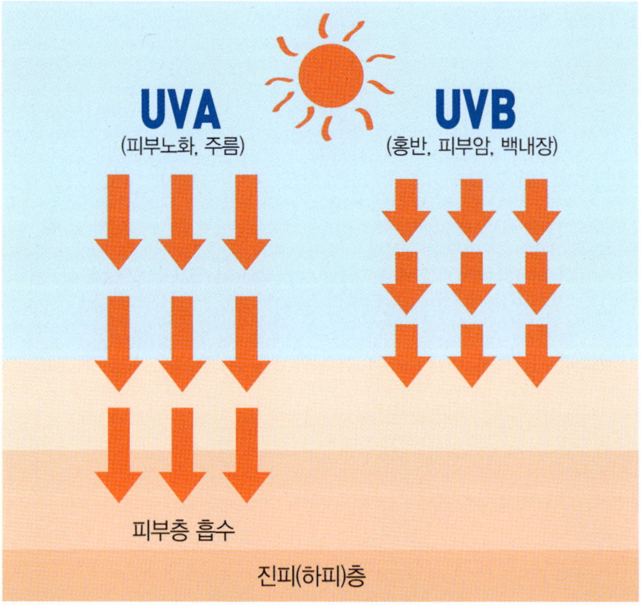

그림 4-3 자외선의 피부침투(기상청)

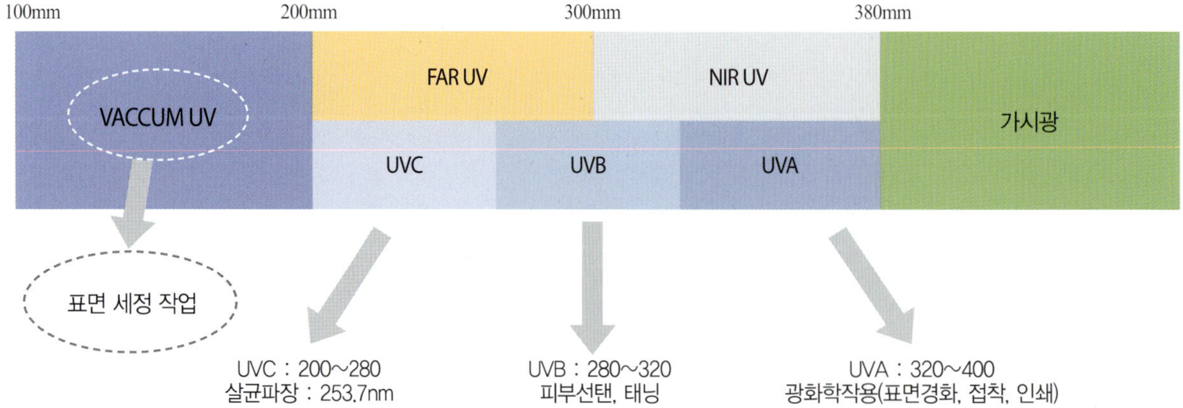

그림 4-4 자외선의 종류와 활용

MEMO

05

CHAPTER

피부와 노화

학습목표

1. 피부노화의 과정과 특징을 설명할 수 있다.
2. 피부노화의 원인과 인자들이 무엇인지 설명할 수 있다.
3. 피부노화의 관리와 치료방법을 설명할 수 있다.
4. 주름의 메커니즘과 피부의 변화를 설명할 수 있다.

05 피부와 노화

1. 피부노화의 발생 원인과 기전

1) 피부의 노화

노화(aging, senescence)는 인류를 포함한 모든 생물에 필연적으로 발생하는 불변의 자연현상으로, 시간이 흐름에 따라 성장과 발육을 거쳐 성숙한 상태에 이르면 자연적으로 생명기능이 서서히 쇠락하면서 종래는 생명활동이 정지되는 과정을 겪는다.

이러한 노화과정(aging process)에서 피부는 노화의 척도를 가장 명확하게 표현해주는 조직기관 중의 하나이다. 피부노화는 피부점막의 광택소실, 피부조직의 탄성저하, 수분감소, 색소침착, 주름형성 등의 형태학적인 변화와 생리학적인 변화를 관찰하여 그 상태를 파악할 수 있다. 이 중에서도 피부주름은 노화된 피부의 가장 중요하고 흔한 증상으로 보통 노화된 정도를 가늠하는 기준이 되는 피부양상이다. 최근 생활수준이 나아지고 피부미용에 대한 관심이 높아지면서 피부노화에 대한 관심도 높아지고 있다. 피부노화를 막는 것은 불가능한 일이지만 피부노화 및 그의 대표 증상인 피부주름을 최대한 억제하고 늦추기 위해 다양한 시도들이 행해지고 있다.

(1) 노화에 따른 피부두께의 변화

노화된 피부는 점점 얇아지고, 어떤 부분에는 양피지처럼 쪼글쪼글한 주름이 생기게 된다. 가시세포가 겨우 2~3층 정도의 두께로 얇아지며, 진피표피경계부의 파형도 굴곡없이 평평하게 되어 있으므로 진피상층에 있는 것이 피부표피에 비쳐 보이기 쉽다. 또한 노화된 피부에서는 진피유두층의 모세혈관이 확장된 상태로 있기 때문에 그 안에 혈액이 고이게 되고, 이것이 피부표면에 비치면 빨간 줄무늬처럼 보이는데, 이를 모세혈관확장(telangiectasia)이라 한다. 모세혈관확장이 관찰되는 피부는 노화된 피부라 할 수 있다. 일반적으로 볼 부위에 처음 나타나 두드러지게 되는데, 얼굴피부부터 노화가 시작되기 때문이다.

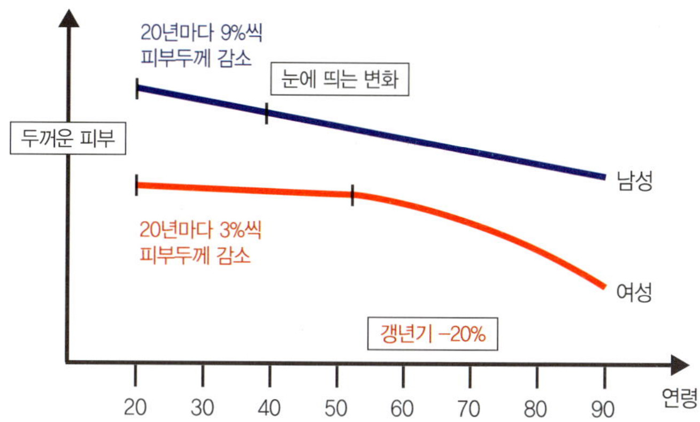

그림 5-1 나이에 따른 피부두께의 변화

(2) 피부노화의 요인

① 내재적 요인(intrinsic factor)

피부노화의 내재적 요인은 주로 유전적 요인을 말한다. 외재적 요인보다 더 알기 어렵기는 하지만 내재적 요인으로는 암의 가족력, 호르몬 변화에 대한 신체 영향과 같은 유전인자를 포함한다. 유전적 요인은 피부세포 및 조직의 구조와 변화를 결정한다. 이러한 내재적 요인은 결정적이고 조작불가능하다는 특징이 있다. 또한 내재적 요인 중에서도 말단소립(telomere)이 가장 많이 거론되는데, 말단소립은 진핵세포 염색체 말단에 위치한 구조물로, 세포단계에서의 세포노화에 중요한 역할을 한다. 또한 세포가 생리적으로 노화될수록 짧아지는 특성을 가지고 있어 세포수명의 시계와 같은 역할을 한다.

② 외재적 요인(extrinsic factor)

피부노화의 외재적 요인은 일상적 생활방식인자가 포함되는데, 예를 들어 오염이 많은 도시와 자외선에 많이 노출되는 시골 등을 생각해 볼 수 있다. 햇빛에 의한 피부 손상은 노화의 주된 원인이며 흡연 또한 특히 입가주름의 주요 원인이 된다. 그리고 노화는 아시아인이 서구인보다 늦게 나타나는 것을 볼 수 있다. 스트레스, 결혼 여부 그리고 우울증 등은 노화의 환경적 또는 외부원인으로 간주되고 있다. 이처럼 외부에서 유래된 요인은 불가피한 것이 아닌 얼마든지 예방가능하고 피할 수 있는 요인이다. 즉, 흡연, 과도한 음주, 영양부족에 만성적인 햇빛 노출 등은 피부노화를 촉진시키지만 개인의 노력에 따라 얼마든지 조절이 가능하다. 이러한 외재적 요인 중에서 만성적인 햇빛 노출이 피부노화(특히, 안면 피부노화)에 미치는 비중은 80% 이상 되는 것으로 보고 있다.

2) 용어의 정의

(1) 피부노화(skin aging)

노화란 인체에서의 노화의 진행과 더불어 피부에 나타나는 모든 자연적인 변화를 말하며, 노화현상은 세포의 기능회복이 떨어지고 정상적인 기능을 하는 것이 점차 어려워지면서 나타나는 복잡한 세포의 반응을 말한다.

(2) 내인성노화(intrinsic ageing)

내인성노화는 환경 변화가 아닌 연령의 증가에 따라 피부의 구조와 생리적 기능이 감퇴되는 현상을 말한다.

(3) 외인성노화(광노화, photoaging)

외인성노화는 자외선, 흡연, 바람, 화학물질 등 외부환경에 노화의 원인이 있다는 뜻으로, 피부의 경우 대부분의 외부원인이 자외선에 의한 광노화이므로 가장 중요한 요인이 된다. 농촌이나 어촌에 주거하고 있는 사람들이 도시에 주거하고 있는 사람보다 노화가 빠르게 진행되는 원인이 바로 자외선이다.

(4) 조기노화(premature skin)

조기노화란 젊은 나이에 비해 겉늙어 보이는 피부상태로, 일반적인 노화와 똑같은 양상을 띠며 다만 그 원인이 내인성, 즉 생물학적인 피부변화가 아니라 영양결핍, 햇빛에 과도한 노출, 잘못된 일상생활 습관, 내장장애, 정신적인 스트레스 등의 외인성 후천적 요인에 있다.

3) 노화 이론

노화의 원인과 발생에 대한 연구는 수세기에 걸쳐 이루어졌으나 인체 내에서 복합적으로 일어나는 현상이라 결정적인 원인을 100% 단정 지을 수 없었다. 하지만 최근 들어 여러 학자들에 의해 노화에 관한 많은 연구 결과들이 제시되면서 규명을 가능하게 하고 있다. 현재까지 노화학설은 DNA 프로그램 이론, 오류파국설(실수축적 가설), 프리 라디칼 이론, 텔레미어 가설 등 여러 가지가 있으며, 노화에 대한 논의방향은 크게 DNA 프로그램설(유전기인설)과 프리라디칼(free radical, 환경기인설)이론으로 나눌 수 있다.

(1) DNA 프로그램 이론

노화나 죽음은 프로그램화 되어있기 때문에 노화현상에 영향을 미치는 것은 바로 유전이며, 유전에 의한 노화는 결코 피할 수 없다는 이론이다. 즉 태어나면서 미리 정해진 수순대로 노화의 증상이 나타나도록 노화 프로그램이 유전자(gene)에 새겨져 있다는 것이다. 이 이론을 가장 잘 뒷받침 하는 증거는 동물의 종류에 따라 최대 수명이 일정하게 정해져서 태어난다는 것으로 사람의 수명은 생쥐 수명의 30배 정도 된다. 이처럼 DNA 프로그램 이론은 수명을 결정하는 유전자가 있다는 이론이며 피부가 노화하는 것도 이런 노화 유전자에 의하여 이미 정해진 프로그램에 따라 나타난다고 할 수 있다.

(2) 프리라디칼(free radical) 이론

프리라디칼설은 지금까지 제시된 노화원인설 중 그 합리성이 가장 인정되고 있는 중요한 이론으로 인간은 살면서 외부 환경으로부터 매일 조금씩 손상을 받게 되며, 그 손상이 계속적으로 축적되어 결국 병을 발생시키고 우리 몸을 늙게 만든다는 것이다.

모든 분자들의 모양은 가운데 양성자(+)와 중성자로 이루어진 핵이 있고 그 원 밖으로 음성자(−)가 돌고 있는데, 이를 전자라 한다. 분자가 안정되려면 양성자와 음성자의 수가 같아야 하며 어떤 원인으로 인해 바깥의 전자수가 적어지거나 많아지면 불안정한 상태가 되는데 이것을 프리라디칼이라고 한다.

이와 같이 전자들이 짝을 이루고 있으면 안정되지만 홀수로 짝이 맞지 않을 경우에는 매우 불안정해지며 짝을 맞추기 위해 주위 물질로부터 전자를 빼앗아 스스로 안정화시키려는 성질이 있는데, 이러한 불안정한 상태의 프리라디칼에 의해 단백질, 지질, DNA를 비롯한 세포의 구성성분들이 손상을 받게 되며 그 결과로 세포의 기능이 감소하고 이와 같은 손상이 반복되면서 노화과정이 진행된다는 이론으로, 활성산소(active oxygen)에 노출되어 생긴 손상을 노화의 한 원인으로 추정하고 있다.

피부노화에 가장 중요한 요인으로 작용하는 활성산소는 호흡과 자외선을 통해 생성되는 슈퍼옥시드와 싱그래드 옥시겐 활성산소라고 할 수 있다. 활성산소는 피부세포 및 조직의 손상을 주도하며 항산화 방어체계를 파괴함으로써 산화제와 항산화제 사이의 균형을 산화상태 쪽으로 기울게 한다. 이러한 생체 내의 산화는 외형으로 나타나는 피부노화에 큰 영향을 주므로 생체노화뿐만 아니라 피부노화에 관한 연구에서도 활성산소에 대한 연구가 주목받고 있다. 이러한 유해산소의 생성을 막거나 중화시키거나 작용을 막아주는 물질을 항산화제라고 한다. 우리가 호흡을 통하여 에너지를 생산할 때 슈퍼옥시드라는 활성산소가 생기는데 이것을 처리하는 항산화제를 SOD(superoxide dismutase)라 하며 이외에도 비타민 A와 베타카로틴(beta-carotene), 비타민 C, 비타민 E, 글루타치온

(glutathion, GSH), 코엔자임 Q10, Alpha-Lipoic acid, L-Cysteine, 은행잎 엑기스, 셀레늄(selenium), 포도씨유, 피크노제놀(pycnogenol), 아연(zinc) 등의 항산화 물질이 있다.

4) 노화피부의 특징

노화피부는 연령이 증가함에 따라 나타나는 내인성 노화와 주변환경 등 외부자극에 의한 외인성 노화가 있다. 외적 요인으로 가장 중요한 것에는 장기적인 자외선 노출에 의한 노화인 광노화가 있다. 오랜 시간 자외선에 노출된 노인의 얼굴 및 팔의 피부에는 깊은 주름살과 잔주름살, 색소탈색, 피부건조, 탄력성 감소 및 색소침착 등의 특징적인 변화가 나타나는 반면 엉덩이와 같이 자외선에 노출되지 않는 피부에서는 상대적으로 피부노화현상이 적게 나타난다. 이처럼 피부노화의 특성으로는 탄력성의 감소, 주름살, 기미 등이 있으며 원인 중의 하나는 환경적 요인인 자외선에 의한 손상이다. 피부표면의 수분량이 감소하면 피부표면 각질층의 유연성이 사라지고 건성피부나 거친 피부가 생기게 된다. 피부는 노화함에 따라 피부두께가 얇아지고 세포외기질의 구성성분에 변화가 생긴다. 피부의 두께는 남자의 경우 표피는 10년에 7.2%씩, 여자의 경우 10년에 7.5%씩 감소하고, 진피는 남녀 모두 평균적으로 6%씩 감소한다고 알려져 있는데, 이러한 변화는 세포와 세포외기질 구성성분이 모두 감소하여 피부기질의 구성에 큰 변형이 생긴다는 것을 의미한다. 구성성분의 감소 외에 히알루론산(hyaluronic acid)과 글라이코사미노글리칸(glycosaminoglycans)의 감소로 인해 보습능력도 저하된다.

피부는 각질층의 수분에 의해 탄력성과 유연성이 유지되므로(Obata and TAgami, 1989) 건강한 피부를 유지하기 위해서는 피부의 수분량, 즉 피부 보습력을 유지하는 것이 중요

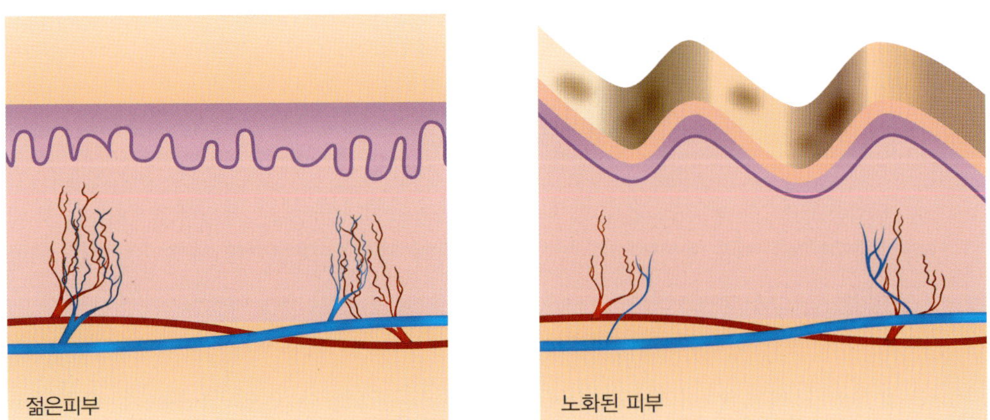

그림 5-2 젊은피부와 노화된 피부의 비교

하다. 노화피부(aging skin)의 초기조짐은 피부의 건성화로, 피부가 노화하면 기름샘과 땀샘의 역할이 감소되어 세포의 보습량이 줄어들고 진피와 피하지방층의 탄력성이 떨어지며 근육층도 늘어진다. 또 세포 내의 수분이 메말라 각질 형성이 촉진되며 피부가 거칠어지고 주름이 발생한다. 피부노화는 각질층의 정상적인 재생주기(turn-over) 감소로 인하여 각질의 누적과 비후(hyperplasia)가 나타나고 표피 수분함유량의 감소로 주름발생이 촉진된다.

노화피부의 조직변화 중 두드러진 특성은 표피능이 편평해지면서 위축되면 랑게르한스세포(langerhans cell) 수가 감소하며 표피와 진피 사이 경계면의 굴곡이 감소해 편평해지는 것이다. 이로 인해 표피와 진피 경계면의 접촉면적이 감소하게 되어 표피로의 영양공급이 불충분해지고 표피와 진피가 쉽게 분리되는데, 이는 표피 지질의 감소와 함께 수분함유량을 떨어지게 하여 피부가 건조해지고 각질이 많이 일어나는 원인이 된다.

또한 피부는 나이가 들어감에 따라 진피층에 변화가 오는데, 대개 탄력을 상실하게 되며 점점 얇고 건성화되면서 깊은 주름살과 잔주름이 나타난다. 젊고 건강한 피부는 교원섬유(collagen fiber)가 입체구조를 이루고 그 사이에 신축성이 강한 탄력섬유(elastic fiber)가 스프링처럼 작용하여 탄력을 유지하지만, 노화피부는 진피가 위축되어 있으며 세포수와 혈관이 감소되어 있는 특징을 나타낸다. 혈관 감소는 진피 상부에서 뚜렷하다. 진피를 이루는 대부분의 세포인 섬유아세포(fibroblast)의 증식이 저하되고 비만세포(mast cell)도 줄어든다. 또한 교원섬유의 양도 성인이 되면서 매년 1%씩 감소하고, 감소되지 않고 남는 교원섬유도 변성되어 두꺼워져 제대로 정렬되지 않는 배열을 보이며, 탄력섬유도 체내에서 생성되는 말론 디알데히드(malone dialdehyde)에 의해 분자 사슬 사이의 가교결합이 형성되어 그 결과 신축성이 떨어진다.

한편 노화에 따른 피지선의 수는 변화가 없고 피지의 분비 정도가 감소하는데, 이는 폐경기 여성에게서 특징적으로 관찰된다. 남성의 경우에는 피지분비에 큰 변화가 없다. 그러나 노화로 인한 피지분비량의 감소가 건조피부를 유발하지는 않는 것으로 보고 있다. 노화의 단계와 함께 피하지방은 감소하며, 피하지방(subcutaneous fat)의 감소가 물리자극에 대한 피부저항력을 저하시키므로 주름이나 처짐의 원인 중 하나로 추정되고 있다. 피지선을 포함하는 피부부속기의 역할에 대한 연구 중 한선은 노인피부에서 그 숫자와 기능이 감소되는 것으로 알려졌는데 이것이 땀 분비량의 감소와 연결되어 있더라도 건조피부의 직접적인 유발요인은 아닌 것으로 생각된다.

연령증가에 따른 피부변화는 에스트로겐(estrogen) 감소와 함께 가속화된다. 일반적으로 여성에게 노화가 일어나는 시기는 폐경기와 일치하므로 50대 이후에 일어나는 변화가 단순히 연령증가로 인한 현상인지, 폐경 후 여성호르몬 결핍으로 나타나는 것인지를 명확히 구분하기는 어렵다. 또한 연령증가로 인한 피부 변화 외에 햇빛에 노출되거나 흡연과 같은 수많은 환경적 요인도 노화와 관련된 피부 변화에 영향을 미친다.

(1) 표피에서의 변화

나이가 들면서 세포생산이 둔화되어 피부재생이 느려지면 피부안색이 활기가 없고 메말라 보인다. 각질형성세포의 케라틴합성이 감소하고 각질층의 케라틴층과 자연보습인자들인 필라그린, 케라토히알린 입자 그리고 여러 효소도 감소한다. 각종 효소들의 결핍으로 인해 탈수현상이 심해지며 죽은 각질세포들은 제대로 떨어져 나가지 못하고 정체된다. 즉, 각질층의 수분결핍현상이 심화되며 세포외기질의 감소로 기저층에서 각질층까지 수분의 이동현상이 둔화된다. 피지생산의 감소로 산성보호막 또한 부실해진다. 기저층에 있는 멜라닌세포도 10년마다 대략 10~20% 정도씩 감소하므로 노화된 피부가 멜라닌색소를 생산할 때는 색소의 성숙과 분산이 고르지 않아 피부톤이 불규칙해지고 전체적으로 얼룩덜룩해 보인다.

(2) 진피에서의 변화

노화가 진행됨에 따라 피부구조의 기본 버팀목 역할을 하는 섬유조직으로 된 콜라겐과 탄력섬유가 경화되고 불용성으로 변한다. 즉 콜라겐 단백질분자와 피부에 탄성을 주는 탄력섬유가 가교화 과정을 겪게 된다. 세포 사이사이와 콜라겐과 탄력섬유 등의 섬유질 사이를 채우고 있는 물질들을 기질이라고 하는데, 이들은 수분을 보유하는 능력이 매우 강력하므로 노화가 진행됨에 따라 감소되면 피부가 탄력을 잃게 된다. 대표적인 기질에는 히알루론산(hyaluronic acid)과 뮤코다당류(mucopolysaccharide)가 있으며 단백질과 탄수화물 성분들이 복합되어 있어 당단백질(glycosaminoglycans, GAG)이라 부른다. 노화가 진행되면 히알루론산분해효소(hyaluronidase)가 증가하여 진피에서의 히알루론산의 양은 점차 감소한다.

(3) 피부부속기관의 변화

① 모피지모낭

노화가 진행되면 여성호르몬의 감소와 더불어 견제대상이 없어진 테스토스테론(testosteron)이 자유롭게 기름샘에 작용하여 피부에 기름분비를 촉진시키고 모공의 입구를 넓어지게 한다. 하지만 피지생산은 전체적으로 감소된다. 기름샘에서 생산된 피지는 약산성으로 피부각질층의 pH를 대략 5.5 정도로 유지시킨다. 피지들은 산성보호막의 한 부분을 형성하면서, 각질층의 수분들이 탈수되는 것을 방지해 주는 역할을 한다. 그러나 피지가 감소되면 이로 인한 산성보호막의 결손으로 외부로의 탈수현상이 증가하면서 피부는 수분이 부족한 건성으로 바뀐다.

② 땀샘

에크린땀샘은 크기와 숫자가 감소하여 피부를 건성으로 만든다. 땀샘에서 분비된 각종 천연보습인자 성분인 락틱산, 요소, sodium PCA, 미네랄, 미량원소 등도 감소하게 된다. 아포크린땀샘의 경우 직접 피부표면에 열려있지 않고 모낭을 통하여 땀을 분비하는데, 노화에 따라 분비기능이 감소되지만 에크린땀샘보다는 손상의 정도가 덜하다.

(4) 일반적인 현상

① 건성피부

피부가 건성에 가까워지는 것은 기름샘과 땀샘의 기능이 노화되어 피부표면의 유분이 적어지기 때문이다. 특히 겨울에 심해져 마치 상어피부처럼 보인다. 외부로부터 자극을 받기 쉬워 찬바람을 쐬거나 울 소재의 옷을 입으면 자극 때문에 가려움이 발생한다.

② 기미, 검버섯, 흰 반점

노인의 기미는 노인성색소반(lentigo senilis)이라 불리며 손이나 얼굴에 많다. 옛사람들은 이것이 많으면 장수한다고 말하곤 했는데, 그 진위여부는 불분명하나 장수하는 사람일수록 기미가 눈에 띄는 것은 사실이다. 흰 반점 같은 것이 생기기도 하는데, 이를 노인성백반이라 한다. 또 피부 전체적으로 검버섯이 생기는데, 이는 피부대사가 저하되기 때문이다.

③ 노인성사마귀(verruca senilis)

노인성사마귀는 얼굴이나 몸에 생기는 갈색부터 흑색의 사마귀를 말하는데, 최근에는 주로 지루성각화증이라 부른다.

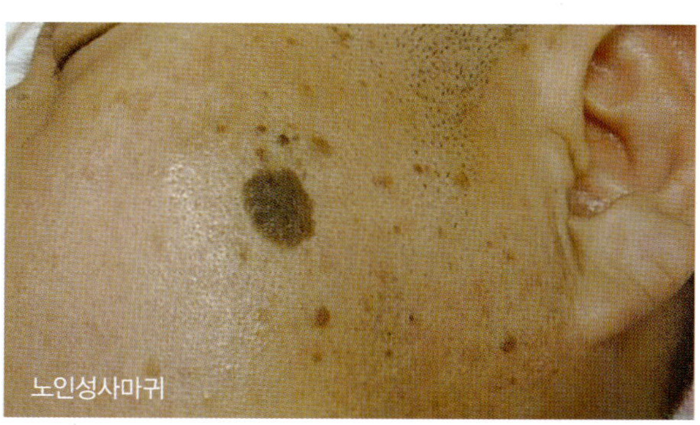

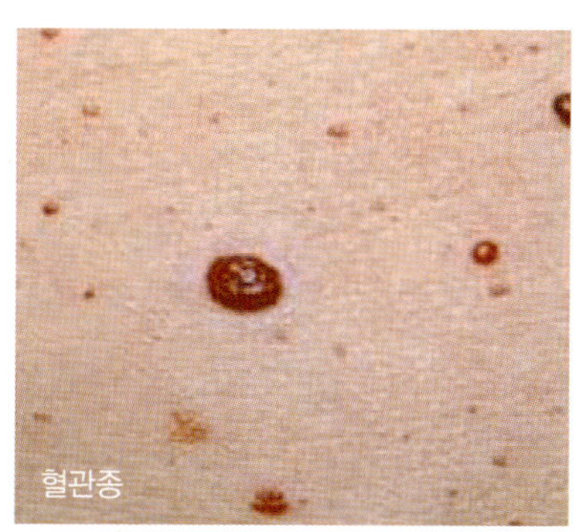

그림 5-3 피부의 변화

④ 혈관종(angioma)

혈관종은 몸 여기 저기에 나타나는 붉은 반점으로, 모세혈관이 확장되어 굳어진 일종의 종양으로 이를 노인성혈관종(senile angioma)이라 하는데, 30세경부터 이미 관찰되기도 한다.

⑤ 취약한 피부

팽팽함과 탄력이 없어져 물건에 부딪히면 피부가 찢어지기 쉬워지고, 혈관도 약해져 타격을 받으면 그곳의 피부가 쉽게 출혈을 일으킨다. 노인의 손발에 나타나는 피하출혈은 점 모양으로 많이 발견되기 때문에 노인성자반(purpura senilis)이라 한다.

5) 피부노화의 원인

(1) 유전적 원인

주름, 기미, 사마귀 등 피부노화에 대해 살펴볼수록 여러 가지 의문점이 생겨난다. 첫 번째는 피부노화가 빨리 나타나는 사람과, 그 반대로 중년이 지나도 그다지 눈에 띄지 않는 사람이 있다는 점인데, 이는 선천적인(유전적인) 피부의 성질 때문이다. 젊은 나이에 사망하는 사람이 있는가 하면, 90세 이상까지도 장수하는 사람이 있는 것과 마찬가지다. 젊은 남성이 대머리가 되거나 새치가 많거나 하는 것도 나이에 비해 빨리 노화가 진행되고 있기 때문이다. 이외에도 세포의 산화적 손상이 생리기능을 저하시키므로 동맥경화, 간질환 및 각종 암 등의 질병을 초래하여 노화와 유전적 장애의 요인이 되는 것으로 알려져 있다.

(2) 관리부족 원인

잔주름이 눈에 띈다면 피부의 섭생이 좋지 않다고 볼 수 있다. 일상생활 속에서 피부관리에 충분히 신경 쓰지 못하면 어느새 잔주름이 생기고 만다. 즉 38세에 잔주름이 두드러지도록 태어난 사람의 피부라 할지라도, 섭생이 좋지 못하면 32세에 잔주름이 나타나는 결과를 초래한다. 잔주름이 생기기 전에 피부는 까슬까슬하고 촉촉함이 없어지면서 거칠어진다. 화장품이 잘 먹지 않는 것은 피부노화가 빨라지고 있다는 일종의 경고이므로 이때는 피부노화의 원인이 되는 요소들을 적극 피해야 한다.

(3) 피부염증에 의한 원인

피부노화를 앞당기 원인으로 피부의 염증을 들 수 있다. 염증의 정도는 가벼운 것부터 심한 것까지 다양한데, 알아채지 못할 정도로 가벼운 염증이라도 지속되면 피부노화를 초래하므로 주의해야 한다.

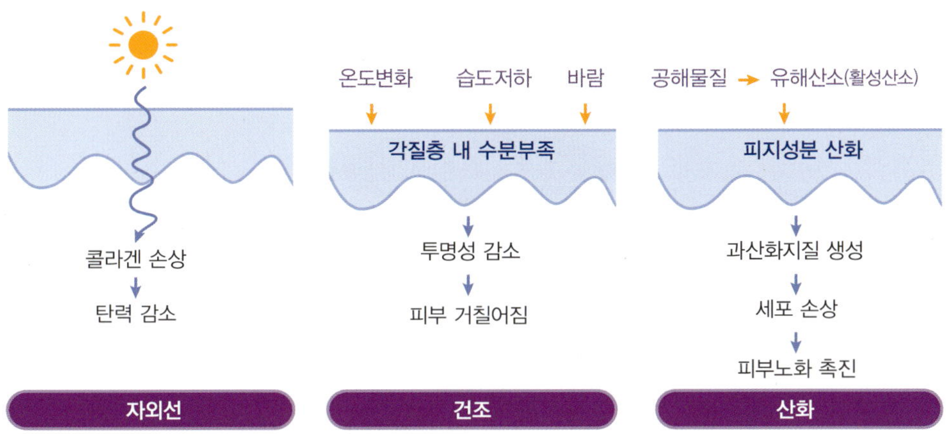

그림 5-4 피부노화의 원인

(4) 활성산소(active oxygen)에 의한 원인

활성산소노화란 인체가 들이마신 산소의 약 95% 이상은 세포의 대사과정에서 생성되는 전자와 결합하여 물로 환원되지만 2~3%의 일부 산소가 불완전 환원으로 전자를 흡수하려는 과정에서 세포를 파괴하는 작용을 말한다. 사람은 나이를 먹음에 따라 산화물질인 활성산소(O2$^-$, OH$^-$), 산화질소(NO), 과산화수소(H_2O_2) 등의 혈액 내 농도가 올라가 각종 질환과 세포의 노화가 촉진된다. 활성산소는 피부세포의 손상을 유발하는데 활성산소가 지나치게 많아져 체내의 항산화방어체계를 무너뜨리면 단백질, 지질, DNA와 같은 세포성분이 손상되고 그 기능이 변질되어 궁극적으로 피부노화가 촉진된다. 또한 활성산소는 결합조직을 손상시키고, 교원질 대사에 작용하여 직접적으로 교원질을 파괴할 뿐 아니라 콜라겐의 결핍을 초래한다. 활성산소는 히알루론산 사슬도 절단하는데, 히알루론산은 세포들 사이의 공간에서 많은 양의 물을 함유하는 능력을 가지고 있어 피부의 탄력을 유지하고 충격을 흡수하는 역할을 하므로 히알루론산 사슬의 절단은 피부탄력 감소와 피부수분 감소, 피부노화를 가속화시킨다.

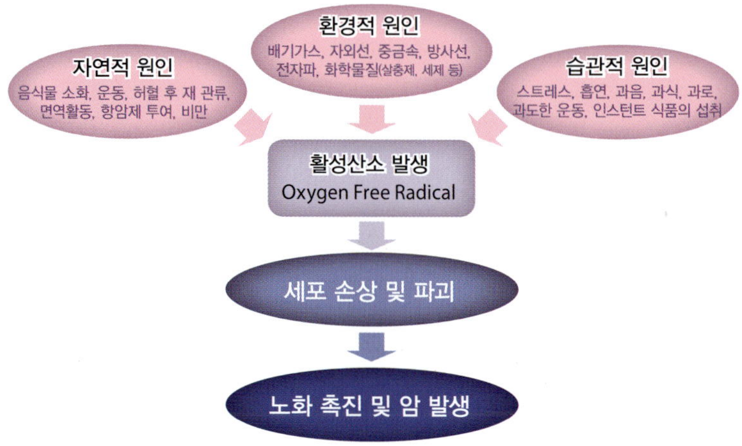

그림 5-5 활성산소의 발생과 피해

2. 주름(wrinkles)

1) 주름의 개요

주름이란 후천적으로 발생하는 피부의 비틀림 혹은 표피와 진피의 변형이라 표현할 수 있다. 노화가 진행됨에 따라 피부가 늘어지고 주름이 증가하는데, 피부에 주름이 잡히는 것을 주름살이라고도 한다. 일반적으로 주름은 나이를 먹으면 피부표피의 두께는 변화가 없지만 배열의 치밀성이 떨어지고, 표피와 진피 사이의 융기가 점점 평평해지며, 멜라닌세포와 랑게르한스세포의 수도 감소한다. 피부노화가 가장 현저한 부위는 진피층이며, 상부 1/3부분에서 특히 심하다. 또 기저물질들이 감소하고, 탄력섬유의 노화가 진행되면서 지지하고 있던 교원섬유의 물결 모양 배열이 엉성해지며, 진피의 두께도 감소한다. 이러한 요인들에 의해서 주름살이 나타나며 이외에도 지속적으로 햇빛에 노출되면 진피의 콜라겐섬유, 탄력섬유 등의 변성이 초래되고, 피부가 건조해지면서 피부노화가 일어난다. 그 결과로 주름살이 생길 수 있다. 얼굴표정도 근육을 계속 수축시켜 주름 생성에 영향을 주는데, 이때 발생하는 주름은 일반적으로 다른 원인에 의해 발생한 주름보다 깊다. 또 중력은 피부를 아래쪽으로 지속적으로 잡아당겨 늘어지게 만들어 주름생성에 영향을 주며, 또한 피부의 건조함도 주름에 영향을 주는데, 나이가 들면 피부의 수분을 유지시켜 주는 샘기능이 떨어지면서 피부가 건조해지고, 건조해진 피부는 거칠어지고 탄력이 떨어져 주름이 형성된다.

피부에 존재하는 콜라겐(collagen)의 양을 결정하는 데는 합성되는 양뿐만 아니라 콜라겐을 분해하는 기질금속단백질분해효소(matrix metalloproteinase, MMP)가 얼마나 많은 콜라겐을 분해하는지가 중요한 요소가 된다. 즉 세포에서 합성되는 콜라겐 양에서 효소에 의해 분해되는 양을 빼면 피부가 실제로 이용할 수 있는 콜라겐 양이 되는 것이다. 정상 피부에서 MMP 효소는 필요 이상으로 만들어진 콜라겐을 분해하거나, 손상을 받아 정상이 아닌 콜라겐섬유를 분해하는 등 피부의 콜라겐섬유를 정상적으로 유지하기 위한 역할을 하고 있다.

2) 주름의 종류

(1) 표피성 주름

표피성 주름은 눈밑에 자잘하게 옆으로 뻗어있는 몇 가닥의 주름과 같이 그 깊이가 표피 수준까지 형성된 주름을 말한다. 표피의 건조로 인해 일시적으로 생기므로 건조주름이라고도 하며, 보습을 통해 개선할 수 있다. 웃을 때 생기는 눈가주름, 인상 쓸 때 생기는 미간주름, 눈을 올릴 때 생기는 이마주름 등은 얼굴표정을 짓는데 쓰이는 근육에 의한 주름이다.

(2) 진피성 주름

진피성 주름은 피하지방 등의 물질이 줄어들어 생기는 주름으로 주름의 깊이가 진피 수준까지 달하는 경우가 많기 때문에 붙여진 이름이다. 팔자주름과 같은 주름은 나이가 들면서 피하지방이 줄어들고 노화와 중력의 영향으로 광대뼈와 피부를 연결하는 결합조직이 약해져 광대뼈 부위의 피부와 피부밑조직이 쳐져서 생긴다. 눈꼬리나 이마 등의 표정근의 방향과 수직으로 형성된 자잘한 주름은 잔주름이라 한다.

(3) 노인성 주름

노인성 주름은 나이가 들수록 피부의 탄력이 떨어져서 생기는 잔주름을 말하며 눈 밑, 눈 옆 등 얼굴과 목에 잔주름이 늘어나게 된다. 여러 가지 원인이 있을 수 있지만 주로 진피의 탄력성을 유지하는 콜라겐과 엘라스틴의 합성감소가 주원인이다. 주름이 더욱 깊어지면 눈이나 입 주위, 얼굴의 윤곽 등에 큰 주름이 생기게 하기 때문에 이를 큰주름이라고 한다.

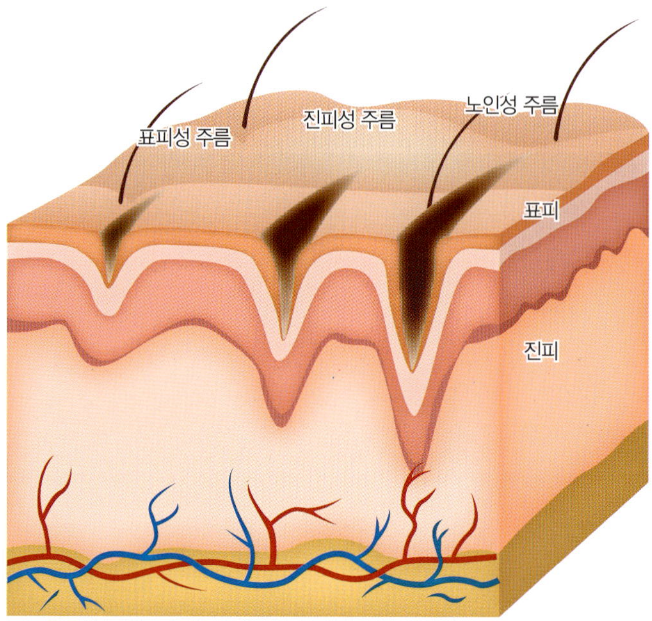

그림 5-6 주름의 형태

3) 주름의 원인

(1) 피부노화

나이가 들면서 피부를 구성하는 성분들의 변화가 두드러지는데, 특히 진피 내 탄력성을 유지시키는 콜라겐과 엘라스틴의 합성이 감소하기 시작하면서 주름이 생기기 시작한다. 다른 신체조직이나 수분을 붙잡는 콜라겐섬유의 특성도 사라지게 되며, 노화되는 세포의 수는 늘어나고 있지만 새로운 세포의 생성을 돕는 회복능력이 떨어져 주름이 늘어나기도 한다. 특히, 진피의 콜라겐섬유와 탄력섬유가 파괴되고, 표피와 진피 경계 부위의 세포와 모세혈관의 수가 현저히 줄거나 변화를 가져오면서 주름살이 생기는 원인으로 작용한다.

(2) 유전적 요인

유전적 요인이 얼굴의 주름살(ruck)에 영향을 주고 인종에 따라 주름살 양상에 많은 차이를 보인다. 서양인과 한국인의 주름살 양상은 많은 차이를 보이고 있는데, 한국인은 서양인에 비하여 굵은 주름살이 생기는 경향이 있으며, 주로 이마, 눈 주위, 입 주위에 두드러진다. 반면 서양인은 굵은 주름살보다는 이마와 뺨에 잔주름이 많아 더 늙게 보이거나 반대로 노인이 되어도 주름살이 별로 없는 사람이 있다. 아직까지 주름살과 연관된 유전자는 정확히 알 수 없으나 그 영향으로 표피와 진피의 구조적 기능 이 변화해 피부가 점차 탄력을 잃게 되고, 폐경기(menopause) 이후 여성은 호르몬의 영향으로 노화현상(myocardium, aging effect)이 더욱 촉진된다.

(3) 해부학적 요인

얼굴에 존재하는 근육의 분포와 움직임에 따라 주름살이 발생하는데 항상 짜증이 섞여 있는 표정을 짓는 경우 이마에 내천(川)자의 굵은 주름이 생기며, 항상 웃고 있는 얼굴에는 눈 주위에 잔주름이 많은 경향이 있다. 이럴 때는 근육을 마비시켜 움직임을 억제함으로써 주름살을 개선할 수 있다. 요즘 유행하는 보톡스 시술(보툴리눔 독소 시술법, botulinum toxin therapy)이 이러한 원리를 이용한 것이다.

(4) 환경적 요인

태양광선에 포함된 자외선(ultraviolet rays, UV)이 피부의 주름살을 유발시킨다. 얼굴과 같이 자외선에 오랫동안 노출된 피부에는 주름살이 더 굵게, 더 많이 발생된다. 그렇다면 자외선은 어떻게 주름살을 유발할까? 이 의문에 대한 정답은 확실하지 않으나, 자외선에 의해 교원질 및 탄력섬유 등의 기질단백질(matrix protein)이 손상되어 피부 내 교원질의 양이 부족해지고, 탄력섬유가 변성되어 주름살이 유발된다고 보고 있다. 노화에 따른 진피 내 교원질 결핍은 섬유아세포에서의 교원질 합성이 감소되거나, 효소에 의한 교원질의 분해가 증가되었을 경우에 생긴다.

(5) 흡연

흡연(smoking)이 피부노화를 촉진한다. 한국인을 대상으로 한 연구결과에 따르면 하루 1갑씩 30년간 담배를 피우는 경우에는 담배를 피우지 않는 사람에 비하여 심한 주름살의 발생위험도가 2.83배 이상 높으며, 50년간 흡연력이 있는 경우에는 주름살 발생위험도가 5.53배 정도 높았다.

(6) 호르몬 영향

여성의 경우 폐경 이후에 주름살이 더욱 많이 발생하는데, 폐경 이후 여성호르몬(estrogen)을 복용한 여성은 복용하지 않는 경우에 비하여 주름살의 발생이 감소한다. 이와 같은 결과로 폐경 이후의 에스트로겐 감소가 피부의 주름살을 악화시킴을 알 수 있으며, 에스트로겐 이외의 다른 호르몬도 중요한 역할을 하고 있을 것으로 추측할 수 있다.

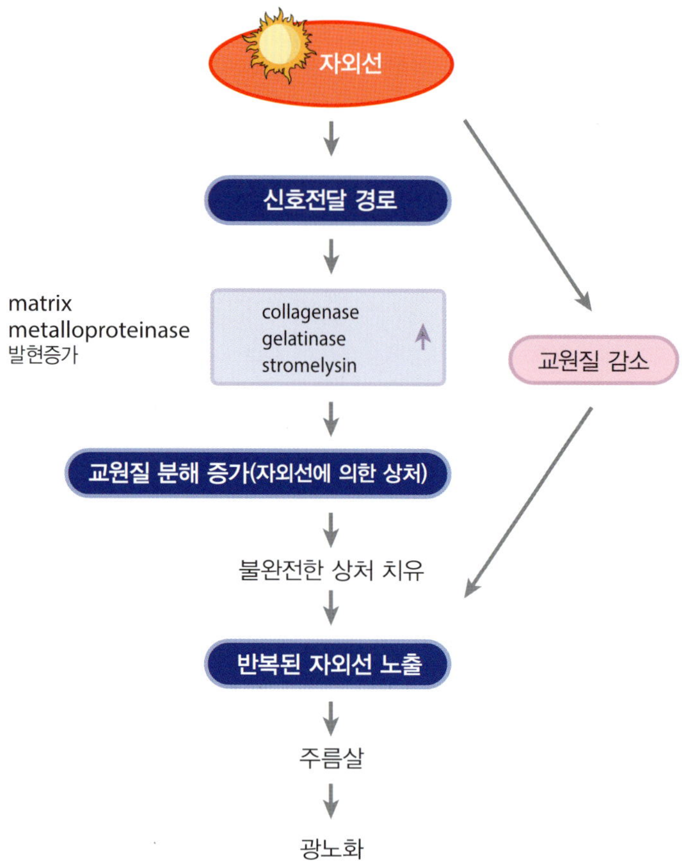

그림 5-7 피부 광노화(주름살)의 발생기전

(7) 진피 내 함수량 부족

피부노화는 진피 내 함수량이 부족하여 주름과 늘어짐이 발생하는 것이다. 피부표면의 수분 부족은 기본적으로 존재하므로 기초 화장품으로 친유친수성 성분을 공급해주면 되지만 진피에 수분을 공급하기에는 화장품으로는 어려움이 많다. 피부는 기본적으로 우리 인체를 외부로부터 보호하기 위한 보호막 기능이 흡수기능 보다 훨씬 뛰어나기 때문에 약이 아닌 이상 진피까지 특정 성분을 전달하기에는 어려움이 많다. 따라서 이럴 때는 얼굴을 붓게 만들어 진피의 함수량을 높이면 되는데, 아침에 얼굴이 퉁퉁 부어있으면 일시적으로 탄력있고 주름이 개선돼 보이는 것과 같다.

(8) 열로 인한 피부노화

열노화(thermal skin aging, 열 노화피부)란 열에 의해서 피부가 노화되는 현상이다. 열은 콜라겐 생성을 저하시키고 탄력섬유증을 일으키는 것으로 밝혀졌고, 서울대학교 피부노화연구실의 연구에 따르면 배양된 피부세포에 적외선과 같은 열 자극을 주면 41도 이상의 온도에서 MMP(Matrix Metalloproteinase, 기질단백질분해효소)의 발생이 증가한다고 한다. MMP는 콜라겐섬유와 탄력섬유 등 단백질을 분해하는 대표적인 효소이므로 MMP의 증가는 곧 콜라겐섬유를 파괴하게 되고, 이로 인해 열에 노출되는 기간이 증가될수록 피부탄력이 떨어지고 주름이 생기게 된다는 뜻이다. 따라서 전문가들은 완벽한 노화 관리를 위해서는 '빛' 뿐 아니라 '열'도 함께 차단해야 한다고 충고한다.

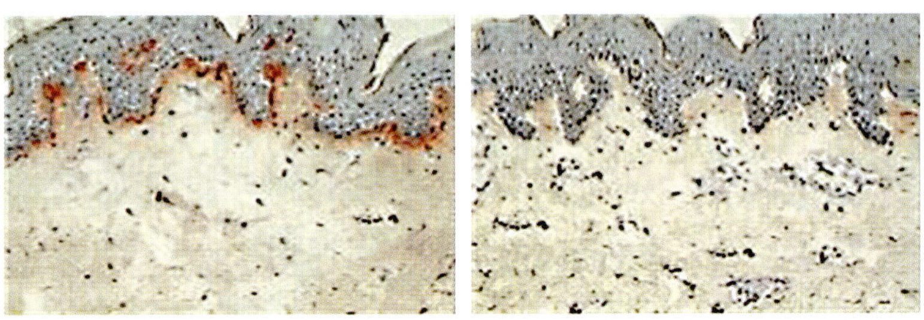

그림 5-8 열(적외선)노출 전 붉은색으로 염색된 정상피부의 콜라겐 합성 모습(좌)
적외선 노출 2시간 후 콜라겐 합성이 급격히 감소한 모습(우)

4) 피부형태의 변화

다음과 같은 피부 내의 생리학적 변화나 병리학적 원인에 의해 주름이 발생한다.

① 진피의 세포간물질 감소와 조성변화

② 교원섬유나 탄력섬유의 감소 혹은 변성

③ 탄력섬유의 굴곡변형에 의한 배열혼란

④ 탄력섬유물질이 반점 모양 혹은 띠 모양으로 교원섬유에 침착

⑤ 피하지방의 위축, 늘어짐

⑥ 표정근의 수축, 이완

5) 주름의 관리

주름의 원인은 다양하고, 그 다양한 원인에 맞는 치료를 행하는 것은 쉬운 일이 아니며, 피부에 주름이 발생하면 원래의 피부로 되돌아가는 것은 어려운 일이다. 다만 원인에 따른 적절한 관리를 통해 최상의 결과를 얻을 수는 있다. 피부는 나이가 들어감에 따라 연부조직이 점차 소실되고, 중력에 의해 처지면서 주름이 발생하기 때문에 젊었을 때의 모습으로 돌아가려면 위축되어 소실된 부분을 채워주면 된다. 주름의 깊이가 진피 수준까지 이르는 경우에는 치료가 어렵다고 여겨져 왔으나, 최근 들어 각종 항주름 요법이나 항주름물질이 개발되고 있다. 하지만 더 중요한 것은 주름의 예방과 꾸준한 관리, 그리고 주름에 대한 긍정적인 인식이다.

(1) 외과적인 치료(미용성형의 주름제거)

외적인 치료는 피부를 절개해 잡아당겨 주름을 펴는 방법이다. 일시적으로는 효과가 있으나 주름이 생기기 쉬운 피부의 성질 자체를 치료하는 것이 아니므로 시간이 흐르면서 다시 주름이 생기기 때문에 수술을 반복하게 된다. 앞이마의 주름을 펴기 위해서는 머리카락이 있는 부분의 피부를 절개해 잡아당기는데, 이를 반복하다보면 눈썹 주위도 점점 위로 당겨 올라가기 때문에 쌀쌀맞아 보이는 얼굴이 되기도 한다.

(2) 항주름요법

미용피부과 분야에서는 항주름 요법으로 케미컬필링(chemical peeling, 화학박피술)을 비롯해 트레티노인요법, 레이저요법, 표정근을 이완시키는 보톡스주사 등 다양한 요법이 시행되고 있다.

비타민 A유도체의 하나인 트레티노인은 화장품에는 배합할 수 없고 의약품으로만 사용가능한데, 잔주름뿐 아니라 노화된 피부의 각종 증상을 개선하므로 주목을 받고 있다. (예를 들면 표피의 턴오버가 개선되어 매끄럽게 되거나 진피 수준의 탄력이 되살아나고 각질층이 많은 수분을 함유하여 촉촉해지는 효과) 물론 바르는 것을 멈추면 피부는 점점 원래 상태로 되돌아간다. 나이가 들면서 진행되는 피부의 노화를 막고 젊음을 유지하기 위해 오랜 기간에 걸쳐 얼굴에 의약품을 바르기도 하는데, 이를 어떻게 생각하느냐는 별도의 문제이다.

콜라겐이란 동물성단백질로, 의료용 콜라겐을 주름이 있는 곳의 진피에 주입하여 피부를 부풀어 오르게 하는 것이 콜라겐주입요법이다. 알레르기반응이나 피부괴사 같은 부작용이 나타나기도 하는데, 피부 내에 이물질을 주입하는 것이므로 어찌보면 당연한 일이다. 최근에는 콜라겐 대신 히알루론산을 주입하기도 한다.

표 5-1 주름 형태에 따른 치료법

주름의 종류	치료법
잔주름, 얕은주름	AHA(알파히드록시산)나 트레티노인의 외용, 표피필링
중간정도, 깊은주름	표피하필링
국소부위의 깊은주름	콜라겐이나 히알루론산 주입
광범위한 깊은주름	진피필링
표정주름	보톡스주사

(3) 항주름물질

목욕 후 사라지는 자잘한 주름은 세라미드나 천연보습인자 같은 보습제를 이용해 충분히 감추고 개선할 수 있다.

한편, 진피 수준까지 달한 주름에도 어느 정도 효과가 있다고 기대되는 물질로는 다음과 같은 것들이 있다. 모두 화장품에 배합되어 있는 성분들이다.

비타민 C, 비타민 E, 베타카로틴, 라이코핀(lycopene), 아스타잔틴(astaxanthin), 레티놀, 에스트라디올(estradiol), 스핑고신(sphingosine)유도체, 후코이단(fucoidan) 등이다. 레티놀은 이른바 비타민 A로, 트레티노인만큼은 아니지만 완만한 주름개선 효과가 확인된다.

표피의 턴오버를 개선시키는 성분으로는 알파히드록시산(alpha hydroxy acids, AHA) 등이 있는데, 글리콜산이나 유산이 대표적인 AHA이다.

표 5-2 항주름물질

물질	작용
비타민 C	항산화작용, 콜라겐합성촉진
비타민 E	항산화작용
베타카로틴	항산화작용
라이코핀	항산화작용
아스타잔틴	항산화작용
세라미드, 천연보습인자	보습작용
알파히드록시산(AHA)	표피(각질층) 개선, 세포활성화
비타민 A(트레티노인)	섬유모세포 활성(매트릭스성분 증가)
스핑고신유도체	엘라스타제 생성저해
포스포라미돈유도체	엘라스타제 생성저해
후코이단	인테그린합성 촉진

(4) 팩

팩은 피부를 당겨 일시적으로 주름을 펴주지만 곧 다시 생긴다. 와이셔츠를 다렸을 때 옷의 주름이 깨끗하게 사라졌다가 입고 움직이는 동안에 다시 주름이 생기는 것과 마찬가지이다. 하지만 일시적이라 해도 주름이 펴지기 때문에 많은 사람들이 반복하여 사용한다.

(5) 얼굴마사지

얼굴마사지는 피부의 혈액순환을 활성화하는 데 목적이 있으며, 적외선조사를 병행하면 효과는 더욱 좋다. 이것은 주름의 치료보다는 예방에 의의가 있다. 음식물에도 신경을 써서 단백질, 비타민 B, C를 충분히 섭취하도록 한다.

(6) 주름에 대한 정신위생

주름은 피부 아름다움에 있어 최대의 적으로 취급받는다. 그러나 마음가짐이나 사고방식에 따라 주름을 받아들이는 태도가 바뀔 수 있다. 나이를 먹으면서 주름이 생기는 것은 막을 수 없으며, 또 주름이 있다고 해서 그 사람의 얼굴이 아름답게 보이지 않는 것도 아니다.

주름은 그 사람의 연륜을 나타내고, 주름이 있기에 그 나이에 맞는 아름다움이 나타난다. 주름이 생기는 연령의 아름다움이란 그 사람의 개성의 아름다움이라는 사실을 잊어서는 안 된다. 내면의 아름다움이 보기 흉한 주름을 가려주는 것이다. 억지로 주름을 없애려 하는 데서 부작용이 따르기 마련이며, 무리한 시술로 인해 오히려 보기 흉해지는 경우도 있다. 주름의 치료란 주름을 무조건 감추고 없애는 것이 아니라 나이에 상응하는 아름다움으로 바꾸는 것이다.

MEMO

DERMATOLOGY

PART

II

피부의 질환

06

CHAPTER

생활속의 피부질환

학습목표

1. 일상에서 쉽게 볼 수 있는 피부질환의 종류와 원인을 설명할 수 있다.
2. 접촉피부염의 원인과 처치에 대하여 설명할 수 있다.
3. 아토피성피부염의 원인과 처치에 대하여 설명할 수 있다.
4. 지루피부염의 원인과 처치에 대하여 설명할 수 있다.
5. 여드름의 일반적 형태를 설명할 수 있다.
6. 여드름의 생리현상과 치료방법을 설명할 수 있다.

06 생활속의 피부질환

1. 접촉피부염(contact dermatitis)

1) 접촉피부염의 개요

접촉피부염은 피부를 자극하거나 알레르기반응을 일으키는 물질에 노출되었을 때 나타나는 피부염증을 말하며 일반적으로 '피부독'이라고 불리기도 한다. 염증의 원인에 따라 자극성 접촉피부염, 알레르기접촉피부염으로 나뉜다.

외인성 피부질환 중 감염질환, 방사선피부염, 광피부염, 화상 및 외상을 제외한 화학적 알레르기물질, 독소, 자극물질의 접촉에 의한 염증성 질환이 자극접촉피부염이다. 알레르기접촉피부염은 후천적 면역반응에 의한 것으로 과거에 접촉한 적이 있는 어떤 항원에 반응한 사람이 동일 물질에 다시 접촉되면 나타나는 알레르기반응이며, 특정 물질이 피부에 닿은 후 며칠이 지나 가려움과 구진, 반점 등의 피부증상이 나타나는 질환이다.

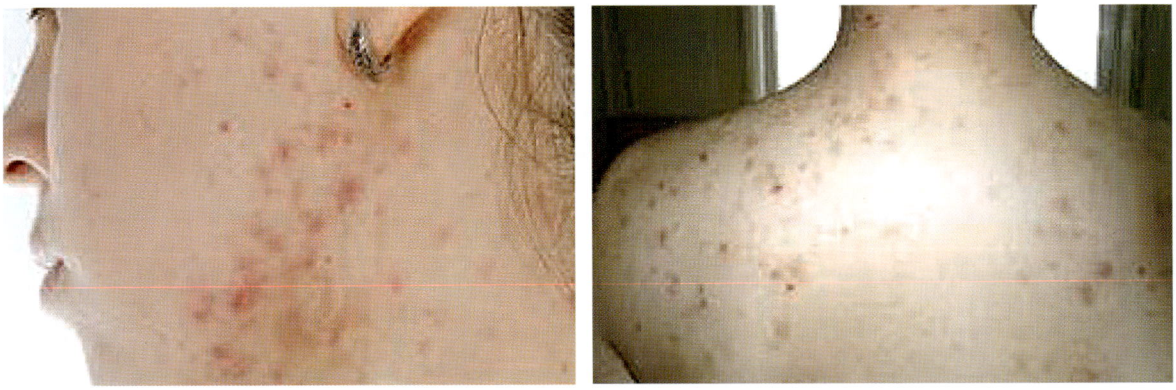

그림 6-1 얼굴과 등의 접촉피부염

2) 접촉피부염의 일반적 원인

(1) 자극접촉피부염

염산, 황산, 가성가리 같이 피부에 유독(독성)하거나 자극적인 화학물질에 노출되는 경우 발생하는 것을 접촉독(contact poison)이라 한다. 이 접촉독은 그 자체로 피부에 해가 되며, 농도를 높이거나 작용시간을 늘리면 누구나 발진을 일으킬 수 있다. 소아의 경우는 '기저귀발진'이며, 성인은 강한 비누, 용매나 제단약품 등에 의해 일어난다.

(2) 알레르기접촉피부염

어떤 화학제품에 선천적으로 매우 민감한 사람에게서 나타나는 면역반응이나 피부가 특정물질과 접촉했을 때 민감해지는 것을 알레르기성발진(알레르기접촉피부염)이라 하며, 그 원인이 되는 것을 알레르기항원(allergen)이라 한다. 접촉독이 그 농도를 높이거나 작용시간을 늘리면 100% 피부에 피해를 입히는 것과는 달리, 알레르기접촉피부염은 극히 일부에게서만 발생한다. 게다가 이 사람들은 아주 소량의 알레르기항원에도 바로 발진을 일으킨다. 따라서 발진이 생기기 쉬운 체질이란 이 알레르기성 체질을 가리킨다. 흔히 알려진 알레르기항원에는 담쟁이덩굴, 옻나무독의 화학물질, 금속 보석류에 함유된 니켈과 코발트, 지퍼와 금속성 물체, 피부항생제연고의 네오마이신, 가죽구두나 의복 등이 있으며, 장갑과 의복에 있는 포름알데히드 같은 방부제류 등이 있다.

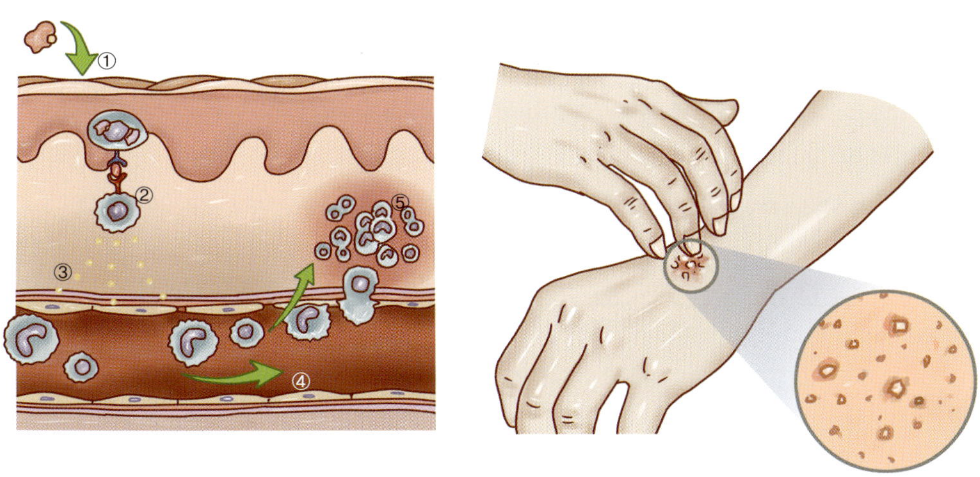

① 원인물질에 노출 ② 림프구의 감염 ③ 림프구의 염증물질 분비 ④ 염증세포 전이 ⑤ 염증반응 발생

그림 6-2 자극접촉피부염의 발병기전

알레르기성발진의 경우 알레르기항원이 되는 것을 사용한 후 발진이 생길 때까지 일정한 기간이 필요한데, 2~3주부터 2~3개월인 경우가 대부분이다. 예를 들어 화장품으로 인한 발진은 그때까지 사용하면서 아무 변화가 없었다가 어느 날 갑자기 나타나기도 한다. 그동안 문제가 없었기 때문에 화장품으로 인한 발진이 아니라고 생각하는 사람들이 많으나, 그래서 더욱 알레르기성발진이라 할 수 있다.

신체의 일부, 예를 들어 얼굴에 발진이 생겼을 때 만약 그것이 알레르기성이라면 얼굴뿐만 아니라 피부 전체가 알레르기성일 것이다. 때문에 원인이 되는 성분을 피부의 다른 부분에 바르면 그곳에도 발진이 발생하게 된다. 다만 부위에 따라서 발진이 더 쉽게 나타나거나 그렇지 않기도 하는 차이는 있다. 이를 이용해 알레르기항원을 파악하기 위한 피부검사를 실시하기도 하는데, 알레르기성발진은 아주 소량의 알레르기항원으로도 발생하기 때문에 무엇이 알레르기항원인지 알아내기 어려운 경우가 많다.

3) 접촉피부염의 증상

(1) 자극접촉피부염

자극접촉피부염은 피부에 약간의 발적이 있으며 조금 중한 경우 피부부종, 물집, 심하면 궤양이 발생한다. 2차적으로 세균감염이 일어나면 농포가 생긴다.

(2) 알레르기접촉피부염

알레르기접촉피부염은 피부발적, 물집과 심한 가려움을 동반한다. 다만 항원에 노출된 뒤 수시간이나 심지어 수일 후에도 증상이 나타나지 않을 수 있다. 금속보석류는 둥근 염증반응, 세탁세제는 옷을 입은 신체영역에 국한해서 증상이 나타난다. 만성접촉피부염은 피부가 두껍고 잘 벗겨지며, 건조하면서 색이 변하고 모발소실이 생긴다.

표 6-1 접촉피부염의 분류

	1차 자극성	알레르기성
첩포시험	일정한 농도에서 양성화	농도와 무관하게 양성
원인	접촉원이 독극물로 작용하면 표피세포에서 시토카인(cytokine)이 방출되어 습진반응이 일어난다. 첫 접촉에서 발생한다.	Ⅳ형 알레르기반응, 접촉원이 항원이 되어 소속 림프절에서 항체가 생산되며 습진반응이 일어난다.

(3) 진단

① 첩포시험(patch test)

접촉원으로 생각되는 물질을 건강한 피부에 붙이고 48시간 후에 박리하여 피부반응을 판정하는 시험이다. 48시간 후에 반창고를 벗겨내어 1회째 판정을 하고, 다음날 2회째 판정을 한다. 이때 피부가 붉게 붓고 가려움이 있는지의 여부를 살펴보게 되는데, 항원이라 여겨지는 것이 닿은 부분에서만 이러한 증상이 나타난다. 첩포시험에서 주의할 점은 예방을 위해 실시한 결과가 음성으로 나왔더라도 그것에 대해 반드시 발진이 생기지 않는다고 보장할 수는 없다는 사실이다. 한편, 이 테스트에서 양성이 나오면 그 주위로 발진이 새롭게 퍼지는 경우가 생기기도 하는데, 이는 알레르기성발진의 특징이다.

② 광패치테스트

일광접촉피부염 테스트법으로 통상의 패치테스트에 자외선이나 가시광선을 쪼여 실시한다. 광패치테스트를 포함한 접촉피부염테스트 및 판정은 전문적인 기술이 필요하므로 피부과 전문의에게 받는 것이 바람직하다.

③ 자극접촉피부염은 알레르기접촉피부염과의 감별이 중요하며, 발생 부위에 따라 손발에 발생한 건선이나 노출 부위에 발생한 일광피부염 등과도 감별해야 한다.

표 6-2 접촉피부염의 대표적 접촉원

<table>
<tr><th>부위</th><th colspan="2">대표적 접촉원</th></tr>
<tr><td>머리</td><td>육모제, 모염제, 샴푸 등</td><td rowspan="8">의료품
·
의약품
·
세제</td></tr>
<tr><td>얼굴</td><td>화장품, 향수 등</td></tr>
<tr><td>귀</td><td>귀걸이, 안경다리 등</td></tr>
<tr><td>목</td><td>목걸이, 화장품 등</td></tr>
<tr><td>체간</td><td>의료품, 세제 등</td></tr>
<tr><td>음부</td><td>콘돔 등의 피임기구, 기저귀 등</td></tr>
<tr><td>팔, 손</td><td>손목시계, 반지, 고무, 피혁제품, 옻나무 등의 식물, 농약 등</td></tr>
<tr><td>다리, 발</td><td>신발, 구두 등</td></tr>
</table>

4) 접촉피부염의 치료

(1) 원인이 되는 자극물질을 알아내고 피하는 것이 중요하다. 자극물질에 노출된 경우 물이나 중화로 씻어낸다. 피부염이 발생한 경우 급성기에는 젖은 드레싱(wet dressing)을 실시하고, 진물이 멈춘 후에는 국소스테로이드 치료가 일반적이다.

(2) 국소스테로이드와 함께 피부보습제의 사용도 도움이 된다.

(3) 부신피질스테로이드(adrenocortical steroid) 외용과 항히스타민제(antihistamine)를 복용한다.

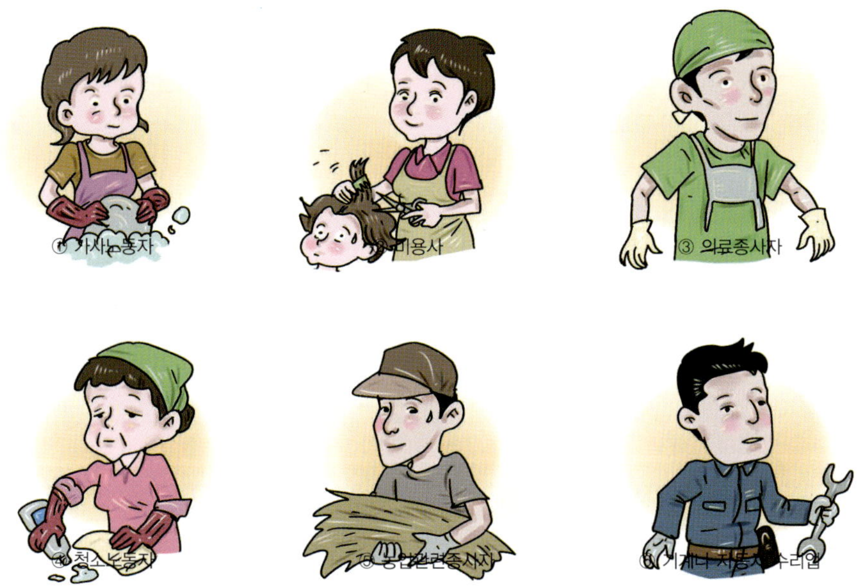

그림 6-3 접촉피부염이 잘 걸리는 직업

2. 아토피피부염(atopic dermatitis)

1) 아토피피부염의 개요

아토피피부염은 심한 가려움증이 동반되며 만성적으로 재발하는 피부습진질환으로 진드기, 꽃가루, 동물의 털, 음식물에 대한 알레르기성의 소양성 피부질환이다. 환자 대부분이 아토피소인을 가지고 있으며, 피부건조나 장벽기능 이상 등의 피부기능저하와 알레르기반응 등의 면역이상을 원인으로 발병한다.

아토피피부염(atopic dermatitis)은 유전적으로 지배되는 면역극로불린 E(IgE)의 항체 생산능력 상승을 기반으로 대부분 영 · 유아기에 발생하며, 얼굴에서 자주 발생하나 습윤성 습진이 얼굴에서 전신으로 확대되기도 한다. 나이가 들면 호발 부위가 내려가 팔다리 굴곡 부위에서도 관찰되며, 발진도 건조 또는 태선화(lichenification)한다.

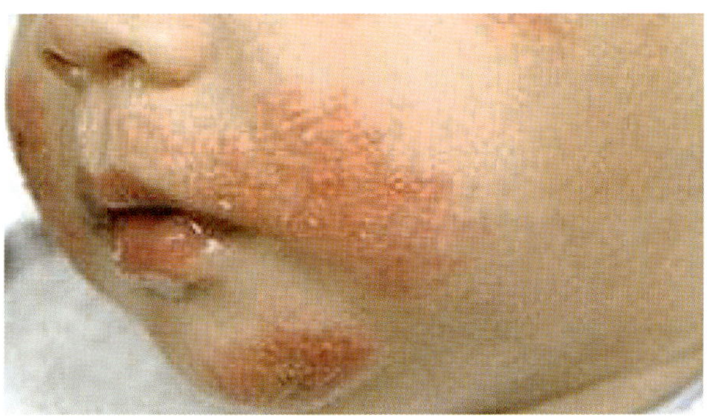
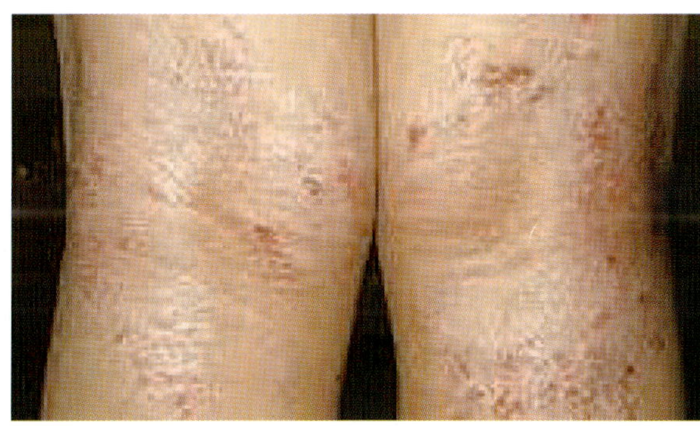

그림 6-4 얼굴과 다리의 아토피피부염

2) 아토피피부염의 원인 및 증상

(1) 원인

① 아토피피부염은 유전적 요인과 환경적 요인, 환자의 면역학적 이상과 피부보호막의 이상 등 여러 원인이 복합적으로 작용한다. 대부분은 영 · 유아기에 발병하지만 성인이 되어서 나타나기도 하며 가족력을 가지기도 한다.

② 산업화의 발달로 요즘은 환경요인의 중요성이 강조되고 있는데, 농촌의 도시화, 산업화, 핵가족화로 인한 인스턴트식품 섭취의 증가, 실내외 공해에 의한 알레르기물질의 증가 등이 아토피피부염 발병과 밀접한 관련이 있다.

③ 면역학적으로 환자의 80% 이상의 혈액 속에서 면역글로불린E(Ig E)가 증가하고 공기나 음식물의 항원에 대한 특이 IgE 항체가 존재하여 항원에 노출 시 양성반응을 보인다.

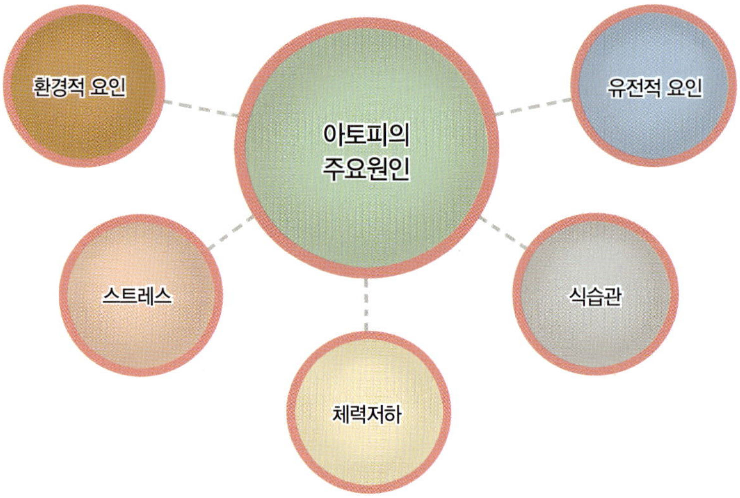

그림 6-5 아토피피부염의 원인

(2) 증상

① 대표적인 증상은 심한 가려움증과 함께 외부자극과 알레르기 유발물질에 매우 민감하게 반응하며, 겨울부터 봄까지 심해지고 악화와 호전을 반복하게 된다.

② 연령에 따라 나타나는 부위에 약간의 차이가 있는데, 유아기에는 주로 머리, 얼굴, 몸통, 팔다리가 펴지는 부위에 붉고, 습한 급성기습진으로 나타나며, 사춘기 이전까지의 소아기에는 이마, 눈 주위, 귀 주위, 사지가 접히는 부위에 건조한 습진이 나타나고, 사춘기와 성인기에서는 피부건조, 손발유두습진, 태선화 등이 나타나며 머리와 얼굴, 몸통 그리고 팔다리에 많이 나타난다.

③ 증상이 악화되는 요인으로 온도와 습도를 들 수 있는데, 아토피피부염 환자는 온도와 습도의 변화에 민감하다. 또한 정신적 스트레스의 영향도 받게 되어 긴장이나 격한 감정의 변화, 스트레스가 가려움증을 유발한다. 대개 소아는 공포심이 많아 부모에 의존성이 크고, 수면부족인 경우가 있으며, 영아기와 유아기는 우유, 계란, 땅콩, 콩, 밀가루, 생선과 같은 음식물에 대한 알레르기가 흔한데, 이런 음식에 대한 알레르기가 아토피피부염의 동반증상인 경우가 많다.

표 6-3 아토피피부염의 다른 유형

유 형	증 상
알레르기성 접촉습진	면역증상을 일으키는 이물질이 피부에 접촉하여 피부가 빨갛고 가려우며 진물이 난다.
접촉성습진	피부가 산이나 화학물질과 같은 유발물질에 접촉하여 피부가 빨갛고, 가려우며 타는 듯하다.
발한장애성습진	손바닥이나 발바닥에 자극과 더불어 가렵고 타는 듯하며 맑고 깊은 수포가 생긴다.
신경피부염	국소적 가려움증에 의해 머리나 다리 아래, 손목 또는 팔 부분에 비늘같은 딱지가 생긴다.
동전습진	피부에 동전 모양의 자극 부위가 나타나 딱지나 비늘이 생기기도 하고 매우 가려울 수 있다.
지루습진	앞머리나 신체의 다른 부분에 있는 피부에 노란색의 지성성분인 비늘 자반이 생긴다.
스테이시스피부염	혈류 문제로 인하여 다리 아래 피부가 자극을 받는다.

3) 아토피피부염의 검사와 치료

(1) 검사

① 환자의 특징적인 증상으로 아토피피부염을 진단하게 되는데, 가려움증, 연령에 따라 특징적인 피부염의 모양 및 부위, 아토피질환의 가족력이 있는지 확인한다. 또한 음식물알레르기검사를 통해 특정 음식물과의 상관성을 확인해 본다.

② 피부단자검사는 소량의 항원을 피부에 삽입시켜 발진양상을 보고 알레르기반응을 판단하며 확진을 하기 위해서는 음식물 유발검사를 실시한다.

③ 혈액검사를 통해 면역글로불린(Ig E)과 혈청 총면역글로불린(Ig E) 농도로 아토피양상을 판단한다. 우리 몸은 몸속의 외부물질(항원)을 제거하기 위해 항체를 만드는데 항체들 중 아토피와 관련된 것이 면역글로불린(Ig E)이며, 이는 아토피피부염 환자의 80% 정도에서 증가된 수치를 보인다.

(2) 일반치료

아토피피부염에 관여하는 인자들은 복합적으로 작용하는 경우가 대부분으로, 하나의 인자를 제거하더라도 증상이 가벼워지는 경우는 드물다. 따라서 치료를 위해서는 증상을 악화시키는 인자를 하나하나 제거해야만 한다.

① 건조한 피부를 위해 피부보습제를 사용하며 피부청결을 유지한다.

② 2차적인 피부감염증을 예방하기 위해 국소스테로이드제와 항히스타민제, 국소면역조절제 그리고 항바이러스제 등을 사용한다.

(3) 전문치료

① 환자의 상태가 심한 경우 자외선을 이용한 광선치료를 시행한다.

② 면역억제제인 사이클로스포린(cyclosporin)을 사용하고 전신스테로이드제나 감마인터페론 등을 사용한다.

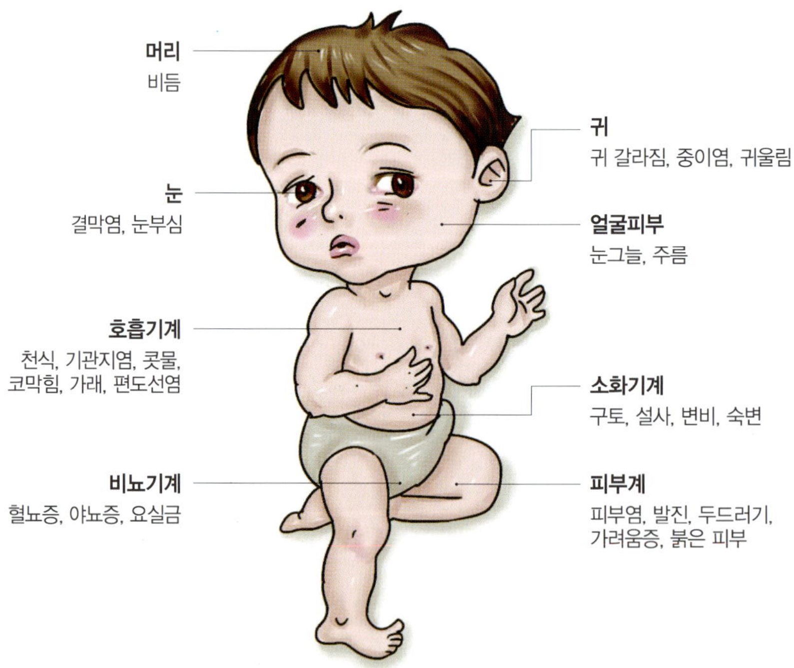

그림6-6 아토피피부염 발생부위

3. 지루피부염(seborrheic dermatitis)

1) 지루피부염의 개요

머리(두피)와 안면 및 이마, 상부 체간, 겨드랑이 등 피지분비가 많은 신체 부위에 잘 발생하며 홍반(붉은 반점)과 가느다란 인설(비듬)을 주된 증상으로 하는 만성염증성 피부질환으로 지루성습진이라고도 한다. 호발하는 연령은 생후 3개월 이내, 그리고 40~70세 사이에 발생빈도가 높으며, 유아에서는 성별 간의 차이가 없으나, 특히 성인 남자의 3~5%에서 발생하는 매우 흔한 종류의 습진으로 지성피부와 관련이 있다.

2) 지루피부염의 원인

지루피부염의 원인은 아직 확실히 밝혀져 있지 않으나, 유전적 요인이나 가족력, 피지의 과다분비, 음식물, 호지성진균인 말라쎄지아(malassezia fufur), 곰팡이균의 활동, 표피의 과다증식, 세포성 면역이상, 피부장벽기능이상 그리고 신경계 장애 등이 지목되고 있으며, 또한 세균의 감염이나 호르몬의 영향, 정신적 긴장 등이 작용하여 발생하는 것으로 추측하고 있다. 지루피부염의 원인균주인 '말라쎄지아(malassezia fufur)'는 지루피부염뿐만 아니라, 건선, 어루러기, 모낭염, 아토피피부염, 심상성여드름 등의 발생에도 관여하는 것으로 알려져 있다.

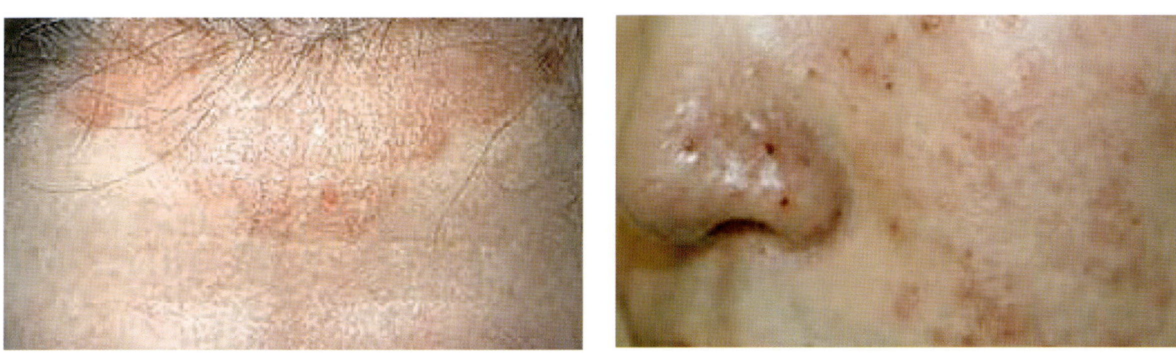

그림 6-7 이마와 얼굴의 지루피부염

3) 지루피부염의 증상

이 질환은 홍반 위에 발생한 건성 혹은 기름기가 있는 노란 비늘형태인 인설과 딱지가 대표적인 증상으로, 거의 모든 환자에게서 가려움증이 동반되는 것이 특징이다. 주로 두피, 눈썹, 눈꺼풀, 코 주위, 귀, 앞가슴, 겨드랑이, 유방아래, 배꼽 주변, 회음부 등에 다양한 크기와 모양의 홍반성의 병변 위로 여러 가지 형태의 각질이 나타나는데, 증상이 심할 경우에는 진물이 흐르거나 두꺼운 딱지가 앉을 수도 있으며, 2차적으로 세균에 감염되면 악취가 나기도 한다.

또 피부가 겹친 부위에는 균열이 발생하기도 한다. 지루피부염은 드물게 전신성벗음피부염(박탈피부염, exfoliative dermatitis)으로 이행되며, 이러한 전신발진은 샘병증(adenopathy)을 수반할 수 있다.

유아에서의 전신지루피부염은 상피벗음홍색피부증(낙설홍색피부증, erythroderma desquamativum)이라 불리며 전신상태가 나쁘고, 빈혈, 설사, 구토를 동반한다.

표 6-4 지루피부염의 부위에 따른 증상

부 위	증 상
두피	표면에 표피탈락 현상(비듬) 유아는 황색 또는 갈색의 애기머리기름(cradle cap)이 형성
얼굴	뺨, 코, 이마에 구진성 발진형성 쉽게 벗겨지는(flaky) 비늘과 홍반이 눈썹에서 발견 비늘 밑의 피부는 붉은색, 눈꺼풀은 황적색으로 변화
귀	바깥귀길(외이도)에는 심한 가려움증을 동반한 비늘이 발생 귀 뒤 부위와 귓불 아래 부분에도 발생
겨드랑이 부위	발진이 양측성으로 꼭지에서 시작되어 주변의 피부로 번짐
샅고랑 부위와 둔부	이 부위의 주름에 백선감염이나 건선과 유사한 양상의 지루피부염이 발생할 수 있으나 비늘이 미세하고 경계가 덜 명확하며 양측성과 대칭성의 경향이 있음

4) 지루피부염의 진단

(1) 병변 부위의 시진으로 진단

(2) 지루성 피부염

만성지루피부염은 피부조직검사와 기타 다른 검사를 실시하여 다른 질환과의 감별 및 동반된 타질환을 확인해야 하며, 조직검사를 시행한 경우 털집구멍 주위에 인접해서 부분적으로 나타나는 비늘과 딱지를 볼 수 있다.

(3) 건선

두꺼운 인설, 인설을 제거했을 때의 점상출혈, 전두부두피 가장자리에 호발하는 점, 치료에 잘 반응하지 않고 가려움증이 거의 없는 경우는 건선이다.

(4) 병리조직소견

건선과 해면상피부염(spongiotic dermatitis)에서 관찰되는 복합적 양상을 보이며, 특징적인 소견으로는 털집구멍(follicular ostia) 주위에 국소적으로 보이는 비늘과 딱지가 있다.

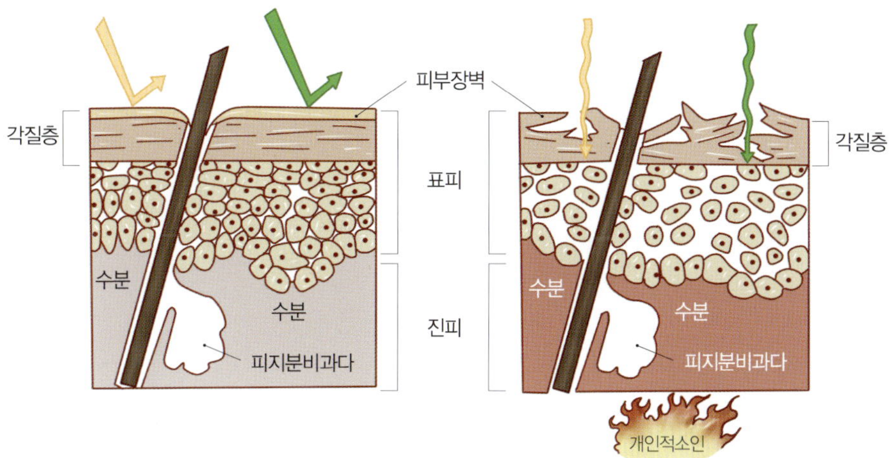

그림 6-8 정상피부와 지루피부염

5) 지루피부염의 치료

지루피부염의 치료는 단지 증상을 완화시킬 뿐 완치방법은 없으며, 비타민 B2, B6 등을 내복하고 머리에 생긴 지루피부염은 지속적으로 약용샴푸를 사용해 머리를 감아 준다.

붉은 정도가 심할 때는 부신피질호르몬제를 바르고, 두꺼운 딱지가 앉았을 때는 아연화연고 등을 바르고 거즈를 붙인다. 또 기름진 음식을 피하고, 머리 등을 손톱으로 긁어서 자극하지 않도록 하며, 2차적 세균감염이 발생하면 항생제 계통의 약을 사용한다.

전신적 증상인 경우에는 부신피질호르몬제의 내복약을 투여하고 만일 원인균이 곰팡이라면 항진균제 크림을 사용한다.

(1) 유아의 지루피부염

① 두피 부위

올리브기름으로 두피를 찜질(compress)하여 딱지를 제거하며, 역가가 낮은 스테로이드(예: 0.5~1% 하이드로코르티손)를 단기간 사용한다.

② 피부 부위

피부가 접히는 부위에 발생한 경우 건조로션(drying lotion)을 사용하며, 삼출성 피부염이 발생한 경우에는 0.1~0.25%의 겐티아나바이올렛(gentian violet)용액을 도포한다.

③ 유아의 지루피부염 치료에 고단백, 저지방, milk-free 식단은 도움이 되지 않으며 비오틴(biotin), 비타민 B 복합제 또는 필수지방산 등의 효과도 아직 입증되지 않았다.

(2) 성인의 지루피부염

① 얼굴 부위

기름기가 많은 연고나 화장품의 사용을 피하고 비누의 사용횟수를 줄인다. 또한 면도 전후에 사용하는 알코올성분의 면도용 로션을 바르지 않는다.

② 두피 부위

두피의 경우 항진균제 등이 포함된 샴푸를 일주일에 2~3차례 사용하고, 또 역가가 높은 스테로이드를 단기간 사용할 수 있다.

③ 기타 부위

부작용이 적은 0.5~1%의 하이드로코르티손(hydrocortisone)을 사용할 수 있으나 얼굴, 겨드랑이, 샅고랑 부위에는 장기간 사용하지 않는다.

(3) 약물치료

국소스테로이드(steroid), 항진균제 및 국소 칼시뉴린 억제제(calcineurin inhibitor)를 1차적으로 사용한다. 케토코나졸(ketoconazole), 시클로피록스(ciclopirox) 등도 효과를 나타내는 약제들이다.

표 6-5 질환별 차이점

질 환	증 상
지루피부염	생후 1달 내에 발생 겨드랑이에 병변이 진행 가려움증이 심하게 나타남
아토피피부염	생후 3달 이후에 발생 팔과 다리로 병변이 진행 피부병변이 기저귀 부위에만 국한 가려움증이 경미한 경우
건선	비늘이 두꺼우며 비늘을 제거할 경우 출혈점(점상출혈, petechiae), 손발톱오목(nail pitting)이 나타남 건선의 다른 호발 부위에 병변이 출현, 치료에 저항하는 점

4. 여드름(acne)

1) 여드름의 개요

여드름은 얼굴이나 목 부분, 가슴 부위, 등 그리고 어깨 부위에 털구멍(개방 면포와 폐쇄면포)이 막히거나 뾰루지 또는 종기(낭종 또는 결절) 등이 발생하는 염증성 피부질환으로 대부분 지성인 피부 부위에 생기며 사춘기 남녀에게 많이 발생하는데, 이 시기에 생식샘의 기능이 왕성해져 남성호르몬의 자극으로 인해 기름샘의 기능이 활발해지기 때문이다. 여드름은 피부의 기름샘에 영향을 주는 질병으로 피부에 있는 작은 구멍들(모공)은 피부 아래의 기름샘과 연결되어 있으며, 이 샘들은 피지라고 부르는 기름기 있는 물질을 만들어 낸다. 모공은 주머니라 불리는 관에 의해 샘과 연결되어 있으며, 이 주머니 안에 있는 기름이 죽은 피부세포를 피부표면으로 이동시키고, 얇은 털 또한 주머니를 통해 자라 피부 밖으로 배출된다. 이때 모낭 내에 상주하는 균인 프로피오니박테륨 아크네(propionibacterium acnes; P. acnes)가 지방분해효소를 분비하는데, 이 과정에서 피부샘의 주머니가 막히면서 여드름이 자라게 되어 결국 염증을 초래한다.

여드름은 사춘기에 시작되지만 일정 연령이 되면 자연스럽게 없어진다. 여드름이 사라지는 나이에는 개인차가 있으며, 이 또한 태생적으로 정해져 있다. 다만 적절한 조치를 취하지 않으면 40세 가까이까지 지속되는 경우도 생긴다. 다시 말해 여드름은 대개 10대 초반에 발생하나, 20대 전후에 증상이 심해질 수도 있으며, 30대와 40대 성인에게도 발생할 수 있다. 또 일반적으로 치료를 하지 않아도 보통 수년 후에 없어지지만, 적절한 치료를 하지 않을 경우 영구적인 흉터가 남을 수 있다.

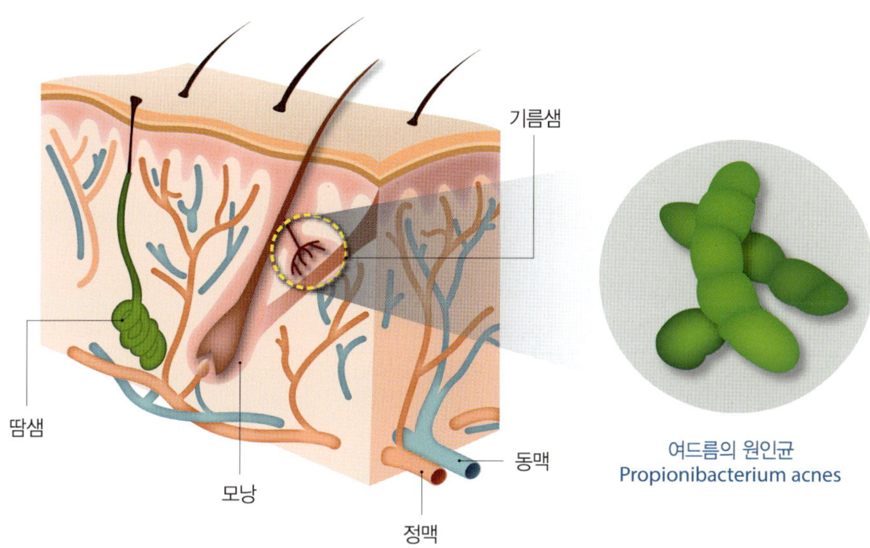

그림 6-9 기름샘의 구조와 여드름의 원인균

2) 여드름의 원인

여드름의 정확한 원인은 아직 확실히 밝혀지지 않았지만, 한 가지 원인보다는 여러가지 원인이 복합적으로 작용하고 있다.

(1) 유전적요인

여드름은 가족력이 있지만 이를 증명할 연구자료는 아직까지 확실하지 않다. 그러나 여드름의 근본적 원인인 모공이 막히는 이유가 명확하게 밝혀져 있지 않더라도 유력한 원인으로 유전이라는 요인을 들 수 있다. 정상인은 피지가 적절히 생성되지만 어떤 사람들은 피지가 과분비되는 유전자를 보유하고 있다는 것이다.

(2) 식습관요인

당성분이 많은 음식이 여드름 발생에 악영향을 미친다고 알려져 있지만 직접적인 관련성은 없으며, 그보다는 여드름균에 의한 발생이 더 확실한 원인으로 생각되고 있다. 그래도 매일 섭취하는 식단은 직간접적 영향이 있을 수 있다. 초콜릿, 코코아, 커피 같은 자극적인 음식, 크림(아이스크림, 케익), 버터, 치즈, 그리고 단팥죽 같이 당분이 많은 음식들은 모두 여드름에 좋지 않다. 여드름은 젊은 사람들에게 주로 생기는데, 젊은 사람들이 좋아하는 음식은 모두 여드름에 좋지 않다. 그렇다고 지나치게 제한하다 보면 스트레스 때문에 오히려 여드름이 악화될 수 있으므로, 자신의 피부에 안 좋다고 느껴지는 것만 피하는 것이 바람직하다. 그 밖에도 고기나 유제품, 해조류, 가공식품, 기름 그리고 카페인 등이 여드름 유발인자로 간주되고 있으나 이 의견에 대해서도 아직 확실한 근거가 없는 상황이다. 하지만 건강을 위해서라도 식습관의 개선은 필요하다.

(3) 분비샘의 변화

피지를 분비하는 기름샘은 모낭을 통해 분비되고, 땀을 통해 몸 밖으로 배출된다. 그런데 어떤 이유에서든지 이 모공이 막히면 피지가 나오지 못하고 모낭 속에 고인다. 모낭에 고인 피지는 시간이 지나면서 딱딱하게 굳게 되는데, 이를 면포(여드름 씨앗)라고 한다.

(4) 호르몬의 변화

여드름은 남녀 모두 성호르몬, 특히 남성호르몬의 분비가 많아지는 사춘기에 나타난다. 이 시기에 기름샘의 발육이 왕성해져 피부가 지성으로 바뀌면서 여드름으로 발전하는 것이다. 소아기 때 여드름이 나타나지 않는 것은 기름샘의 발육이 적기 때문이다. 사춘기나 여성의 생리기간에는 호르몬의 균형이 깨져 피부의 분비물이 많아지고, 갑자기 많아진 피지가 모낭을 통해 적절하게 배출되지 못하므로 여드름이 생기게 된다. 얼굴의 피지가 제대로 제거되지 않거나 운동부족으로 피지의 배출량이 적은 경우에도 분비물들이 모낭을 막게 되어 여드름이 생길 수 있는 확률이 높아진다.

이러한 이유로 성적으로 성숙이 2~3년 정도 빠른 여성은 남성보다 2~3년 먼저 여드름이 생기게 된다. 여드름이 난 여성들은 생리가 불규칙하거나 생리통이 심한 경우가 많은데, 그 원인 또한 정상인에 비해 남성호르몬이 여성호르몬보다 많기 때문이다. 따라서 여드름의 치료에는 여성호르몬이 사용된다.

3) 여드름의 성립

여드름은 나는 사람이 있는가 하면 그렇지 않은 사람이 있다. 이는 태생적인 성질로 유전과 관계가 있기 때문인데, 실제로 부모자식이나 형제 사이에서 나타나며, 쌍둥이의 경우 두 명 모두에게 나타난다. 즉, 태어날 때부터 이미 여드름이 날 사람과 그렇지 않은 사람이 결정되어 있는 것이다.

(1) 여드름의 발생

여드름은 여러 가지 원인이 복합적으로 작용하여 발생하며 또한 여러 형태의 피부발진이 섞여있다.

① 제 1단계: 면포(comedo)형성단계

피지의 과다분비로 모공에 유성물질이 쌓이면서 점점 솟아오르고, 마침내 모공 속에 황백색의 피지덩어리가 생기게 된다. 이 피지들이 외부 공기에 닿아 검게 변색되는 경우가 많은데, 이것을 짜면 끝이 검은 황백색의 기둥 모양의 덩어리가 나온다. 이것을 면포라 하며 여드름의 제 1단계이다. 표면이 검은 면포를 검은여드름, 황백색의 면포를 흰여드름이라 한다.

② 제 2단계: 구진(papule)단계

면포를 중심으로 주위의 피부가 붉어지고 솟아오르게 되는데, 이것을 구진이라 하며 여드름의 제 2단계이다. 기름샘이 위축되고 경미한 염증이 나타나는 시기이다.

③ 제3단계: 농포(pustule)단계

여드름피부 같은 지루성피부는 일반적으로 세균감염을 일으키기 쉽다. 따라서 여드름이 곪아 농포가 생기게 되는데, 이것이 여드름의 제 3단계이다. 심한 염증과 결절의 시기이기도 하며 반흔조직을 남기기도 한다.

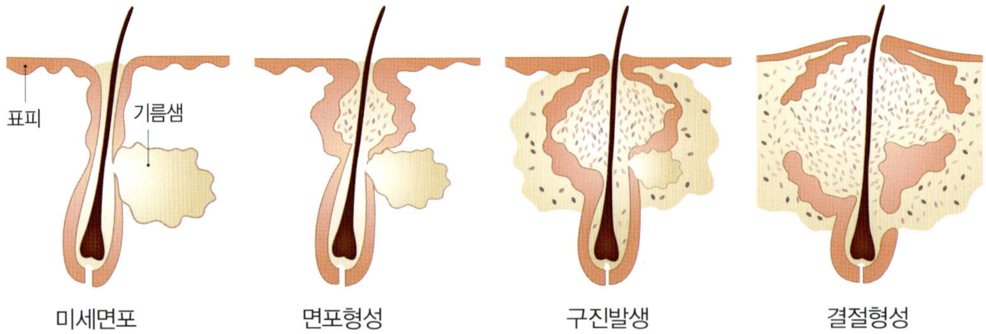

그림 6-10 여드름의 발생과정

(2) 임상현상

여드름은 피부가 지성이 되면서 시작되는데, 특히 기름샘이 많이 존재하는 미간, 콧방울 주위, 인중, 입 주위 같은 얼굴 부위의 지성화가 심해진다. 여드름 환자는 정상인에 비해 피지분비가 증가되어 있는데, 피지분비의 정도는 여드름의 중증도와 밀접한 연관성을 보인다. 분비된 피지는 모낭의 개구를 통해 피부표면으로 배출되면서 모낭의 내벽을 자극하여 내벽세포가 더 빨리 탈락하게 만들고, 탈락된 세포들은 엉겨서 모낭의 구멍을 막아 여드름의 기본 병변인 면포(모낭 속의 딱딱한 피지)를 형성한다. 모낭 내에 상주하는 균인 프로피오니박테륨 아크네(propionibacterium acnes; P. acnes)는 지방분해효소를 분비하는데, 이 효소가 피지 중의 중성지방(triglyceride)을 분해하여 유리지방산(free fatty acid)을 형성하게 되고, 형성된 유리지방산은 다시 모낭을 자극하여 모낭벽을 터트린다. 결국 피지, 세균, 탈락된 세포들이 피부로 방출되어 홍반, 부종, 고름, 즉 뾰루지를 생기게 한다.

또한 각종 세균이 면포와 만나 염증을 일으키면 여드름이 된다. 이 면포가 염증을 일으켜 모공을 더욱 단단하게 막으면 피지는 분비되지 못하고 피부 밑에 계속 축적되어 있다가 시간이 지나면 여드름이 피부 바깥으로 불쑥 튀어나오게 된다.

(3) 염증반응

염증반응을 일으키는 원인은 아직 명확히 밝혀지지 않았으나 피부의 피지와 면포에는 세균들의 훌륭한 영양공급원인 글리세롤이 잔뜩 들어있는데 이것을 계속 방치하면 곪아서 누런 고름이 생기기도 한다. 다시 말해 피지와 여드름균이 결국에는 여드름이라는 것을 만들어 낸다. 여드름의 염증은 피지성분 중 중성지방(triglyceride)이 세균에 의해 가수분해되어 생성된 유리지방산(free fatty acid)이 주된 원인으로 여겨지고 있으며 또 다른 요인으로는 리놀레산(linoleic acid)의 감소가 중요한 원인으로 추정된다. 즉, 피지분비의 증가로 인한 피지 구성성분인 리놀레산(linoleic acid) 감소가 털집의 과다각질화와 표피의 장벽기능 이상을 초래하고 여드름의 병인으로 작용하여 염증을 유발하게 된다는 것이다.

또 다른 요인으로는 털집 내의 프로피오니박테륨 아크네가 생산하는 여러 매개체들이 중요한 역할을 하는 것으로 보고있다. 다형핵백혈구가 프로피오니박테륨 아크네를 포식하면 가수분해효소를 분비하여 털집벽을 파괴하게 되고, 털집 내용물이 진피 내로 유출되어 염증반응과 이물반응이 일어나게 된다. 프로피오니박테륨 아크네에 대한 숙주반응도 중요한 작용을 하는데, 심한 여드름 환자에게서는 프로피오니박테륨 아크네에 대한 항체증가가 나타날 수 있다. 여드름 환자의 털집 내에서는 프로피오니박테륨 아크네를 비정상적인 균으로 인식함으로써, 염증성 시토카인과 효소 등이 활성화되는 등 다양한 요인에 의해 염증반응이 유발되는 것으로 추정된다.

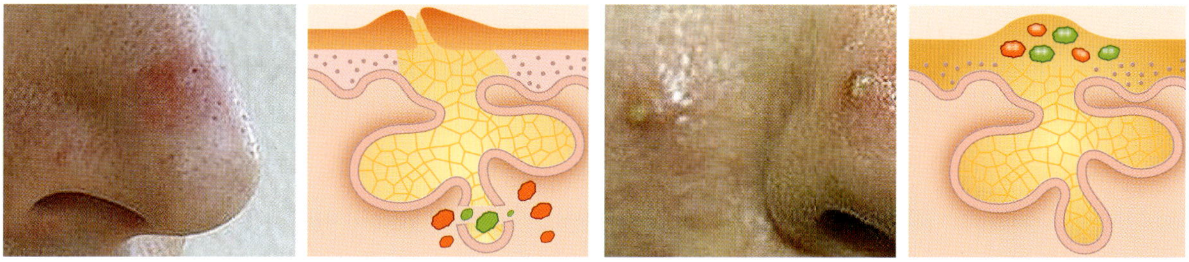

그림 6-11 화농의 시작과 형성

4) 여드름의 분류

(1) 발생 시기에 따른 분류

① 신생아여드름

태반을 통해 산모로부터 전달된 호르몬인 프로게스테론에 의해 주로 남자신생아의 코, 뺨, 이마 등에 나타나는데, 이는 일시적인 현상으로 치료를 하지 않아도 저절로 없어진다.

② 소아여드름

원인은 정확히 알려져 있지는 않지만 성별에 관계없이 주로 얼굴 중앙부에 발현하게 되는데 그리 오래 가지 않고 사라진다.

③ 사춘기여드름

여드름은 일반적으로 사춘기부터 시작된다. 남자는 15~19세, 여자는 14~16세 사이에 흔하게 발생하는데, 성호르몬의 분비로 인해 사춘기의 전형적인 여드름이 나타나기 시작하며 얼굴, 몸, 특히 앞가슴, 등에 염증성 또는 비염증성 병변이 나타난다.

④ 성인여드름

30~40세 이후까지도 지속해서 나타나는 여드름을 성인여드름이라고 한다. 성인여드름은 최근 증가 추세에 있으며 사춘기여드름과는 달리 주로 여성에게서 훨씬 많이 발생하는데, 대부분 심하지는 않지만 염증성 병변으로 나타나는 경우가 많다. 또 사춘기여드름보다 유병기간이 더 길고 치료반응이 느리게 나타나며 흉터도 잘 생긴다. 사춘기여드름과는 달리 턱과 입 주위에 더 많이 발생하는 특징을 보이며 계절에 관계없이 발생하고 피지분비도 많지 않다. 성인여드름의 악화요인으로는 스트레스, 약물, 기름기가 많은 음식, 담배, 생리 등이 있다.

(2) 형태에 따른 분류

① 비염증성 여드름

여드름의 시작은 면포가 생기는 것부터이다. 면포에는 털구멍 입구가 열려있는 개방면포에서 만들어진 것과 털구멍 입구가 닫혀있는 폐쇄면포에서 만들어진 것 두 가지가 있는데 개방면포에서 만들어진 면포는 멜라닌색소의 침착으로 표면이 검은색을 띠고 있어 검은여드름이라 하고, 폐쇄면포에서 만들어진 면포는 황백색을 띠고 있어 흰여드름이라고 한다. 다만 면포 주위에는 염증이 나타나지 않는 일반적인 여드름의 형태를 보이는 것이 특징이다.

② 염증성 여드름

면포가 오래되면 위에서 설명한 염증반응이 면포 주위에 형성되어 염증이 생긴다. 여드름에 염증이 생기면 처음에는 붉은 기가 돌고, 시간이 흐르면서 갈색으로 변하게 되며, 염증의 정도에 따라 붉은여드름(구진성), 곪는 여드름(화농성), 결절, 낭종 등이 형성되는데, 이 중 어느 한 형태가 주로 나타나는 경우도 있으나 대부분 여러 형태의 발진이 섞여 있는 것이 특징이다.

③ 여드름의 반흔조직

여드름 부위에 염증이 심해지거나 관리를 잘못해서 피지가 피부 안쪽으로 터지게 되면, 피부가 울퉁불퉁하게 튀어나오게 되어 흉터가 생긴다. 여드름흉터는 다른 흉터에 비해 가장자리가 매우 날카롭고 깊이 파여 있어 반흔조직의 자국을 광범위하게 남기게 된다.

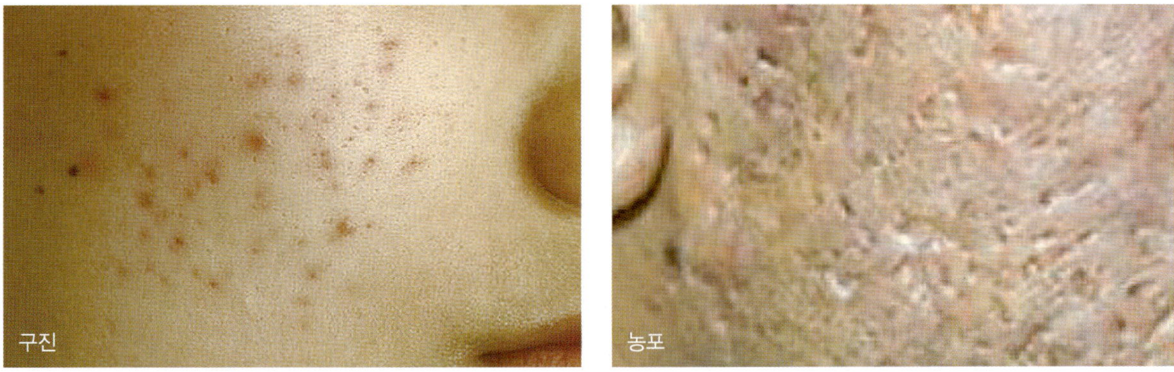

그림 6-12 여드름의 자국과 흉터

5) 여드름의 치료

(1) 여드름치료의 필요성

여드름은 세월의 흐름에 따라 자연스럽게 사라지는 경우가 대부분이다. 그러나 여드름을 방치해 두면 피부에 자국이 남게 되어 일생 동안 지속된다. 여드름은 치료한다 해도 일정 연령이 되기 전까지는 계속해서 새로운 여드름이 발생한다. 그러나 치료를 하면 그 수를 줄일 수는 있다. 또한 여드름을 치료하지 않고 방치하면 화농이 생겨 여드름이 사라지는 시간이 더 오래 걸리고 육체적, 경제적 부담도 커지게 된다.

여드름치료는 여드름이 더 이상 나지 않는 시기가 올 때까지 여드름을 최대한 빨리 없애 평생 동안 남을 수 있는 흉터를 미리 방지하는 차원에서 반드시 필요하다. 또 여드름의 발생은 심리적인 영향에 많이 좌우되므로 이러한 심리적 영향으로부터 벗어나기 위해서도 여드름치료는 필요하다.

(2) 여드름치료의 목적

여드름은 한번 발생하면 발생 부위뿐만 아니라 주위조직까지 광범위하게 나타나므로 치료가 오래 걸리는 것이 특징이다. 따라서 치료하는 동안 계속해서 관리해주는 과정이 필요하다. 여드름치료의 궁극적인 목적은 새로운 여드름의 발생을 막는 것이다.

(3) 외용제(바르는 약)

외용제는 피부의 유분을 제거하는 성분, 세균감염을 예방하는 성분, 두꺼워진 각질을 녹이는 성분을 함유하고 있는 제품을 선택하도록 하며 유액형태의 제품이 이상적이나 크림형태도 상관없다. 바르는 약은 경증 혹은 중등증의 여드름에 주로 사용되나, 피부가 건조해지고 각질이 일어날 수 있기 때문에 비누세수를 자주 하거나 각질을 문지르는 행위 등은 피해야 하고, 세안 후에는 적당한 피부보습제를 사용하는 것이 좋다.

비스테로이드계 항염증외용제나 항균제크림, 또 최근에는 비타민 A산의 하나인 아다팔렌(adapalene)외용약이 사용되고 있으며, 유황연고, 쿤멜펠트액 같은 것도 효과적이다. 각질제거와 함께 피지배출이 잘 되도록 하는 트레티노인(tretnoin)이나 강력한 항균효과와 함께 약간의 항염증작용과 면포용해작용이 있는 벤조일 퍼옥사이드(benzoyl peroxide) 등도 있다.

(4) 내복약(먹는 약)

중등도나 중증의 여드름에서는 먹는 약이 주로 사용되며 여기에는 경구용 항생제와 비타민 A 유도체인 레티노이드(retinoid)가 주로 처방된다.

① 항생물질

항생물질은 직접적으로 모낭 내 여드름균을 감소시키고 염증반응을 줄여 홍반을 감소시키는 데 사용된다. 특히, 가슴이나 등 부위에 염증성 병변이 있는 경우에 효과적이다. 화농이 생긴 여드름에는 항생물질이나 비타민 B2, B6, C를 내복하고, 입주위에 국한된 여드름에는 비타민 B2, B6를 내복하며, 턱에 국한된 여드름에는 비타민 A를 투여하고, 이마에 국한된 여드름에는 에스트리올(estriol)(에스트릴정)을 복용한다. 항생물질로는 테트라사이클린(tetracycline), 미노사이클린(minocycline), 에리스로마이신 등이 많이 사용되는데, 항생제를 장기간 사용할 경우 장내세균의 변화에 의한 설사, 장염 등이 발생할 수 있으며, 여성에서는 드물게 질부위의 진균감염이 발생할 수 있다.

② 레티노이드(retinoid)

피지분비를 줄여주는 약제로 사용되는 것이 레티노이드제제이다. 이외에도 여드름 발생 시 나타나는 비정상적인 각질의 억제에 도움을 줄 수 있으며, 염증반응이나 세균증식 등 대부분의 발생경로를 차단하는 데 도움을 준다.

(5) 여드름자국의 치료

① 스테로이드 주사요법

여드름 자국의 치료는 매우 까다롭고 어려우며 쉽게 원래의 피부로 돌아오기란 그리 쉬운 것이 아니다. 크게 곪은 여드름은 보기에도 흉하지만 흉터로 남을 가능성이 많은데 이런 부위는 주사요법을 사용하면 흉터 발생을 줄일 수 있다. 또 심한 염증성 병변으로 피부가 딱딱해졌을 때 병변 부위에 희석한 트리암시놀론을 직접 주입하면 여드름이 빨리 없어지고 흉터가 남지 않도록 도와준다.

② 박피술

여드름이 비교적 넓은 부위에 퍼져 있을 때 각질을 벗겨주는 박피술을 사용하는 경우가 있다. 박피술을 사용하면 여러 원인으로 막혀있던 모공이 열리면서 면포 부위에 발생할 수 있는 염증을 미연에 방지하거나 염증반응을 최소화시킨다. 또한 박피술을 시술하고 나면 바르는 약의 피부흡수가 증가되어 약제의 효능이 높아지는 효과도 있다.

③ 크로스요법(도트필링, cross)

크로스요법은 화학적 피부재생술을 말하며, 흉터나 모공 부위에 트리클로로아세트산(trichloroacetic acid, TCA)이라는 화학물질을 사용하는 방법이다. 화학물질로 자극을 받은 진피층의 섬유세포들은 콜라겐합성을 증가시켜 흉터 부위의 진피층을 두껍게, 즉 국소적으로 피부를 재생시킨다. 크로스요법은 흉터의 깊이에 따라 일정한 간격으로 수차례 치료를 반복할 수 있으며 넓어진 모공 주변에 새살을 채우는 방법으로, 영구적인 치료 효과를 볼 수 있는 장점이 있다.

TCA를 흉터바닥에 바른다.
TCA를 피부 안으로 넣는다.

그림 6-13 도트와 크로스요법

④ 프렉셔널(fractional) 레이저

피부표면의 일부에만 레이저가 조사되며 레이저를 조사받지 않은 피부에 의해 빠른 치유가 일어나도록 고안된 레이저치료법이다. 레이저광선이 표피를 통과해 진피층 깊은 곳까지 전달됨으로써 피부의 겉과 속을 함께 개선시키며, 노화로 인한 피부주름, 모공확장, 여드름흉터, 튼살, 외상성흉터, 수술흉터, 화상흉터 등에 광범위하게 사용할 수 있다. 프렉셔널 레이저가 나온 초기에는 기미치료에 효과적이라고 알려졌으나 과색소침착 등의 합병증이 나타나기 때문에 효과는 만족스럽지 못하다.

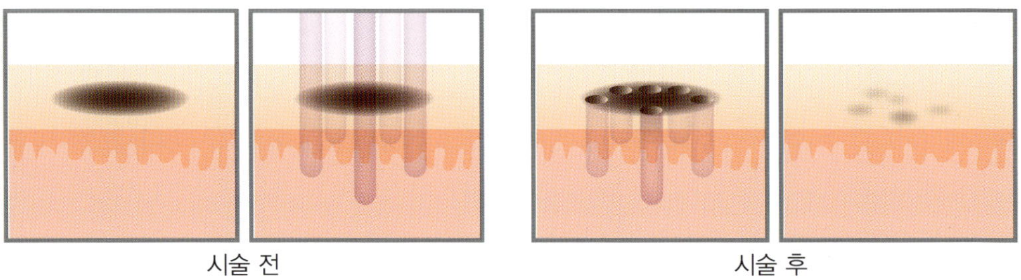

그림 6-14 프렉셔널 레이저의 시술 전·후 비교

⑤ 필러(filler)

피부의 흉터 부분에 필러물질을 주사하여 해당 부위를 인공적으로 팽팽하게 만드는 방법이다. 필러물질에는 콜라겐(collagen)과 히알루론산, 자가지방, 실리콘(silicone) 등이 있는데, 부작용이 많다는 단점이 있다.

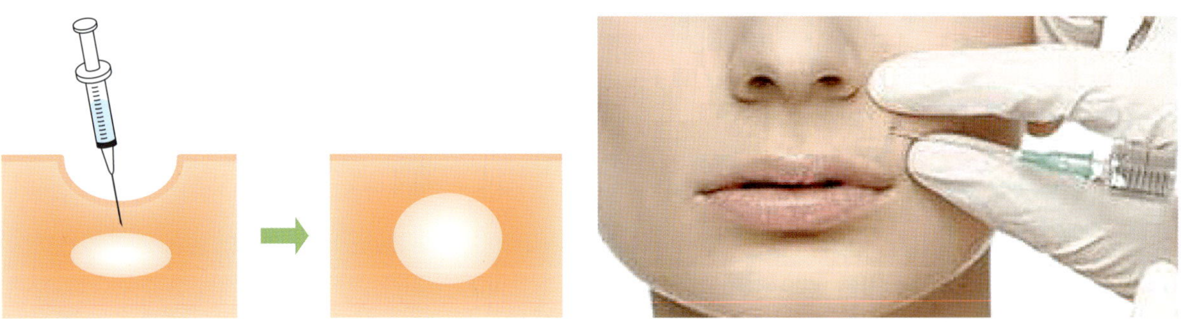

그림 6-15 필러시술

⑥ 피부재생 레이저

피부재생 레이저는 수술을 하지 않고 진피층의 콜라겐생성을 자극하여 피부탄력을 증진시킴으로써 피부를 재생할 수 있는 방법으로, 크로스요법과 브이빔 혈관레이저요법 등이 사용된다.

⑦ 흉터절제술

수술로 흉터를 오려낸 다음 봉합하는 흉터절제술과 흉터를 주사로 일일이 마취한 다음 흉터보다 약간 큰 펀치로 흉터부위를 떼어내는 펀치(punch)절제술 등이 있는데, 펀치절제술은 크고 깊은 소수의 흉터치료에 효과적이다. 여드름에 의한 켈로이드(keloid) 및 볼록흉터에는 그 부위에 직접 스테로이드를 주사하거나 피부를 아주 차갑게 얼리는 냉동요법 등을 사용한다.

6) 여드름의 예방법

(1) 식단관리

여드름과 식습관의 관련성에 대해서는 많은 논란의 여지가 있는 것이 사실이다. 그러나 일부 성인의 여드름에서 식사 후 빠르게 혈당을 높일 수 있는 고혈당지수(glycaemic index, GI)가 증가한다는 사실을 알게 되었으며, 이는 인슐린유사성장인자(IGF-1)가 증가한다는 사실을 입증하는 것이기 때문에 여드름이 음식물과 전혀 연관성이 없다고 보기는 어렵다. 식습관의 서구화와 더불어 고혈당의 음식물섭취가 여드름의 발생에 영향을 미치는 것은 사실이다. 이러한 음식들은 남성호르몬을 증가시키는데, 남성호르몬이 증가하면 여드름이 더 악화되므로 이러한 호르몬을 증가시키는 고혈당지수가 높은 식품은 되도록 피하고 까실까실한 곡물류와 신선한 채소, 해조류 그리고 식이섬유가 풍부한 저혈당식품을 먹는 것이 좋다.

(2) 자외선

자외선은 일시적으로 여드름을 감추고 여드름균을 없애는 데 도움이 될 수 있다. 그러나 자외선에 장시간 노출되면 자외선으로부터 피부를 보호하기 위해 각질층이 두꺼워지고 모공이 막혀 여드름이 악화될 수 있다. 또한 여드름의 상처 부위에 직접 햇빛을 많이 받게 되면 색소침착이 일어날 수 있으며, 상처로 인해서 연해진 피부에 자외선이 침투하여 검거나 붉은색으로 여드름자국이 남을 수 있다. 자외선은 피부를 노화시키고 피부암을 일으킬 수 있기 때문에 과도한 자외선의 노출은 좋지 않으며, 여드름이 있는 경우 자외선을 막기 위해 선크림을 사용하는 것도 좋은 방법 중 하나이다.

선크림은 화학작용을 이용한 선크림과 물리적으로 피부를 막아 자외선으로부터 피부를 보호하는 선크림 두 가지 종류가 있는데, 여드름의 경우에는 물리적으로 피부를 보호하는 선크림을 사용하는 것이 좋다.

(3) 화장품의 사용

여드름 피부는 다른 피부타입에 비해 기름이 많은 것이 특징이다. 따라서 유분이 상대적으로 적은 화장품을 선택하는 것이 중요한데, 엷은색을 띤 로션은 안전하게 여드름을 감출 수 있으며 기름기 없는 가루 파우더 역시 여드름을 감춰줄 수 있다. 다만 헤어스프레이나 젤을 사용할 경우에는 얼굴에 접촉되어 발진이 발생할 수 있으므로 조심해야 한다.

최근 상용화되고 있는 여드름화장품들은 여드름을 발생시키는 세균인 프로피오니박테륨 아크네(propionibacterium acnes; P. acnes)의 영양원(유분)이 되지 않는 화장품원료를 사용하고 있으며, 면포(피지)를 생성하지 않는 화장품과 세정할 때 가능한 피부에 세정성분을 남기지 않도록 하는 제품이 출시되고 있다. 이러한 여드름화장품은 여드름의 치료보다는 여드름을 가진 사람들이 안심하게 사용할 수 있도록 만든 제품들이다. 따라서 여드름 환자는 저자극성 화장품과 면포발생이 없는(non-comedogenic) 화장품을 사용하며, 하루에 2회 정도 저자극성의 세안제로 세수를 하면 여드름의 발생과 기존의 여드름을 진정시키는 효과를 볼 수 있다.

(4) 피부의 청결상태

여드름치료에 있어 중요한 부분이 피부의 청결상태이다. 피부의 청결은 기름샘입구가 막히지 않도록 항상 청결을 유지하는 상태로 반드시 비누를 사용하되 유황이나 살리실산 등이 함유된 약용비누를 사용하는 것이 좋다. 여드름이 있는 경우 대부분 상처 부위에만 신경을 쓰는데 손이나 머리의 청결 또한 필수적인 사항이다. 여드름 부위를 손으로 만지지 않고, 규칙적으로 머리를 감아야 하며, 특히 이마에 여드름이 많이 생기면 앞머리를 더 자주 감아야 한다. 여드름이 있는 남성의 경우 면도를 할 때는 상처부위를 건드리지 않도록 하며 가능한 부드럽게 면도하여야 한다.

(5) 여드름치료의 10계명

① 가급적 자외선을 피하고 외출 후에는 항상 세안을 하여 청결한 상태를 유지한다.

② 습관적으로 얼굴을 만지거나 직접 손으로 여드름을 건드리지 않는다.

③ 더러운 손으로 여드름을 짜거나 긁지 않고 면봉이나 기구를 이용한다.

④ 자가진단이나 자가처방은 금물이며 특효약에 현혹되지 않는다.

⑤ 규칙적인 생활과 편안한 마음으로 정신적, 육체적 스트레스를 받지 않는다.

⑥ 인내심을 가지고 꾸준히 치료하여 흉터가 생기지 않도록 한다.

⑦ 머리를 자주 감거나 머리카락이 여드름 부위를 가리지 않도록 한다.

⑧ 유분이 많은 화장품의 사용을 자제하고 여드름화장품을 사용한다.

⑨ 저지방이나 저당분의 자극이 적은 음식을 섭취하고 술과 담배를 멀리한다.

⑩ 충분하고 규칙적인 수면을 통하여 건강한 신체를 유지한다.

07

CHAPTER

색소이상 피부질환

학습목표

1. 색소이상이 나타나는 원인들을 설명할 수 있다.
2. 색소이상의 종류와 특징을 설명할 수 있다.
3. 과다색소증이 나타나는 원인과 질환들을 설명할 수 있다.
4. 멜라닌세포의 변화에 의한 피부의 특징을 설명할 수 있다.
5. 멜라닌세포의 변화에 의한 질환들을 설명할 수 있다.

07 색소이상 피부질환

1. 멜라닌세포(melanocyte)에 의한 과다색소침착증(hyperpigmentation)

1) 색소침착(pigmentary deposit)

색소침착이란 자외선이나 호르몬 등의 영향으로 색소가 누적되거나 멜라닌세포(그림 3-9 참조)에 의해 멜라닌분비가 불규칙해지는 등 멜라닌 분비의 균형이 깨졌을 때 표피에 생기는 착색을 말하며, 피부 또는 체내에 색소가 병적으로 나타나는 색소변성을 말한다. 멜라닌세포가 주변세포들과 반응을 일으키면 그 세포가 피부의 형태를 변화시켜 얼굴이 부분적으로 얼룩진 것처럼 피부색이 고르지 못한 상태로 변하는데 기미나 주근깨 등의 색소반점이 나타나는 현상이 대표적이다. 색소이상으로 나타나는 피부질환은 크게 저색소침착증과 과다색소침착증으로 나뉘는데, 저색소침착으로 나타나는 피부질환에는 백반증이 있으며 과다색소침착으로 나타나는 피부질환에는 기미, 주근깨, 잡티, 점, 검버섯 등이 있다.

2) 색소침착의 원인

색소침착은 자외선이나 호르몬 등의 영향으로 자극 받은 멜라닌세포가 색소를 과다하게 생성하면서 일어난다. 과다생성된 색소가 주변의 각질형성세포들을 물들이면, 멜라닌세포로 물든 각질형성세포들이 피부표면으로 올라와 칙칙한 피부톤을 형성하고 부위에 따라 기미, 주근깨 같은 색소반점을 형성한다. 이러한 각질들이 탈락하지 않고 계속해서 남아있을 경우 얼굴피부의 변화를 초래하고 안색이 칙칙해 보이는 현상이 나타난다.

3) 색소침착의 분류

색소침착이란 생체 내 색소가 병적으로 과도하게 침착되어 정상이던 피부가 갈색이나 흑갈색으로 변하는 색소변성을 뜻한다. 세포 내에 생리적으로 존재하는 멜라닌(melanin)이나 헤모지데린(hemosiderin) 등의 색소가 비정상적으로 증가하거나, 나타나는 장소가 비정상적인 경우, 또는 생리적으로 존재하지 않는 색소가 나타나는 경우가 있는데, 이들은 크게 선천성과 후천성으로 나누어 볼 수 있다.

(1) 선천성색소침착증

① 주근깨(freckle)

얼굴, 특히 눈 주위나 뺨에 좁쌀이나 쌀알 크기의 불규칙한 모양으로 나타나며 우성유전을 하는 갈색 색소반을 특징으로 한다.

② 모반(반점, nevus)

모반은 선천성이며 국한성의 조직기형의 형태가 피부에 나타나는 경우를 말한다.

- 편평모반: 사춘기에 가슴이나 어깨 부위에 담갈색반이나 갈색반이 생기는 것으로, 때로는 털이 나기도 한다.
- 색소성모반: 크기는 좁쌀 크기부터 콩알 크기까지이고 흑갈색을 띠며 반구형으로 융기한다. 때로는 표면이 젖꼭지 모양이나 사마귀 모양을 하고 있는 것도 있으며 큰 것은 태어날 때부터 있는 경우가 있다.
- 청색모반: 얼굴 · 손등 · 발등에 잘 생기는 팥알 크기까지의 청색 또는 청갈색을 띤 작은 결절로, 때로는 악성화한다.
- 몽골반: 출생할 때부터 엉덩이에 나타나는 청색의 큰 반점이며, 7~10세가 되면 자연히 없어진다.

(2) 후천성색소침착증

① 기미(간반, chloasma)

일반적으로 30세 이후의 여성에게 잘 생기며 앞이마나 눈 부근에 대칭적으로 생기는 점 모양의 갈색반으로, 월경이나 임신 때 더욱 두드러진다.

② 노인성색소반

중년 이후에 얼굴이나 손등과 같이 햇빛에 노출된 부위에 생기는 갈색반이며, 때로 사마귀 모양으로 융기하는 경우도 있다.

(3) 색소침착의 진행과정

① 피부의 기저층 부위에 위치한 멜라닌세포(melanocyte)는 피부의 색을 결정한다. 피부색을 결정하는 요인으로는 멜라닌의 양, 즉 멜라닌세포의 크기가 중요한데, 검은 피부는 흰 피부보다 큰 멜라닌형성세포를 지니고 있다.

② 멜라닌색소는 멜라닌세포에서 생성되며 피부 바깥쪽으로 이동하여 각질층에 분포함으로써 외부로 보이는 피부색을 결정한다. 또한 멜라닌세포는 단파장의 자외선을 흡수하여 피부에 해가 되는 자외선이 진피 내로 침입하는 것을 막아준다.

③ 멜라닌세포가 자외선을 받으면 멜라닌색소를 생성하게 되고 주위의 표피세포로 이동하여 피부색을 검게 만든다.

④ 멜라닌색소가 부분적으로 과잉생성되어 피부에 반점 형태로 분포하면 색소침착이 나타난다.

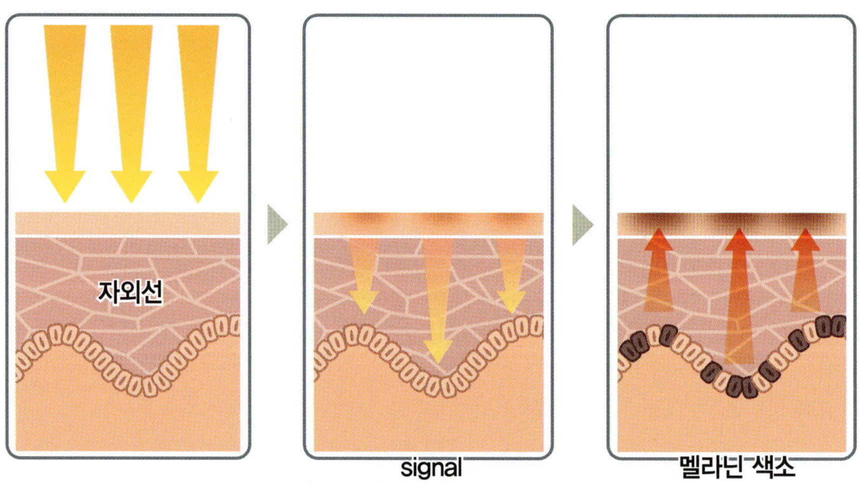

그림 7-1 멜라닌색소의 생성과정

4) 색소침착의 종류

멜라닌세포의 이상 변화로 인한 멜라닌의 증가로 발생하는 과다색소침착으로 피부의 표면에 여러 형태의 반점이 나타난다.

표 7-1 과다색소침착증의 발병요인

요인	특 징	
내적 요인	호르몬변화	임신과 출산, 피임약 또는 내복약으로 인한 호르몬의 변화
	내적질환	갑상샘 기능항진증
	스트레스	멜라닌자극호르몬의 분비 촉진
	유전적 요인	유전적인 영향으로 인한 기미 또는 주근깨 발생
	각질대사주기	각질탈락주기가 늘어나 멜라닌색소가 제때 탈락하지 못함
외적 요인	자외선	과도한 자외선노출에 의한 색소침착
	화장품	화장품 또는 향수 사용 후 자외선노출에 의한 색소침착
	연고제	스테로이드사용으로 피부색 변화나 민감성을 동반한 색소침착
	피부시술 후	인위적으로 각질을 제거하는 물리적 자극

(1) 기미(chloasma)

기미는 다양한 크기의 흑갈색반점이 햇볕에 노출되는 부위, 특히 얼굴에 발생하는 질환으로 피부에 존재하는 색소세포인 멜라닌색소의 생산능력이 증가되어 표피층 및 진피층에 멜라닌색소가 과잉침착되면서 나타난다. 기미가 얼굴에 나타날 때는 보통 대칭적으로 분포하며 눈 주위나 광대뼈 부위에 많이 나타나기도 한다. 자외선 노출 부위에 가장 흔하지만 유두나 외음부 주변에도 드물게 나타날 수 있으며, 모발 언저리 및 눈썹 등의 부위에는 발생하지 않는다. 병변이 미만성의 색소반으로 나타난다는 것이 특징이며, 햇빛이 강한 여름에 악화되고 겨울에 호전되며, 내분비적으로나 어떠한 외부의 스트레스, 내적 요인들에 의해 피부가 약해질 경우에 발생하는데 때로는 세포 스스로가 피부를 보호하기 위해 색소를 만들어내는 경우에도 발생한다.

① 기미의 원인

a. 자외선조사

해수욕이장이나 스키장 같은 곳에서 강한 자외선을 받거나 피부가 햇볕에 약해 그로 인한 발진을 일으킨 후에 생기기도 하는데, 이런 경우 치료를 통해 호전되더라도 햇볕을 쬐면 다시 생겨 눈에 띄게 된다.

b. 난소의 기능 약화

중년 이후 여성에게 많이 나타나는 이유로, 피부가 햇볕에 민감해진다. 또한 눈꺼풀에 대측성으로 피부색이 검어지는 것도 난소기능과 연관이 있다.

c. 신경적 동요

멜라닌세포는 신경계세포이므로 정신적인 영향을 받기 쉽다. 중년 이후 여성들에게 많이 발생하는 것도 이 때문이며, 불안이나 우울증이 있는 경우에도 기미가 생기기 쉽다.

d. 임신으로 발생

임신 1~2개월째가 되면서 기미가 눈에 띄는 여성들이 많은데, 이를 임신성간반(chloasma gravidarum)이라 한다. 임신 중인지 아닌지를 구분하는 힌트가 되므로 임신마스크(mask of pregnancy)라 하기도 한다. 분만 후 2~3개월이 지나면 자연스럽게 사라지므로 오랫동안 남아있는 경우는 거의 없다. 그러나 임신 때마다 반복되면 결국 사라지지 않게 된다. 따라서 분만 후에는 비타민 C를 섭취해 가능한 빨리 없애는 것이 바람직하다. 그 밖에 내분비장애, 특히 부신피질기능저하도 기미의 원인이 된다.

② 기미의 종류

기미는 청소년기에서부터 나타나기 시작하여 중 · 장년층까지 진행되다가 점차 완화되는 후천성의 안면색소반으로 다음과 같이 분류할 수 있다(표 7-2). 감별진단은 육안 진찰로 가능하나 얼굴에 과다색소침착을 남기는 다른 질환과의 감별이 중요하다.

표 7-2 기미의 분류

종류	특징	
부위에 따라	얼굴중앙형 (centrofacial pattern)	얼굴중앙에 나타나며 이마, 입술 상부, 코, 턱 등에 분포
	뺨부위형 (malar pattern)	뺨(광대뼈부위 포함)에 나타나는 형으로 코와 뺨에 분포
	턱부위형 (mandibular pattern)	아래턱의 분지를 침범하는 형태로 드물게 발생
조직에 따라	표피형 (epidermal type)	갈색의 색조를 보이며 표피의 기저층과 기저층 상부에 많은 멜라닌을 함유하고 표피전층에서 관찰
	진피형 (dermal type)	청회색의 색조를 보이며 멜라닌을 탐식한 대식세포가 진피 상부와 중간 부위의 혈관 주위에 분포
	혼합형 (mixed type)	갈회색의 색조를 보이며 양자가 혼합된 형태

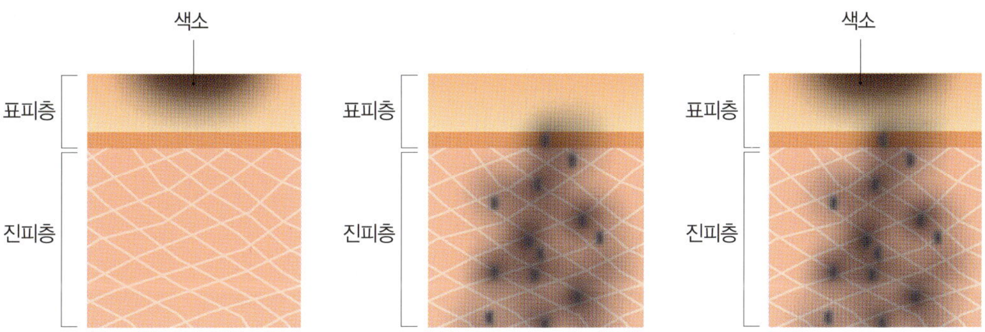

그림 7-2 기미 조직에 따른 분류

③ 기미치료

a. 자외선차단

어떤 종류의 기미든지 햇볕으로 인해 증상은 더 악화된다. 따라서 기미를 없애거나 옅게 하기 위해 그 어떠한 치료를 하더라도 자외선차단 없이는 충분한 효과를 거둘 수 없고, 치료 후의 재발을 막기 위해서라도 선크림을 꼼꼼히 바르는 것이 중요하다. 모자나 양산을 이용해 햇볕을 막는 것도 잊어서는 안 된다. 40대 이후의 노인성기미는 오랜 기간에 걸쳐 자외선을 쬐어 온 결과 생기는 산물이므로 이를 예방하기 위해서는 어릴 때부터 햇볕을 너무 많이 쬐지 않도록 주의시킬 필요가 있다.

b. 외과적 치료

레이저빛으로 기미를 연소시켜 제거하는 레이저요법이 주류가 되고 있으며 액체질소, 전기소작 등도 실시된다. 종류에 따라서는 외과적으로 도려내기도 한다.

c. 미백제의 사용

피부에 과잉생산되어 피부 속에 남아있는 멜라닌을 밖으로 배출하거나 제거시키기 위한 목적으로, 혹은 멜라닌의 생산과정을 방해하여 기미를 엷게 하는 것이 본래 미백제의 역할이며 그 성분은 매우 다양하다.

- 자외선차단제: 자외선 UVA, UVB를 차단하여 결과적으로 멜라닌 생성을 막는다.
- 각질박리촉진체: 각질표면을 떨어지기 쉽게 하거나 표피의 턴오버를 촉진시켜 축적되어 있는 멜라닌색소를 제거하기 위한 것으로, 예전부터 여드름 등의 치료에 사용되던 살리실산(salicylic acid)이나, 과일산(fruit acid), 아데노신(adenosine) 등이 여기에 해당한다.
- 멜라닌색소의 침착을 막는 물질: 멜라닌색소가 멜라닌세포에서 각질형성세포로 이동하는 것을 저지하는 물질로, 대두추출물(soybean extract)이나 니코틴산아미드(nicotinic acid amide)가 대표적이다.
- 멜라닌색소의 생성을 저해하는 물질: 멜라닌색소 생산의 시작이 되는 물질을 억제하거나 멜라닌색소가 만들어지는 과정을 방해하는 물질로, 아스코르빈산(ascorbic acid, 비타민 C)과 그 유도체, 루시놀(rucinol), 캐모마일추출물(chamomile extract), 코직산(kojic acid), 알부틴(arbutin), 엘라그산(ellagic acid) 등이 있다.
- 트레티노인(tretinoin)요법: 비타민 A산(트레티노인)은 DNA와 상호작용하는 특정수용기와 결합하여 특정 유전자의 기능에 영향을 미쳐 표피의 턴오버를 촉진하므로 피부의 노화를 방지한다고 알려져 있다. 여드름의 치료와 기미치료를 위해 미백제와 병용하여 사용하는 경우가 많다.
- 화학박피술(chemical peeling): 화학박피술은 화학성분으로 '벗겨낸다.'는 의미로, 일정 깊이까지 피부를 벗겨내면 피부가 자연스럽게 재생되면서 여러 가지 미용작용이 나타난다. 멜라닌을 감소시키는 작용이 있다고도 하는데, 사실 그보다는 각질층과 표피를 깎아낸다는 의미가 더 강하다. 주로 잔주름을 없애거나 주름살, 거친피부, 검버섯, 햇빛에 의한 피부손상, 주근깨, 기미, 흉터 및 여드름 그리고 노화된 피부결과 피부톤의 개선을 목적으로 사용되고 있다.
- 영양보충제: 비타민 C가 가장 대표적이다. 비타민 C는 기미, 주근깨, 그 외에 피부색소 증가를 치료하거나 예방하기 때문에 미용에서 중요하게 여긴다. 비

타민 C는 멜라닌을 환원시켜 그 색을 퇴색시키고 부신피질의 기능을 향상시키기도 하는데, 부신피질의 기능이 좋아지면 뇌하수체에서 나오는 멜라닌형성촉진호르몬인 MSH의 기능이 억제된다. 글루타티온(glutathione), 트라넥삼산(tranexamic acid)을 내복하는 것도 간반에 효과가 있으며, 자외선에 의한 손상을 신체내부에서 방지하는 영양소로는 비타민 C 외에도 베타카로틴(beta-carotene), 비타민 E가 있다.

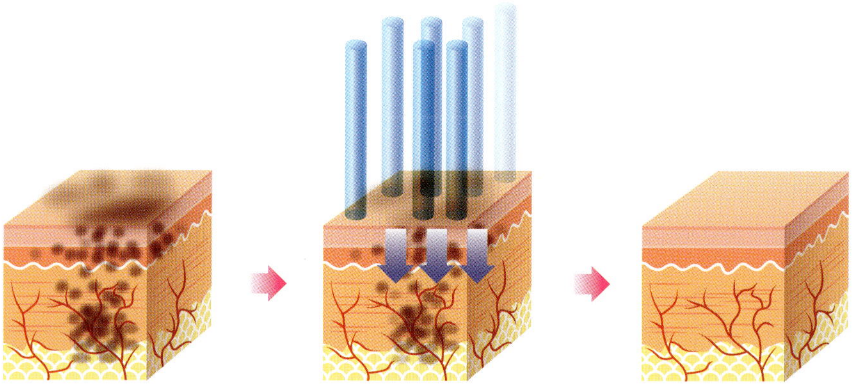

그림 7–3 레이저를 통한 기미치료

④ 기미의 예방법

기미는 자연적으로 없어지지 않기 때문에 평소에 예방하는 것이 중요하다.

a. 각질제거

자외선에 노출된 피부는 각질이 두꺼워져 있어 피부의 기능을 방해하기 쉽다. 따라서 노후화된 각질을 제거해 주는 것이 좋다.

b. 피부의 청결

세안 등을 통해 청결을 유지하고 피부마사지를 통해 혈액순환을 촉진시킨다.

c. 자외선의 차단

가장 큰 원인이 햇빛임을 감안하여 어떠한 형태로든 자외선을 차단시켜 피부를 보호한다.

d. 내분비의 개선

내장기능이 원활하지 않은 경우 소화불량이나 변비 등이 발생할 수 있으므로 내장기능을 활성화하여 혈액순환뿐만 아니라 내분비 개선에 노력한다.

e. 적절한 운동과 수면

피부의 신진대사를 위해 충분한 수면과 적절한 운동을 실시하여 스트레스를 해소한다.

f. 식단 챙기기

예방에 도움이 되는 비타민 C와 E가 풍부한 음식을 즐겨 먹는다. 또한 음주와 흡연을 금하고 충분한 양의 수분을 섭취한다.

(2) 주근깨(freckle)

주근깨는 직경 5mm 이하의 연한 갈색 내지 암갈색의 반점이 이마나 양볼, 눈 주위, 손등과 같이 햇볕 노출 부위에 생기는 질환으로, 자외선에 노출될수록 그 수도 늘어나며 심해진다. 주근깨는 기미와 달리 유전적 요인에 의해 주로 발생하며, 3세 이후부터 나타난다. 또 사춘기 이후가 되면 본격적으로 더욱 심해져 자외선에 의해 색깔이 더 짙어졌다가 자외선이 약해지는 겨울에는 옅어지거나 보이지 않게 된다.

① 주근깨의 원인

a. 유전적 원인

정확한 원인은 알 수 없지만 유전적인 요인으로 추정하고 있다. 주근깨를 나타나게 하는 유전자는 상염색체에 있으며, 우성으로 유전된다.

b. 자외선의 원인

기미와 마찬가지로 과도한 자외선의 노출로 인한 멜라닌색소의 증가가 과도한 색소침착을 일으켜 주근깨가 생기는 원인으로 작용한다. 처음에는 멜라닌색소가 잘 보이지 않을 만큼 작지만 지속적으로 자외선에 노출되면 주근깨가 발생하게 된다.

c. 영양의 불균형

음식물에 의한 영향으로, 고르지 못한 식단으로 균형 잡힌 영양분을 골고루 섭취하지 못하거나 비타민 C나 E의 부족으로도 발생할 수 있으며, 지나친 스트레스를 받는 경우에도 주근깨가 발생할 수 있다.

② 주근깨의 치료

a. 화학박피술(chemical peeling)

화학박피술은 인체에 무해한 화학약품들(TCA나 AHA)을 이용해 주근깨 부위를 살짝 벗겨 내어 제거하는 방법으로, 환자의 피부두께나 주근깨의 색깔, 부위에 따라 각기 다른 농도의 약물을 선택해야 하고, 사용되는 약물이 정상피부에는 퍼지지 않도록 하며, 표피전층을 완전히 벗겨내야 한다. 주근깨치료의 기본원리는 정상조직에는 상처를 주지 않고 주근깨 부위만을 제거해내는 것이다.

b. 레이저치료(intense pulsed light, IPL)

IPL의 파장을 이용하여 주근깨뿐만 아니라 기미, 잡티제거, 색소침착, 모공축소, 여드름흉터 등을 치료한다.

c. 레이저토닝(laser toning)

옅은 주근깨에 주로 시술하는 방법으로, 피부에 열손상을 최소화하고 높은 에너지의 레이저를 진피층 깊숙이 일정한 속도로 조사해 색소만을 파괴하기 때문에 일상생활에 지장을 주지 않는다.

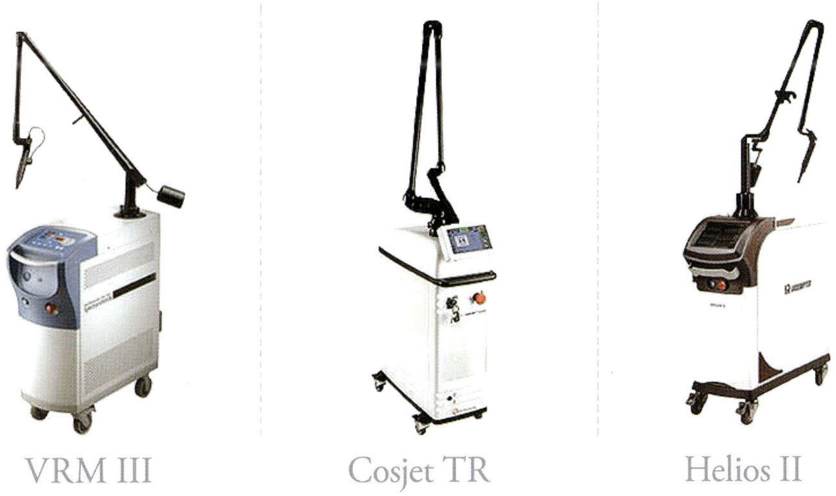

그림 7-4 각종 레이저 기계들

(3) 점(모반, fleck, lentigo)

점은 멜라닌세포에서 유래된 모반세포(nevus cell)로 이루어진 양성종양으로, 피부에 생기는 원형 또는 계란형의 암갈색색소반을 말한다. 주근깨와 같이 유전적으로 생기거나 오존층이 파괴되면서 많은 양의 자외선이 피부에 침투해 생기기도 한다.

① 점의 원인

피부의 모세혈관이 한곳에 모여 확장되는 원인으로 나타나는 혈관성모반(붉은 점)과, 멜라닌세포의 까만 색소가 모여서 생기는 색소성모반(푸른 점)이 있다. 또 피부의 지방세포나 결체조직이 피하의 한곳에 집중적으로 모이는 경우 각기 지방종 또는 탄력섬유종의 원인이 된다. 선천적인 점의 경우 임신 중 약물이나 나쁜 음식물 섭취가 원인이거나 유전적인 요인으로 추정되나 과학적 근거는 없다. 후천적으로 생기는 점 역시 햇빛으로 인해 멜라닌세포가 활성화되어 생긴다고 추측하지만 확실한 근거는 없다. 햇빛을 직접 받는 얼굴, 팔 등의 노출 부위 외에 옷에 가려진 곳에도 점이 생기기 때문이다.

점은 모든 사람에게서 발생하며, 유난히 눈에 띄는 부위에 나 있거나 계속해서 커지는 경우, 점 부위에 출혈이 있고 가려운 경우와 같이 다양한 형태로 나타난다.

② 점의 유형

a. 단순성 점

단순성 점은 선천적인 경우가 대부분이며 피부이상을 가지는 모반세포가 증식하여 생겨나는 모반성 종양계열에 속한다.

b. 노인성 점

노인성 점은 멜라닌색소를 만들어내는 멜라닌세포의 증식에 의하여 발생하는 멜라노사이트성 종양계열에 속한다.

c. 선천성 점

선천성 점은 뿌리가 깊고 색이 진하며 튀어나온 경우가 많다.

d. 후천성 점

후천성 점은 선천성 점에 비해 비교적 크기가 작고 색이 옅은 편이며 시간이 지나면서 저절로 없어지기도 한다.

표 7-3 점의 유형

유형	특징
단순성 점	선천적이며 피부이상으로 모반세포가 증식하여 생겨나는 모반성 종양
노인성 점	멜라닌세포의 증식으로 발생하는 멜라노사이트성 종양계열
선천성 점	뿌리가 깊고 색이 진하며 피부 위로 튀어나온 경우
후천성 점	크기가 작고 색이 옅은 편이며 시간이 지나면서 저절로 없어지는 경우

③ 점의 종류

a. 경계모반

일반적으로 부르는 점을 말하며 크기가 보통 1~6mm인 검은색의 작고 평평한 점으로 표면이 매끄럽고 털은 없는 경우가 많다. 대부분 표피와 진피의 경계 부위에 발생하나 때로는 피부 위로 나오기도 한다. 보통 자연스럽게 없어지는 경우가 대부분이다.

b. 복합모반

경계모반보다 진하고 뚜렷한 색이 있으며 피부 위로 튀어나온 형태이고 점에 털이 나기도 한다.

c. 거대색소모반

크기가 크고, 두꺼운 형태를 갖추고 있으며, 선천적으로 나타나는 점을 말한다. 성장하면서 점도 함께 자라는 경우가 많으며 발생원인은 정확히 밝혀지지 않았다.

d. 진피내모반

진피내모반은 진피 내에 발생하는 점으로 피부색 또는 흑색까지 다양하고 털이 나기도 하며 성인에게서 나타난다.

표 7-4 점의 종류

유 형	특 징
경계모반	일반적인 점으로 검은색에 평평하고 표면이 매끄러우며 털은 없다. 표피와 진피의 경계 부위에 발생하며 때론 피부 위로 나오는 경우도 있고 자연스럽게 없어진다.
복합모반	경계모반보다 진하고 뚜렷한 색이 있으며 피부 위로 튀어나온 형태이고 점에 털이 나기도 한다.
거대색소모반	크기가 크고 두꺼우며 선천적으로 나타난다. 성장하면서 점도 함께 자라며 원인은 알지 못한다.
진피내모반	진피 내에 발생하며 피부색 또는 흑색이고 털이 있으며 성인에게서 나타난다.

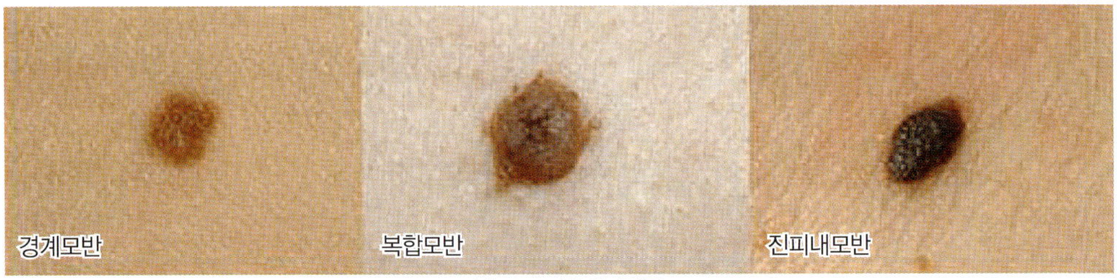

그림 7-5 점의 종류

④ 점의 치료

점의 치료에는 화학요법, 전기로 태워 없애는 법, 레이저로 없애는 법, 아주 큰 점일 경우에는 외과수술로 떼어 내는 방법이 있다. 최근에는 주로 레이저로 없애는 방법을 사용하는데, 그중에서도 옐로우레이저장비는 점 제거 시 겉의 피부조직은 그대로 두고 점의 원인이 되는 색소에만 파장이 닿아서 피하조직의 색소만 괴멸시킨다.

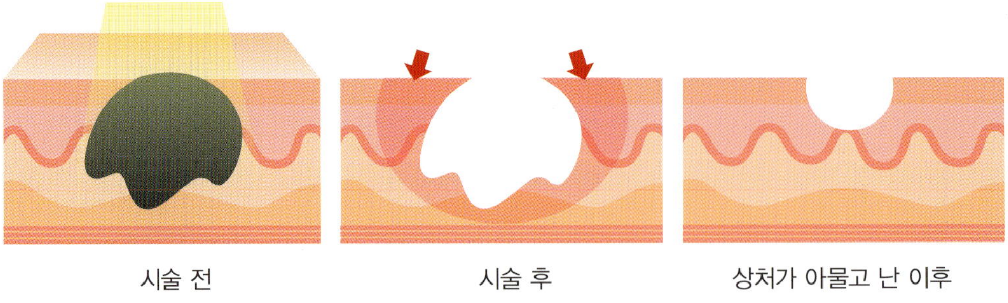

그림 7-6 점 시술 전과 후

(4) 검버섯(일광흑자, 노인성색소반, solar lentigo)

검버섯은 지루각화증이라고도 하는데 피부의 양성종양으로 기름샘이 많은 얼굴 부위에 많이 생기기 때문에 '지루'라고 한다. 검버섯은 피부와의 경계가 뚜렷한 원형의 갈색 내지 흑색의 구진이나 판으로, 크기는 직경 1mm에서 수 cm 정도이다. 또 50세 이후의 중 · 노년층에서 흔히 볼 수 있는 피부질환으로, 피부가 자외선에 장기간 노출되었을 때 피부의 방어기전으로 각질과 표피세포가 국소적으로 두꺼워지면서 색소가 침착된 것이며, 얼굴과 팔다리에 불규칙한 모양의 검은색색소성 반점으로 나타나는 현상을 말한다.

① 검버섯의 원인

정확한 원인은 밝혀지지 않았지만 일종의 노인성 변화로 모낭표피에서 발생하는 것으로 알려져 있다. 자외선을 많이 받거나 피부노화가 진행되면 피부의 방어력이 약해져 피부가 거칠어지고 피부층이 파괴되어 멜라닌색소가 침착되면서 검버섯이 생기게 되는 경우도 있다. 얼굴, 목, 손이나 팔목 등에 많이 발생하는 것으로 보아 자외선에 의한 피부노화 과정에서 나타나는 것으로 추정되나 일광노출과 관계된다는 확실한 증거는 없으며, 또 유전되기도 하는데, 이 경우 우성유전을 하기 때문에 가족 중에 검버섯이 있으면 대부분 유전된다. 최근에는 표피성장인자를 원인으로 주장하기도 한다.

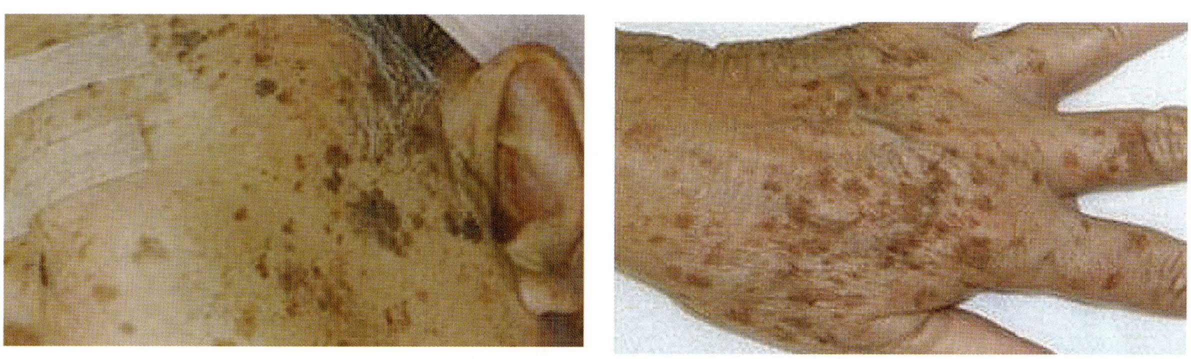

그림 7-7 얼굴과 손의 검버섯

② 검버섯의 증상

검버섯은 표피각질형성세포로 구성된 사마귀 모양의 피부양성종양으로 흔히 색소성이며 악성화되지는 않는다. 표면은 매끄럽거나 사마귀 모양이고, 병변이 성숙되면 색깔도 진하고 두꺼워지며, 표면은 기름기가 있는 비늘과 딱지로 덮이는 양상을 보인다. 몸통과 얼굴에 호발하나 머리, 목, 팔다리에도 발생할 수 있으며 손바닥과 발바닥에는 생기지 않는다. 50대 이상에서 호발하고 성별 간의 차이는 없으며 다발성일 때는 피부주름 방향으로 배열되기도 한다. 자각증상은 대부분 없으나 때로는 소양감이 있을 수 있으며 염증은 동반하지 않는다.

③ 검버섯의 종류

a. 단순흑자

단순흑자는 경계가 명확하고 갈색 혹은 검은색을 보이는 둥근 반점으로 한 개 또는 여러 개가 체표면이나 점막의 어느 곳에서도 생길 수 있다. 또 어느 연령에서나 발생할 수 있지만 주로 젊은 층에서 관찰되는 흑자로, 보통 5mm 미만의 크기로 발생하며 피부의 미세구조상 표피에 존재하는 멜라닌세포가 증식하고 국소적으로 표피가 진피 쪽으로 늘어져 있어 갈색으로 보이는 것이 특징이다.

b. 일광흑자

불규칙한 모양의 검은 반점이 태양광선 노출 부위인 손등이나 얼굴 등에 발생하는 것으로 주로 50세 이후에 많이 발견되기 때문에 노인성흑자라고도 하며, 연령과 밀접한 관련이 있다. 특히, 태양의 노출 부위에 발생하며 불규칙한 모양의 검은색색소성 반점들이 산재하여 생긴다.

④ 검버섯의 치료

액화질소나 드라이아이스를 이용한 냉동치료나 화학박피술을 시행하는데, 박피술은 인체에 무해한 화학약품(trichloroacetic acid, TCA)을 얇게 발라 피부를 벗겨내는 시술방법이다. 이외에 레이저요법(색소파괴, 이산화탄소), 전기소작술, 그리고 비타민 C 이온영동법 등이 사용되고 있다.

a. 화학박피술

- 박피술 전 트레티노인(tretinoin)을 수주간 투여해 모낭 및 섬유모세포를 활성화시킨다.
- 화학약품(TCA)을 바르면 피부 내 단백질이 변성되어 표피 및 상부진피가 벗겨진다.
- 약품 일부가 중간 및 하부진피에 침투해 섬유모세포를 자극하거나 활성화시킨다.
- 섬유모세포에서 콜라겐성분이나 탄력섬유와 같은 진피가 재생된다.

b. 비타민 C 이온영동법

비타민 C를 피부 속으로 침투시켜 멜라닌색소를 지워버리는 방법으로 피부장벽을 통과할 수 있는 특수 비타민 C를 전기분해의 원리로 멜라닌색소가 자리 잡고 있는 진피층까지 침투시킨다. 효과가 뚜렷하고 빠르다.

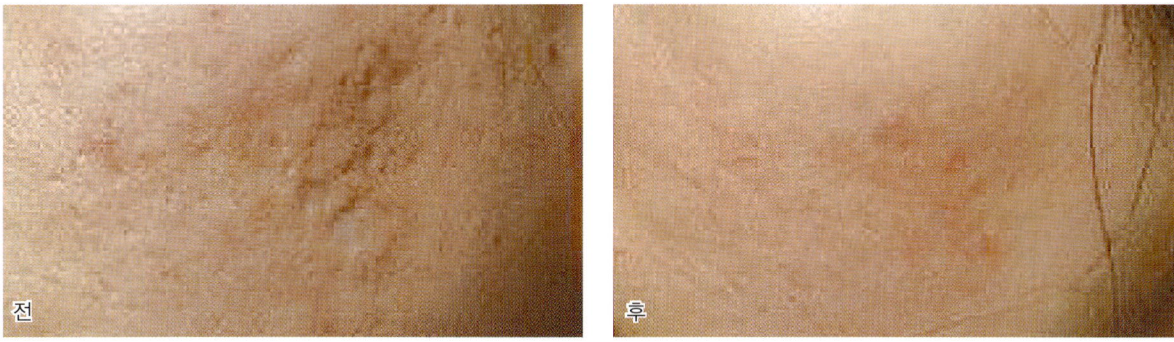

그림 7-8 심부레이저 박피술의 전·후 비교

⑤ 검버섯의 예방

a. 잘 조절된 식단을 통해 균형잡힌 영양분을 공급한다.
b. 스트레스를 받지 않고 곧바로 해소한다.
c. 자외선으로부터 피부를 보호하고 자외선차단제 등을 사용한다.
d. 피부의 자극이나 염증을 피한다.
e. 비타민 C를 통해 색소침착을 예방한다.

⑥ 검버섯에 도움이 되는 방법

a. 자외선에 의한 피부손상을 최소화하기 위해서는 평소에 채소나 과일을 많이 섭취한다.
b. 토마토, 당근, 초도, 딸기 등이 효과적이다.
c. 수시로 얼굴에 팩(오이)을 실시하여 피부에 탄력과 수분을 공급한다.

⑦ 주의할 점

검버섯은 만성적이고, 자연치유가 되지 않으며, 연령이 증가하면서 많아지고 심해지기 때문에 가급적 발생비율을 줄이도록 한다. 악성변화는 일으키지 않으나 아주 드물게 기저세포암 등의 발생보고가 있다. 따라서 다음과 같은 경우에는 전문적인 치료를 받아야 한다.

a. 검버섯병변이 가려워질 때
b. 크기가 갑자기 커질 때
c. 진물이 날 때
d. 딱지가 앉을 때
e. 출혈이 생길 때

(5) 밀크커피반점

밀크커피색을 띠는 밀크커피반점은 조직학적으로 멜라닌세포의 수적인 증가 없이 표피에 멜라닌색소가 증가된 갈색반점을 말하며 신경섬유종 환자에게 잘 나타나는 색소질환이다. 선천적이나 후천적으로 얼굴과 몸 어느 부위에나 생길 수 있으며, 균일한 색상을 보이고, 대부분 경계가 명확한 난원형이나 원형의 반점으로 나타난다. 밀크커피반점은 겉으로는 옅은 갈색을 띠고 있지만 멜라닌색소가 피부 깊숙이 분포되어 있고 성장기에 이르러 눈에 띄게 커지거나 진해지는 경우가 많다. 젊고 건강한 성인의 10~20% 정도에서 발견될 정도로 흔한 색소질환으로 건강한 사람에게서 대부분 발생한다. 병변의 크기는 신생아에서는 0.2~4cm, 성인의 경우 평균직경 2~5cm로, 작게는 0.2cm에서 크게는 20cm 이상까지 신체가 자라는 정도에 비례해 커진다.

다발성밀크커피반점의 경우 가족에게서 발병이 되나 유전적 경향은 불확실하며, 이 경우 신경섬유종증 등 동반되는 다양한 증후군이 있을 수 있다.

치료방법은 IPL, 루비필링, 스펙트라레이저(ND: YAG) 등이 있으며 시술 당일부터 세수, 가벼운 샤워, 화장은 할 수 있으나 뜨거운 욕탕이나 마사지, 땀이 많이 날 정도의 심한 운동은 1주 정도 피하는 것이 좋다. 시술 후 표피의 딱지가 너무 일찍 떨어지는 것은 좋지 않으므로 문지르지 않도록 하고 세안도 가볍게 하는 것이 좋다.

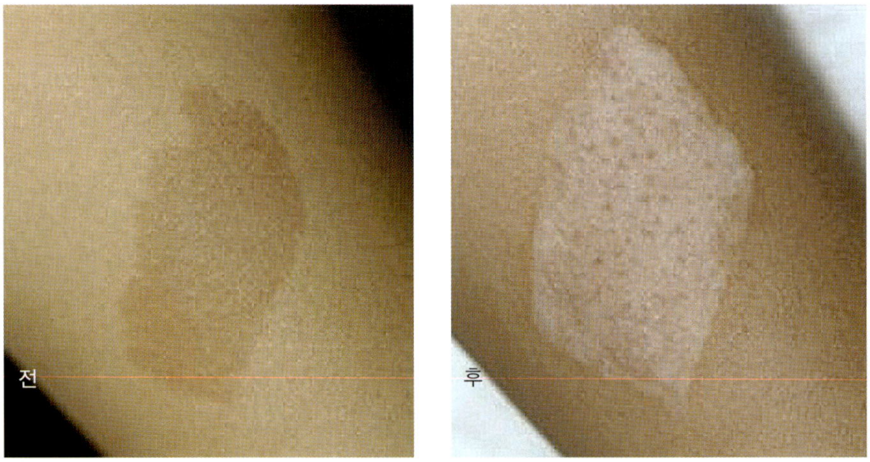

그림 7-9 밀크커피반점의 시술 전과 후 비교

(6) 베커모반(베커씨모반, becker nevus)

베커모반은 표피 내 멜라닌세포의 멜라닌분비가 증가되어 생기는 표피멜라닌세포성 병변이다. 그러나 베커모반은 단순한 갈색점과 달리 색소가 표피에만 있는 것이 아니라 털을 만드는 모낭세포에도 공존하고 있다. 모든 인종의 0.5% 정도로 비교적 흔하게 나타나는 연한 갈색 내지 짙은 갈색의 비대칭적인 색소반점을 말한다.

대부분 사춘기 전후에 발생하며 남성에게서 5배 이상 더 많이 발생하나 여성에게서도 종종 나타난다. 주로 팔 상완, 어깨, 등, 가슴, 허벅지의 한쪽 부위에 발생한다.

처음엔 연한 갈색으로 시작하는 반점들은 불규칙한 모양으로 합쳐져 흔히 직경 10~20cm 또는 그 이상으로 커지면서 연한 갈색과 짙은 갈색이 혼재된 모습을 보인다.

베커모반에는 대부분 레이저를 이용한 치료방법이 사용되고 있는데 색소의 침착이 표면에만 있는 것이 아니고 진피 내에서 발생한 것이므로 반복하여 여러 번 치료하여야 한다. 또한 모낭세포에도 공존하고 있으므로 치료하기 위해서는 모낭세포까지 파괴해 주어야 한다.

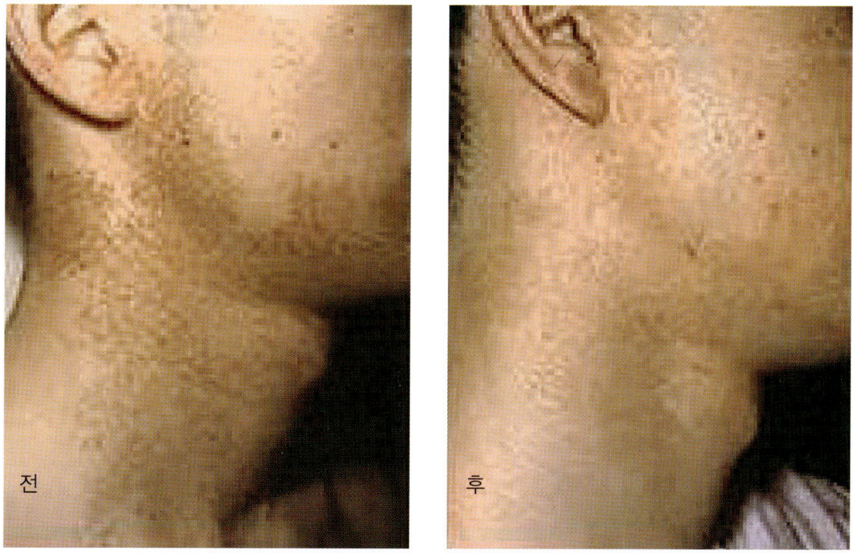

그림 7-10 베커모반의 시술 전과 후의 비교

(7) 여성안면흑피증(리일흑피증, riehls melanosis)

간반이 갈색조가 강한 색소반임에 반해, 여성안면흑피증은 얼굴 전체부터 목에 걸쳐서 색소침착이 생기므로 자갈색 혹은 자회색을 띠게 된다. 또 간반은 멜라닌이 주로 표피에 증가하여 생기지만, 여성안면흑피증은 진피상층에 멜라닌이 증가하여 생긴다. 모낭이 크고 높이 올라오며, 헤어라인과 입 주위에는 색소침착이 없다. 얼굴 전체가 검어 눈만 두드러지므로 쉽게 구분할 수 있다.

증상으로는 먼저 얼굴이 붉어지고 강한 가려움이 나타난다. 이 증상은 발작적으로 왔다가 자연스럽게 가라앉긴 하지만, 계속 반복되면서 점차 검어지게 된다. 처음부터 검은 게 아니라 붉은색으로 시작해서 검붉은색으로 진행된 뒤 암갈색으로 변하고, 얼굴 일부에만 심했다가 점차 전체적으로 심해진다. 다시 말해 여성안면흑피증은 피부에 염증이 먼저 생기고 그 결과 점점 검게 변하는 것으로, 중년 후반의 여성들에게 많이 발생한다. 간반은 남성에게도 생기지만, 여성안면흑피증은 남성에게서는 발생하지 않는다.

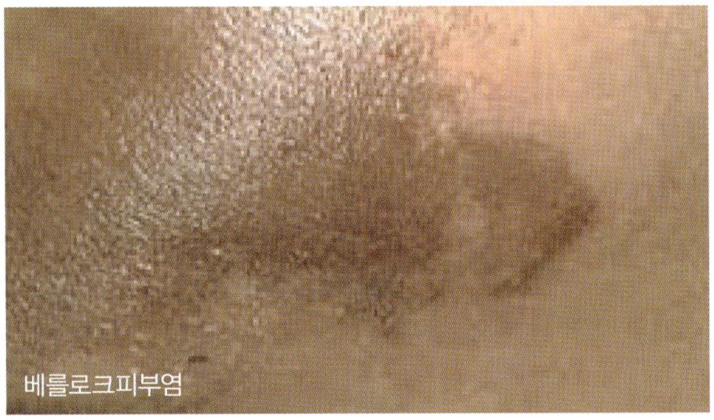

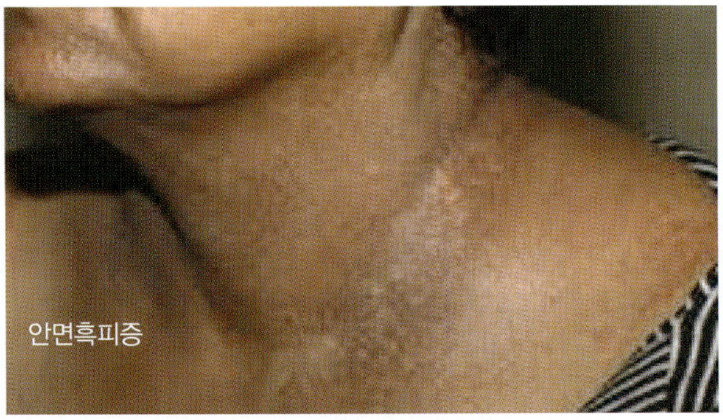

그림 7-11 피부색의 변화

(8) 노인성혈관종(senile angioma)

① 노인성혈관종의 개요

노인성혈관종은 모세혈관이 비정상적으로 증식하는 양성종양으로 루비와 같은 선홍색을 띠며, 반구형으로 솟아오른 소종양으로 보통 30대 이전에는 매우 드물지만 연령대가 높아지면 그 수도 증가하게 되는 피부질환이다. 혈관종은 모세혈관이 확장, 증식된 것으로 신체활동이나 건강에 특별한 문제를 초래하지는 않지만 나이를 먹어감에 따라 신체 여러 부분에 증가하여 나타난다.

② 노인성혈관종의 임상현상

노년층 대부분에 생기는 혈관종은 빨간 점과 같은 형태로 나타나며 크기도 점점 커지게 되는데, 일반적인 크기는 0.5mm에서 큰 것은 6mm 정도로 피부에서 약간 도드라진 형태로 변화되며 계속 성장하기도 한다. 보통 체간과 팔 부위, 입술, 귓불, 안면에도 잘 생기며, 얼굴보다는 팔이나 등, 가슴과 같은 몸통 부위에 흔하고, 병변에 상처를 입는 경우 주변 모세혈관이 터져 소량의 출혈을 동반하기도 한다. 다시 말해 모세혈관으로 이루어진 약간 튀어나온 점이라고 생각하면 된다. 검버섯처럼 나이가 들수록 천천히 개수가 증가하는 특징이 있으며, 원인으로는 임신, 특정약물 노출력, 기후 등의 요인들이 있는데, 정확한 발생원인은 모르나 어떤 원인으로 인해 혈관이 증식되는 상황일 때 발생하는 것으로 보고 있다. 대부분의 혈관종은 악성으로 진행되지는 않으므로 무조건 제거가 필요하지는 않다.

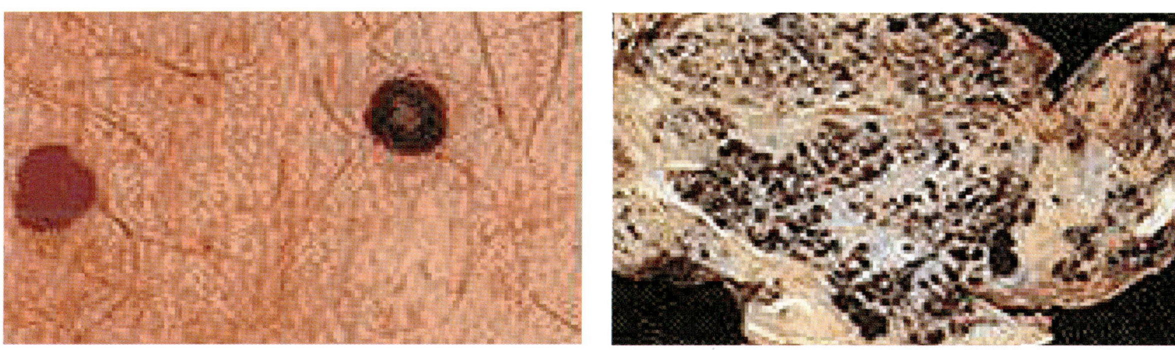

그림 7-12 혈관종과 혈관종조직

③ 노인성혈관종의 치료

혈관성종양이나 기형에 대한 감별이 필요한 경우에는 피부조직검사를 실시한다. 일반적으로 점을 제거하는 방식은 냉동치료, 레이저치료, 전기소작술, 외과적절제술, 혈관경화요법 등이 있다.

a. 냉동치료

냉동치료는 차가운 액화질소를 병변부에 적용하여 혈관종을 얼린 다음 점진적으로 혈관종의 피부를 제거하는 방법이다.

b. 이산화탄소레이저

혈관종의 조직을 직접 파괴하는 레이저치료로 효과가 매우 좋은 대신에 표면보다 피부가 더 파이는 상처가 생겨 치유해야 하는 단점이 있다.

c. 혈관레이저치료

혈관종으로 과증식된 모세혈관을 파괴시키는 방법으로 혈관만 선택적으로 파괴하기 때문에 약간의 멍은 들 수 있지만 상처가 생기지는 않아서 치료 후 별다른 관리가 필요 없다는 장점이 있으나, 깊은 혈관종의 경우 병변이 남을 수 있어 여러 번의 치료가 필요한 경우가 있다.

d. 미세절제술

작은 펀치나이프를 이용하여 직접 제거하는 방법으로 대부분 1~2개월 간격으로 1~2회 정도에 걸쳐 해당 병변을 제거한다.

2. 저색소침착증(hypopigmentation): 백반증

저색소침착증의 대표적인 것이 백반증인데, 이는 제8장에서 언급했듯이 멜라닌세포의 결핍으로 인하여 여러 가지 크기 및 형태의 백색 반점들이 피부에 나타나는 후천성 질환이다. 정확한 원인은 밝혀지지 않았으나, 유전이 가능하며 스트레스 등의 정신적 혹은 신체적 장애나 햇볕에 의한 화상 등이 백반증 발생에 영향을 줄 수도 있다. 또한 백반증 환자에게 서는 자가 항체가 많이 발견되며 갑상샘기능 이상 등의 다른 자가면역질환을 동반하는 경우도 있다. 백반증의 완전한 치료방법 역시 아직까지 개발되지 않았지만 자외선요법 및 국소스테로이드제나 면역조절제의 투여로 효과를 볼 수 있다. 또한 활동성이 없는 것으로 판단되는 백반증의 경우에는 표피이식술이나 모발이식술을 이용하여 좋은 결과를 얻을 수도 있다.

1) 백반증의 개요

백반증은 후천적으로 피부색을 결정하는 멜라닌세포 결핍으로 원형에 가까운 작고 흰 반점과 같은 것이 등이나 팔, 다리 등에 산발적으로 나타나는 피부질환으로 때로는 연령이 증가함에 따라 멜라닌 색소를 잘 만들어 내지 못해 색소가 빠지면서 모발도 희게 변한다. 인구의 약 1%에서 발생하며 빠른 경우엔 30대부터도 생겨나고 가족 내에 백반증이 동반되기도 한다.

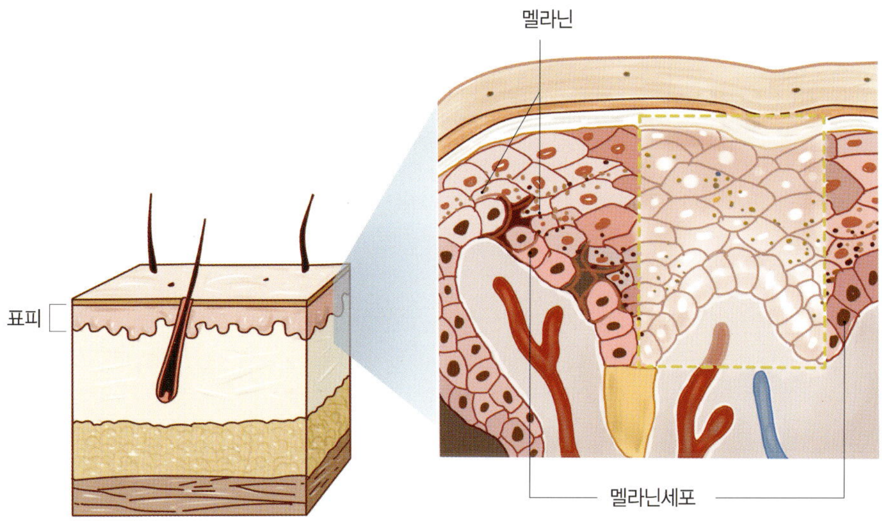

그림 7-13 백반증의 발생기전

2) 백반증의 원인

백반증의 정확한 원인은 밝혀지지 않았지만 자가면역설, 신경체액설, 멜라닌세포 자가파괴설, 외인성 화학물질설 등이 알려져 있다. 또한 스트레스나 외상, 일광화상 등도 백반증의 발생원인이기도 하다. 피부표피에 있는 멜라닌세포의 기능이 저하되면 멜라닌을 만들지 못한 결과로 피부가 하얗게 변하는데, 이러한 현상은 자외선에 의한 산화스트레스로 멜라닌세포가 고사(apoptosis)되거나 자가면역기전에 의해 멜라닌세포가 파괴되어 나타나는 것으로 추정된다.

3) 백반증의 증상

백반증의 피부병변은 다양한 크기의 원형 또는 불규칙한 모양의 색소가 빠진 흰색 반점으로 나타나며 때로는 흰 반점의 경계부가 오히려 검게 나타나기도 한다. 대부분의 백반증은 자각증상은 없으나 아주 드물게 병변 부위가 가렵거나 따끔거릴 수 있다.

백반증이 있는 탈색 부위는 태양광선에 대한 보호기능이 없기 때문에 일광화상을 입기가 쉽다. 따라서 과도하게 햇볕에 노출되는 것을 피하고, 외출 시에는 자외선차단제를 사용하는 것이 좋다. 일반적으로 입과 눈 주위에 많이 발생하고 팔꿈치나 무릎, 손목 안쪽, 손가락, 정강이 앞쪽 등에 흔하게 발생한다. 백반증은 만성질환이지만 갑자기 진행되기 때문에 경과를 예측하기 어렵다. 또 특이하게 하얀털이 잘 생기기도 하며 간혹 모발이 탈색되는 경우도 있다. 백반증은 미용상의 문제이지 전신건강에는 특별한 영향이 없고 전염되지 않는다.

(1) 국소형백반증

신체의 한 부위에 하나 또는 수개의 흰 반점이 동반되기도 하며 극히 일부분에만 생기는 형태의 백반증을 말한다.

(2) 분절형백반증

신체의 한 면을 따라 띠처럼 생기는 형태로 피부분절을 따라 신체 일부에 국소적으로 발생하며 신경분포를 따라 신체의 한쪽에만 나타나고 몸의 중심선을 넘지 않는 경향이 있다.

(3) 전신형백반증

전신의 넓은 부위에 고루 분포되어 나타나는 백반증으로 두 군데 이상의 신체 부위를 침범하며 양측성으로 나타나며, 특징적으로 일정기간 변화가 없다가 어느날 갑자기 특별한 원인 없이 신체의 다른 곳으로 번질 수 있다.

(4) 말단안면형백반증

안면형은 얼굴과 손발의 끝 부위에 주로 생기는 백반증으로 두피 부위와 얼굴 부분에 넓게 자리하게 된다.

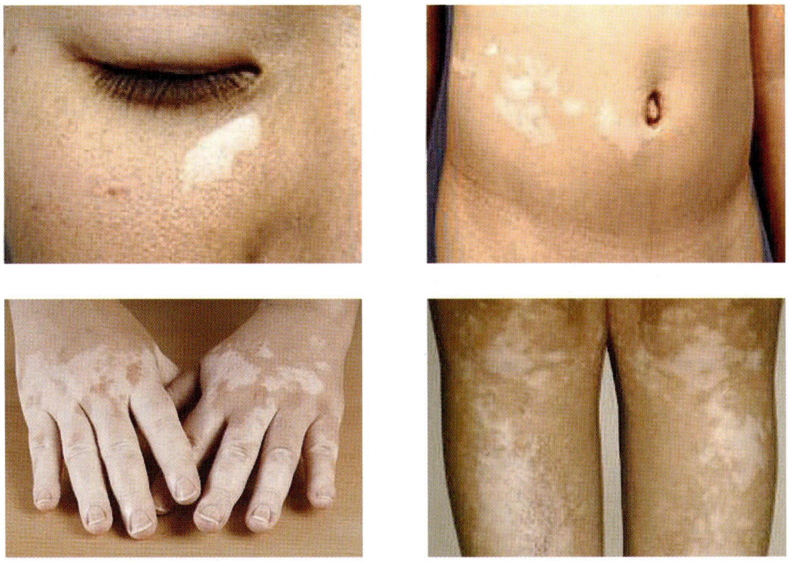

그림 7-14 백반증의 다양한 형태

4) 백반증의 진단

육안 관찰에 의한 진단을 할 수 있으나 피부에 흰색반점이 나타나는 질환은 백반증 외에도 매우 다양하므로 쉽게 판단하지 않도록 한다.

일반적인 검사는 감별이 어려운 경우도 있기 때문에 우드등검사(wood's lamp), 피부조직검사 등을 통해 다른 질환과 감별할 필요가 있다. 또한 혈액검사를 통해 눈의 이상이나 귀이상, 갑상샘질환과 빈혈 등의 합병증상을 확인할 필요가 있다.

5) 백반증의 치료

백반증의 확실한 치료방법에 대해 아직까지는 회의적이다. 다만 다른 부위로의 확산이나 자체적인 크기의 변화를 최소화 하기 위한 치료적 적용이 타당하다고 생각된다. 백반증의 전문적 치료는 약물치료와 자외선치료 그리고 외과적 시술 등을 실시한다.

(1) 피부연고제

① 스테로이드제

백반증 부위에 스테로이드연고를 바르는 것은 가장 널리 사용되는 치료법이다. 나이가 어린 환자이거나 백반의 크기나 범위가 넓지 않은 경우에 효과가 있으며 다른 치료와 병행할 수 있다는 장점이 있으나, 부작용으로 피부가 얇아지고 갈라질 수 있다.

② 타크롤리무스(tacrolimus) 외용제

약간의 작열감과 소양감을 동반하는 경우가 있지만 피부의 위축이나 혈관 확장 등의 부작용이 발생하지 않는 장점이 있다. 일반적으로 햇볕에 노출되는 부위에서 더 효과적이라는 사실이 있으며, 이는 재색소화 과정에서 진피 및 표피의 여러 면역반응의 조절을 통하여 이루어지는 것으로 알려져 있다. 따라서 타크롤리무스(tacrolimus) 외용제는 얼굴이나 목 부위 등에 처방되고 있다.

(2) 내복약

스테로이드제제의 장기복용은 부작용이 많이 나타나므로 주의해야 하며, 단기간의 투약으로 호전시킬 경우에 사용한다. 그러나 백반증이 진행성이거나 전신형인 경우에는 저용량의 스테로이드제제를 복용하도록 한다.

(3) 광선치료

① 광화학(자외선 A, PUVA)요법

광선에 민감하게 작용하게 하는 광감각제인 메톡살렌(methoxsalen)이나 소랄렌(psoralen)을 복용하거나 피부에 바르고 나서 자외선을 쪼여 주는 치료방법으로 색소를 재생시키는 데 효과가 있다. 자외선치료는 좀 더 넓은 부위의 백반증에 사용하며 얼굴, 몸통, 팔다리의 위쪽에는 비교적 효과적이다.

② 단파장광선(narrow band UVB)요법

가장 안전하고 효과적인 치료법으로 인정되고 있으며 전신부작용이나 피부부작용이 없기 때문에 소아나 임산부에게도 안전하게 사용할 수 있는 장점이 있으나, 백반증이 없는 피부에도 색소침착을 유발하고 신체 부위에 따른 광량의 조절이 어려운 단점이 있기도 하다.

③ 표적광선치료(targeted phototherapy)

엑시머레이저를 이용하는 방법으로 효과는 여타 광선치료와 비슷하거나 좀 더 높고 치료기간이 짧으며 소아나 임산부에게도 안전하게 사용할 수 있는 장점이 있다. 단점으로는 엑시머레이저를 이용하기 때문에 비용이 많이 들고, 넓은 부위를 적용하기가 어렵다. 따라서 노출 부위나 안면부, 경부에 국한된 백반증 환자들에게 많이 사용되고 있다.

(4) 수술

① 흡입수포표피이식

자신의 정상피부에 음압을 사용하여 수포를 만든 후 표피를 떼어 내어 백반증 부위의 표피를 제거시키고 떼어 낸 수포의 표피를 붙이는 수술방법으로 부위가 한정되어 있는 국소형백반증과 분절형백반증에 많이 사용된다. 이 방법은 다른 치료보다 빠른 효과를 볼 수 있고, 표피를 떼어 이식하므로 흉터가 생기거나 출혈이 발생하지 않는다. 또 1회 수술로 이식한 면적의 80% 이상의 치료효과를 볼 수 있어 안면 부위에 많이 시술되는 좋은 치료법이다.

② 기타 방법

전피부이식이나 배양한 멜라닌세포의 자가이식, 박피술(dermabrasion)에 의한 이식, 피부를 제거한 후 세포를 배양하여 배양된 세포부유액(suspension)을 이식하는 방법 등이 있다.

MEMO

08

CHAPTER

전신 또는 손발의 피부질환

학습목표

1. 전신에 나타나는 피부질환의 종류와 특징을 설명할 수 있다.
2. 각 질환들의 원인과 병리현상을 이해하고 설명할 수 있다.
3. 각 질환들의 치료방법들을 설명할 수 있다.
4. 각 질환들의 특징적인 부분들과 예방법을 설명할 수 있다.
5. 손과 발에서 발생하는 질환의 종류와 특징을 설명할 수 있다.

08 전신 또는 손발의 피부질환

1. 헤르페스(herpes)

1) 헤르페스의 개요

헤르페스란 헤르페스바이러스(herpes viruses)가 피부와 점막에 감염을 일으켜 주로 수포(물집)를 발생시키는 전염성질환이다. 일명 단순성포진(herpes simplex)이라고도 한다.

헤르페스바이러스에는 1형과 2형 두 가지가 있는데, 1형 헤르페스바이러스는 주로 구강헤르페스의 원인이 되고, 2형 헤르페스바이러스는 주로 성기헤르페스의 원인이 된다. 두 바이러스 모두 구강 및 성기헤르페스를 일으킬 수 있다.

1형 헤르페스바이러스감염은 감기에 걸리거나 몸이 피곤할 때 입가에 물집이 생기는 경우로 흔하게 발견할 수 있다. 2형 헤르페스바이러스감염은 주로 성기 부위에 발생하는 음부포진을 특징으로 나타나는데, 음부포진은 성기 부위에 수포가 재발하여 일상생활에 지장을 줄 뿐만 아니라 임산부에게서 태아에게 전파되어 태아에게는 치명적인 영향을 끼칠 수 있는 등 여러 가지 문제들을 동반할 수 있다. 헤르페스는 전구증상이 있거나 피부에 병소가 있을 때 가장 전염력이 강하며, 불편하지만 치명적으로 위험한 바이러스는 아니다. 또한 면역기능에 영향을 주지 않으며 증상이 없어도 다른 사람에게 전염시킬 수 있다.

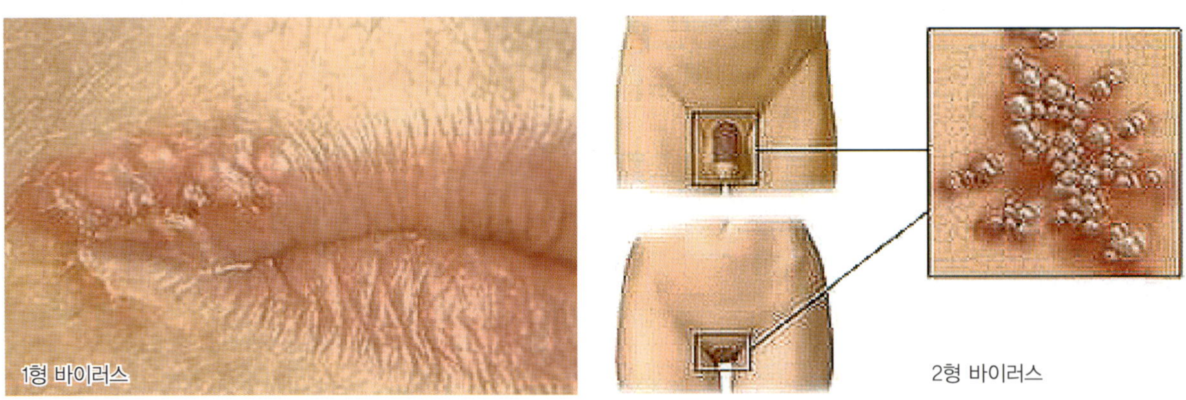

그림 8-1 헤르페스의 형태

2) 헤르페스의 원인

헤르페스바이러스는 세포막(envelope)을 가진 150nm 정도의 비교적 큰 DNA 바이러스로 상온에 노출되거나 건조되면 쉽게 비활성화되므로 공기를 통한 전염은 거의 이루어지지 않고 주로 헤르페스바이러스에 감염되어 체액이나 병변에서 바이러스가 배출되고 있는 사람과 육체적인 접촉을 한 경우 감염되는데, 구강인두, 자궁경부, 눈의 결막과 같은 점막이나 피부의 상처를 통해 바이러스가 침투한다. 헤르페스바이러스는 다른 바이러스나 세균과는 달리, 일단 감염이 되면 병변이 소실된 후에도 바이러스는 소실되지 않고 신경조직인 후근 신경절(dorsal root ganglia)에 잠복하게 된다. 헤르페스바이러스는 처음 감염되면 증상 유무와 무관하게 신경조직에 잠복해 있다가 스트레스나 염증과 같은 유발요인이 발생하면 재발하여 증상을 일으킨다. 신경조직에 잠복되어 있는 바이러스가 활성화되는 기전에 대한 가설은 다음과 같이 크게 2가지로 분류한다.

(1) 신경절자극설(ganglion trigger theory)

헤르페스바이러스가 신경절에 잠복해 있다가 외상, 생리, 발열, 스트레스와 같은 자극에 의해 재활성화되면 말초신경을 따라 표피세포에 전달되어 피부병변을 유발한다.

(2) 피부자극설(skin trigger theory)

소량의 바이러스가 신경절 내에 잠복하여 증식되다가 유발인자에 의해 자극되면 수일 내에 말초신경을 따라 전달되어 피부에 병변을 유발한다. 이러한 바이러스들은 대부분 인체의 면역방어기전에 의해 피부에 병변을 일으키지 못하고 소멸되지만, 국소적으로 면역이 저하된 경우에는 그 부위에 피부병변을 유발한다.

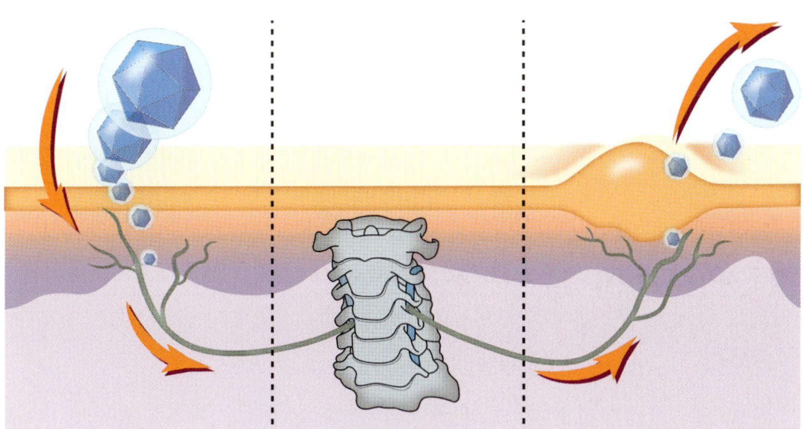

그림 8-2 헤르페스의 감염경로

3) 헤르페스의 증상

헤르페스의 증상은 사람에 따라 매우 다양하게 나타나는데, 느끼지 못할 정도로 아주 경미한 경우도 있고 아주 심한 경우도 있다. 헤르페스는 임상적으로 피부나 점막에 홍반이 생긴 뒤 그 위에 작은 물집들이 군집을 이루는데, 대부분 가려움증과 화끈거림을 동반한다. 또 바이러스의 침투 부위와 환자의 면역상태에 따라 다양한 증상이 발생하는데 재발보다 첫 감염일 때 증상은 더 심하고 합병증을 동반하기 쉽다. 헤르페스의 증상은 대부분 2주 정도 지나면 없어지지만 한 달씩 지속되는 경우도 있으며, 헤르페스바이러스 보균자 중 약 20%는 아무런 증상이 없다.

발병 시 나타나는 주요증상은 다음과 같다.

① 한 개 또는 여러 개의 물집과 상처 또는 반점이 나타난다.
② 성기와 항문 주위에 가려움증과 타는 듯한 느낌 또는 찌릿찌릿한 느낌이 있다.
③ 성기와 항문 주위에 통증이나 뻐근함을 느낀다.
④ 두통이나 미열 그리고 성기나 항문 주변의 임파선이 부어 마치 몸살기운처럼 느껴진다.
⑤ 소변을 볼 때 요도가 쓰리거나 아픈 통증이 있다.
⑥ 요도(남성)나 질(여성)의 분비물이 증가한다.

(1) 초발단순포진과 재발단순포진

단순포진 바이러스에 감염되지 않은 사람이 처음으로 감염된 것을 초발단순포진이라고 하며, 그 이후에 잠복 감염의 형태로 지속되다가 여러 가지 원인에 의해 바이러스가 활성화되어 나타나는 것을 재발단순포진이라고 한다.

① 초발단순포진

초발단순포진은 어린이와 젊은 성인에게서 흔하며 대부분 작은 수포와 발열, 두통, 근육통, 권태감이 시작되어 3~4일 후에 최고조에 달하고 그 이후 3~4일이 지나면 증상은 사라진다. 대개 병변은 입 주위에서 많이 발생하는데, 처음 홍반이 나타난 후 군집을 이룬 반구형의 작은 물집들이 발생하고 이후 농포(고름이 있는 물집)로 발전하면 딱지가 형성되었다가 결국에는 탈락하게 된다.

② 재발단순포진

재발단순포진은 첫 감염 후 잠복감염의 상태에서 발열, 일광, 정신적 긴장, 외상, 피로, 생리로 인한 호르몬변화와 같은 유발인자들에 의해 바이러스가 재활성화되어 나타난다. 초발단순포진과 증상은 비슷하지만 보통 인설이 감소되어 나타나고 종종 1~2cm 크기의 홍반성 판 위에 형성된 작은 물집을 관찰할 수 있다.

(2) 전신단순포진(generalized herpes simplex infection)

전신단순포진의 경우 생후 6개월에서 3살까지의 어린이에게서 심한 치은구내염으로 시작되는 것이 보통이지만, 간, 폐, 위장관, 뇌, 부신 등에 침범되면 사망에 이를 수도 있다.

(3) 음부포진(genital herpes)

음부포진은 성기 부위에 발생하는 궤양의 가장 흔한 원인으로 주로 2형 헤르페스바이러스에 의해 발생하지만 1형에서도 구강이나 성기 접촉 후에 10~40%에서 발생하는데 통증이 매우 심하다. 성 접촉으로 인해 발생하므로 성적 활동이 왕성한 젊은 성인에서 잘 발생한다. 병변이 나타나지 않는 무증상 기간 동안에 전파되며, 활성화된 병변이 육안으로 보이는 환자와 성적 접촉을 할 경우 95%가 감염된다. 남성은 포피, 귀두, 음경, 요도 부위에 잘 발생하고 여성은 음순, 외음부, 음핵, 자궁경부에 주로 발생한다.

4) 헤르페스의 치료

바이러스에 의한 다른 질환과 마찬가지로 아직까지 헤르페스를 완치시킬 수 있는 치료법은 없으나 병변을 깨끗하고 건조하게 유지하는 것만으로도 자연치유가 된다. 하지만 병변이 장기간 지속되고 증상과 합병증이 동반될 경우 항바이러스치료를 시행하는데, 피부점막과 내부장기감염의 경우 비교적 항바이러스 제제에 비교적 잘 반응하는 편이다. 가장 많이 사용되는 항바이러스제제는 조비락스(acylovir, zovirax)와 팜비어(famciclovir, famvir) 그리고 발트렉스(valaciclovir, valtrex)로 각 치료제는 헤르페스의 증상을 신속히 완화시켜 준다.

5) 헤르페스의 예방

(1) 면역상태 유지

현재까지 밝혀진 헤르페스의 초발감염과 재발을 방지할 수 있는 방법은 없으므로 헤르페스바이러스에 한번 감염되면 이 바이러스가 신경절에 평생 잠복하고 있다고 생각해야 한다. 하지만 신경조직에 잠복되어 있는 바이러스가 몸이 피곤하거나 면역상태가 떨어질 경우 피부에 헤르페스병변을 발생시키므로 좋은 면역상태를 유지하는 것이 가장 중요하다.

(2) 안전한 성 접촉

성적 접촉을 통해 전파되기 때문에 병변이 있는 동안에는 이를 피해야 하며, 증상이 없어도 전파가 가능하므로 콘돔사용을 권장한다.

(3) 산모의 안전

헤르페스바이러스의 감염 가능성이 있는 산모의 경우 분만 시 산도를 통해 감염을 일으킬 수 있으므로 분만 전 신생아감염에 대한 대비를 하도록 한다.

(4) 기타 요인

레이저시술이 피부의 열손상이나 표피세포의 손상을 일으켜 재발 가능성을 높인다는 의견이 있지만 정확한 자료는 없다. 하지만 과거 헤르페스의 재발이 잦은 환자의 경우 예방 차원에서 항바이러스제 투약을 고려해볼 수 있다.

2. 대상포진(herpes zoster)

1) 대상포진의 개요

대상포진이란 특정 피부 한곳에 통증과 함께 발진과 수포들이 발생하는 질환이자 수두를 유발하는 수두 대상포진바이러스(varicella zoster virus)에 의하여 초래되는 바이러스성피부질환으로 주로 면역력이 떨어지기 시작하는 60세 이상의 성인에게서 발병하는 경우가 대부분인데, 20대 이상의 젊은 층에서도 면역력이 떨어지면 빈번하게 발생한다. 대상포진은 피부분절을 따라서 띠 모양의 발진과 수포를 형성하며 과거에 본인도 모르게 수두에 걸린 적이 있거나 수두예방접종을 한 사람에게서 발생한다.

대상포진의 특징은 우리 몸의 신경 중 하나를 따라서 퍼진다는 점이다. 대상포진에 걸리면 몸의 한쪽에만 통증과 수포를 동반한 피부병변이 발생하며 신경 중에서도 주로 감각신경에 침범한다.

2) 대상포진의 원인

대상포진의 원인이 되는 바이러스는 수두를 일으키는 수두대상포진바이러스로 크기는 약 150~200nm(나노 미터: 10^{-9} 미터)이며 이중나선의 DNA를 가진 정 20면체 모양이다.

대부분 환자들은 50대 이상의 노인들이 많으며, 면역체계가 약화된 환자에게서 대상포진이 발생한다. 면역체계가 약화될 수 있는 상태는 후천성면역결핍증(AIDS)에 걸리거나 암에 걸리는 경우이며, 몸의 면역체계를 약화시킬 수 있는 스테로이드제나 항암제를 투여 받거나 방사선항암치료를 받는 과정에서도 발생할 수 있다.

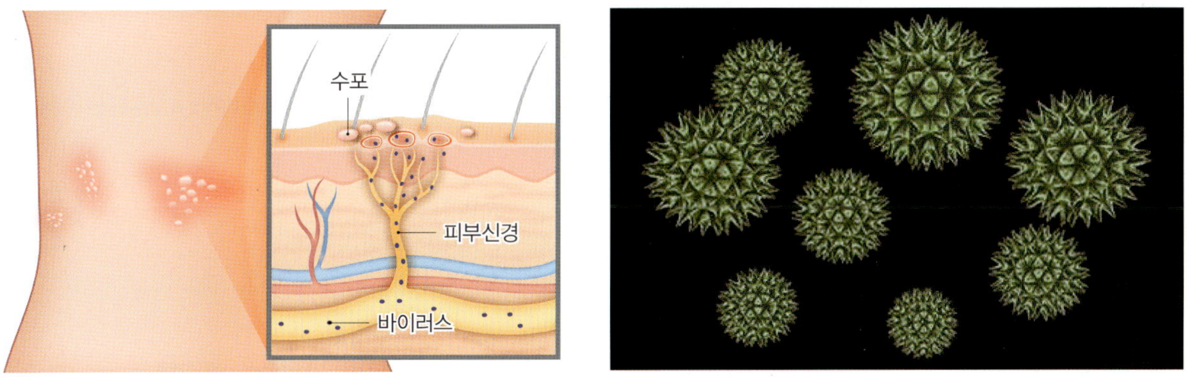

그림 8-3 대상포진의 발생경로와 수두대상포진바이러스

3) 대상포진의 증상

(1) 대상포진의 증상

대상포진의 첫 증상으로 몸의 한쪽에 심한 통증이나 감각이상이 나타난다. 즉 두통, 호흡곤란, 복통, 팔다리가 저리거나 근육통 등을 호소한다. 그러나 이때는 수포병변 없이 가렵고 아프며 또 근육이 아파서 근육통이나 다른 내부장기질환으로 오인하는 경우가 대부분이다. 이처럼 통증 혹은 감각이상이 수일간 지속되다가 선처럼 가늘고 줄을 이룬 모양의 발진이 발생하고, 발진과 함께 혹은 며칠 후에 전형적인 물집(수포)이 피부에 발생한다. 일부 환자들은 초기에 열이 나는 듯한 느낌과 전신의 쇠약감을 호소하기도 한다. 보통 피부에 생기는 경우가 대부분이지만 얼굴에 나타나는 경우도 많은데, 얼굴의 대상포진은 치료 후에도 흉터가 생길 수 있다.

① 피부에 생긴 발진과 수포

발진은 붉은빛이 돌면서 피부에서 튀어나온 듯한 형태로 시작되지만, 수일이 지나면 물집으로 변하여 흔히 가슴이나 등에 띠와 같은 모습으로 흩어져 있으며 일부에서는 물집이 고름물집으로 변하여 고름이 들어 있는 것 같은 병변을 보인다.

② 몸통 부위에 띠 모양으로 발생한 대상포진

대상포진이 띠 모양을 이루는 것은 피부에 분포하는 신경세포의 배열이 띠 모양의 피부분절로 이루어져 있어 이 피부분절을 따라 발생하기 때문이다. 수두와 같이 병변이 전신에 흩어져서 발생하지 않고 피부의 한쪽 부위에 띠 모양을 이루는 것은 대상포진의 중요한 특징이다. 물집은 대개 7~10일이 지나면 딱지가 앉게 되며, 딱지가 떨어져 나간 부분의 피부는 보통 일시적으로 색깔이 변하지만 대상포진을 심하게 앓은 경우에는 변색이 지속되기도 한다.

③ 눈을 침범하는 대상포진

대상포진이 눈에 침범하면 눈꺼풀이 부어오르며, 눈이 충혈되고 통증을 일으킨다. 또 안구에 흉터를 남겨 시력장애를 초래할 수도 있으며, 포도막염, 각막염, 녹내장 등의 원인이 되기도 한다.

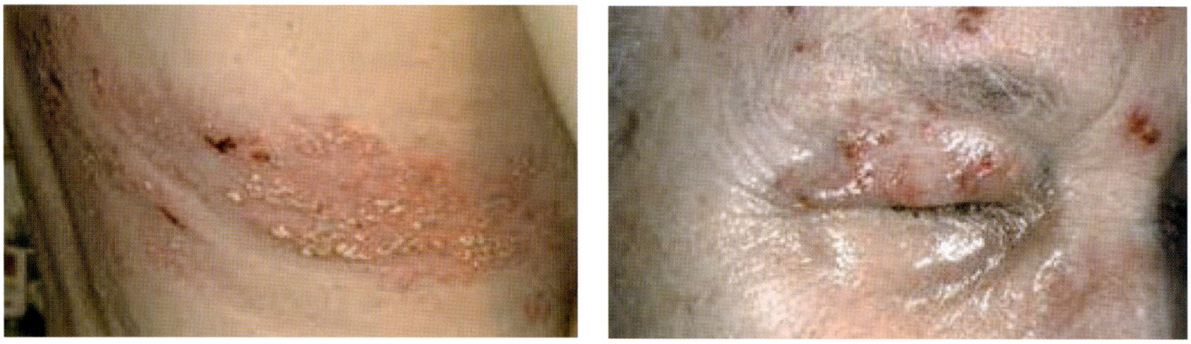

그림 8-4 몸통과 눈의 대상포진

(2) 대상포진 후 신경통

수주일 후에 발진과 물집 그리고 딱지가 모두 떨어져 나가 피부가 정상으로 돌아와도 발진과 물집이 발생했던 자리에 통증은 지속되는 경우가 있다. 또 전체 환자의 5% 미만에서 운동신경이 침범될 수 있으며 이로 인해 운동신경의 마비로 팔이나 다리를 들지 못하는 경우도 있다. 대부분의 환자에게서 대상포진 후 신경통은 1~3개월 후 없어지지만 드물게 더 오랫동안 지속되기도 한다.

4) 대상포진의 진단

전형적인 대상포진은 쉽게 진단할 수 있으며 다음과 같은 경우에 대상포진의 가능성이 매우 크다. 발진이 몸의 한쪽에만 발생하거나 신경세포의 주행을 따라 척추를 중심으로 띠 모양(피부분절)으로 나는 경우에 의심해볼 수 있으며, 환자가 날카롭고 타는 듯한 통증을 호소하고 수두를 앓은 전력과 함께 수두와 같은 물집이 있는 경우에는 확진을 한다.

어떤 환자는 타는 듯한 통증과 간혹 간지러운 느낌이 몸의 한쪽에서만 발생했지만 발진은 없이 병원을 방문하는 때도 있는데, 이 경우 혈액검사를 시행할 수 있다. 만약 발진은 있으나 대상포진에 의한 것인지 명확하지 않은 경우에는 발진 부위의 조직검사 후 피부조직에서 수두대상포진바이러스의 감염 여부를 확인할 수 있다.

5) 대상포진의 치료

현재까지 바이러스를 완전히 퇴치할 수 있는 약제는 없다. 그러나 수포발생 3일 내지 5일 이내의 초기에 항바이러스제를 약 일주일 정도 주사하면 대부분 완치는 되지만 포진 후 신경통 발생을 예방하는 것이 무엇보다 중요하다. 항바이러스제를 이용한 치료는 신경손상의 정도를 약하게 하므로 도움이 될 수 있고 통증이 심한 경우 진통제를 함께 투여하기도 한다.

부신피질스테로이드(adrenocortical steroid)는 초기에 통증이 심한 환자들에게 사용하며 대상포진과 관련된 통증의 강도와 지속기간을 줄일 수 있다.

6) 대상포진의 예방

수두를 앓은 전력이 있으나 아직 대상포진이 발병하지 않은 60세 이상의 노인들을 대상으로 예방접종이 필요하다. 이는 우리 몸의 면역체계를 북돋우는 효과가 있어서 장기적으로 노인들에게서 대상포진이 발생하는 것을 예방해 줄 수 있다. 또한 항상 몸을 깨끗이 하고 주위를 청결하게 한다. 즉, 매일 목욕을 통해 피부를 청결하게 유지한다. 가려운 부위를 손톱으로 긁게 되면 이차적인 세균감염의 위험이 있으므로 손톱을 깨끗하고 짧게 유지하는 것도 이차적 세균감염에 대한 예방법이다.

표 8-1 대상포진과 단순성포진의 비교

형태	대상포진	단순성포진(헤르페스)
물집부위	몸통, 얼굴(눈, 입 주위)	입, 성기, 항문 주위
물집분포	몸의 한쪽 부위에 띠 모양으로 몸통은 가로줄, 팔다리는 세로줄	특정한 형식 없이 전신에 골고루
재발	재발가능성 희박	피곤하면 재발가능
통증	매우 강한 통증과 감각이상	강하지 않은 통증발생

3. 모공성태선(모공각화증, lichen pilaris)

1) 모공성태선의 개요

모공각화증이라고도 하며 각질이 모공을 막고 있어 모공 내에 박힌 각질 덩어리로 인해 오돌토돌하게 보이는 것으로, 이 때문에 털은 각질 내에 박혀있는 모습으로 나타나는 질환이다. 뾰족하게 나온 붉은빛 또는 회색빛을 띤 아주 작은 구진의 형태를 보인다. 주로 건성피부를 가진 사람에게 많이 발생하며 팔다리와 팔꿈치의 오므리는 부분, 어깨나 팔의 윗부분에서 잘 나타나는데, 심한 경우 얼굴이나 눈가장자리에도 생길 수 있다. 대개는 자각증세가 없고 일반적으로 2~3세부터 시작되어 사춘기에 가장 많이 생기며 성인이 되면 서서히 사라진다. 피부가 닭껍데기처럼 보여 보통 닭살이라 불리기도 한다.

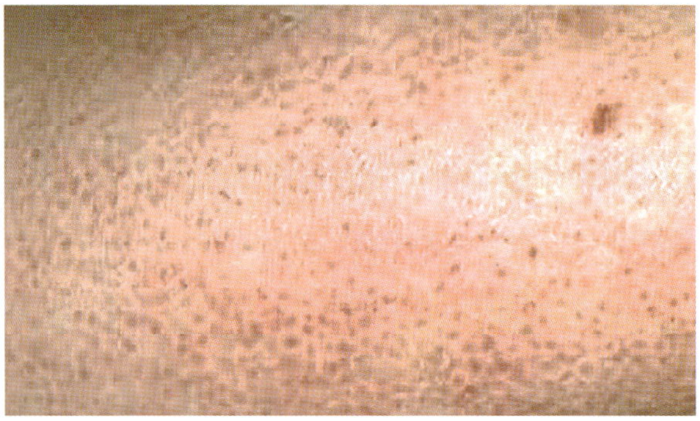

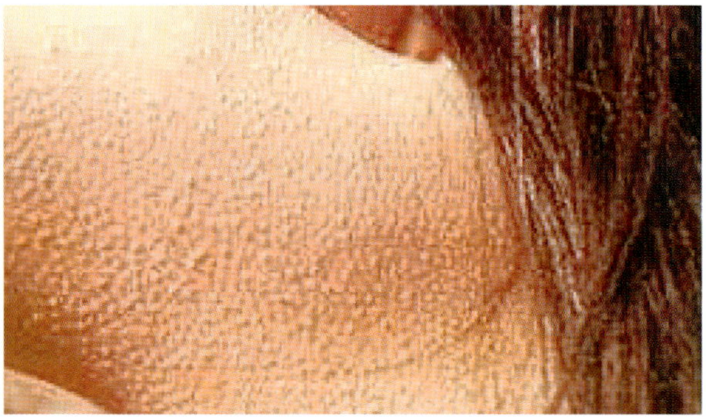

그림 8-5 팔과 어깨의 모공성태선

2) 모공성태선의 원인

모공각화증의 원인은 크게 유전적인 경우와 후천적인 경우로 나눌 수 있다. 후천적으로 발생한 경우는 지나치게 자주 샤워를 하거나 습관적으로 각질을 세게 벗겨냈을 때, 또 실내온도가 너무 높아 건조한 상태가 되면 피부가 약한 허벅지나 복부에 가려움증이 발생하는데, 심하게 긁으면 모공이 도드라지고 거칠어져 각화증의 원인이 된다. 그리고 이런 상황이 반복되면 피부는 걷잡을 수 없이 상해 닭살처럼 변하고, 모낭성구진을 보이며, 표피엔 과다 각화현상이 나타나 모공각화증이 유발된다.

또한 모낭에 균이 침투하면 모낭염이 생겨 붉게 튀어나오기도 하며, 많이 긁거나 자극을 준 경우 색소침착을 일으키기도 한다.

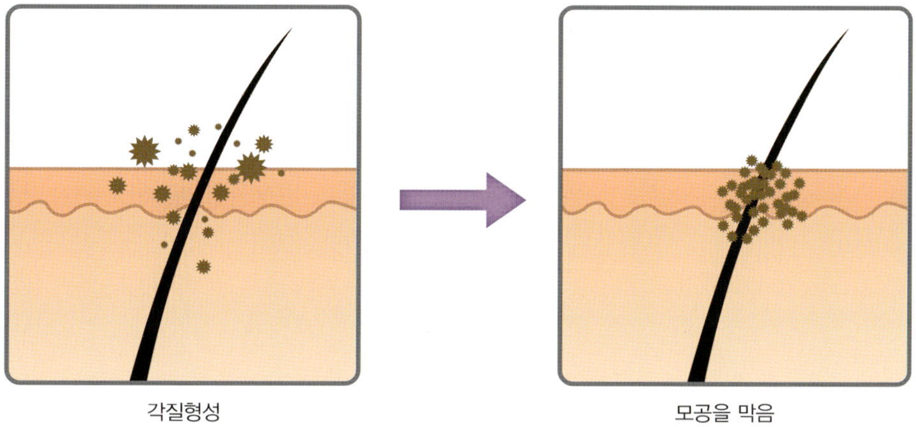

그림 8-6 모공성태선

3) 모공성태선의 치료

각질층을 적절하게 벗겨내 모공을 막고 있는 각질과 피지를 제거하면 피지배출이 원활해지고 염증이 호전되며 닭살 피부가 개선된다.

치료약으로 5% 살리실산연고 또는 각질연화제 등 각질융해제를 함유하는 연고를 바르고 비타민 A를 투여한다. 화학적으로 각질을 엷게 벗기고 약을 바르면 좀 더 큰 효과를 얻을 수 있다.

4) 모공성태선의 예방

비타민 A가 많이 들어있는 식품을 섭취하고, 패스트푸드나 육류 등 기름진 음식은 피하는 것이 좋다.

또한 건조하지 않은 환경조성과 보습이 중요하며, 닭살 예방뿐만 아니라 각질을 부드럽게 하는 연화제나 보습제를 충분히 도포하면 각질을 부드럽게 만들어 오돌토돌한 것을 완화시킬 수 있다. 가습기를 이용하여 피부의 수분손실을 막고 샤워의 횟수와 시간은 줄이는 것이 좋다. 또한 샤워 후에 보습제를 사용하면 모공각화증 예방에 도움이 된다.

4. 백선(trichophytia)

1) 백선의 개요

곰팡이(fungus)로 분류되는 균류 중 진균류에 속하는 미생물을 말하며 피부사상균(dermatophyte)에 의해 피부에 감염을 일으키는 전반적인 질환을 백선이라고 한다. 피부사상균은 피부의 가장 두꺼운 겉층인 각질을 녹일 수 있는 효소를 가지고 있어, 표피의 각질층, 모발, 손톱 및 발톱 등 각질에 침범하여 각질을 영양분으로 생활하는 곰팡이균이다.

표재성피부진균(superficial fungol mycoses)은 인간의 진균 감염 중에서 가장 흔한 것으로 피부의 각질조직, 즉 표피의 각질층이나 모발 또는 조갑에 진균이 감염되어 발생하는 질환으로써 모든 피부질환의 15%를 차지할 만큼 흔하다. 표재성피부진균증은 원인균에 따라 백선(피부사상균증, dematophytosis), 어우러기(전풍, pityriasis versicolor) 그리고 칸디다증(candidiasis)으로 나눌 수 있다.

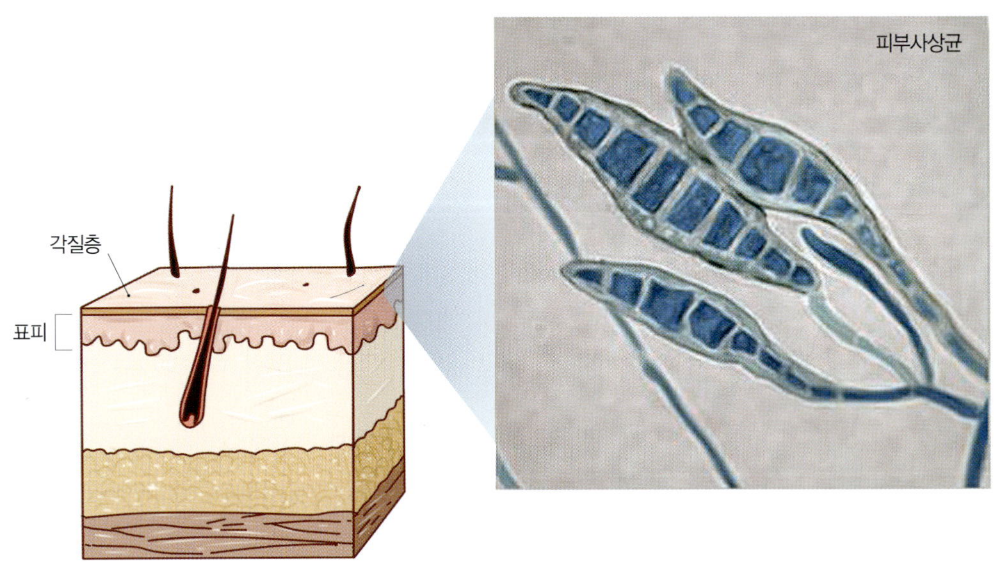

그림 8-7 피부사상균의 형태

2) 백선의 종류

피부사상균은 생태학적으로 사람친화성(anthropophilic), 동물친화성(zoophilic) 및 흙친화성(geophilic)으로 분류하며, 동물친화성균과 흙친화성균이 감염을 일으키면 염증이 심하게 나타난다. 그러나 일반적으로는 병변 부위에 따라 다음과 같이 분류하고 있다.

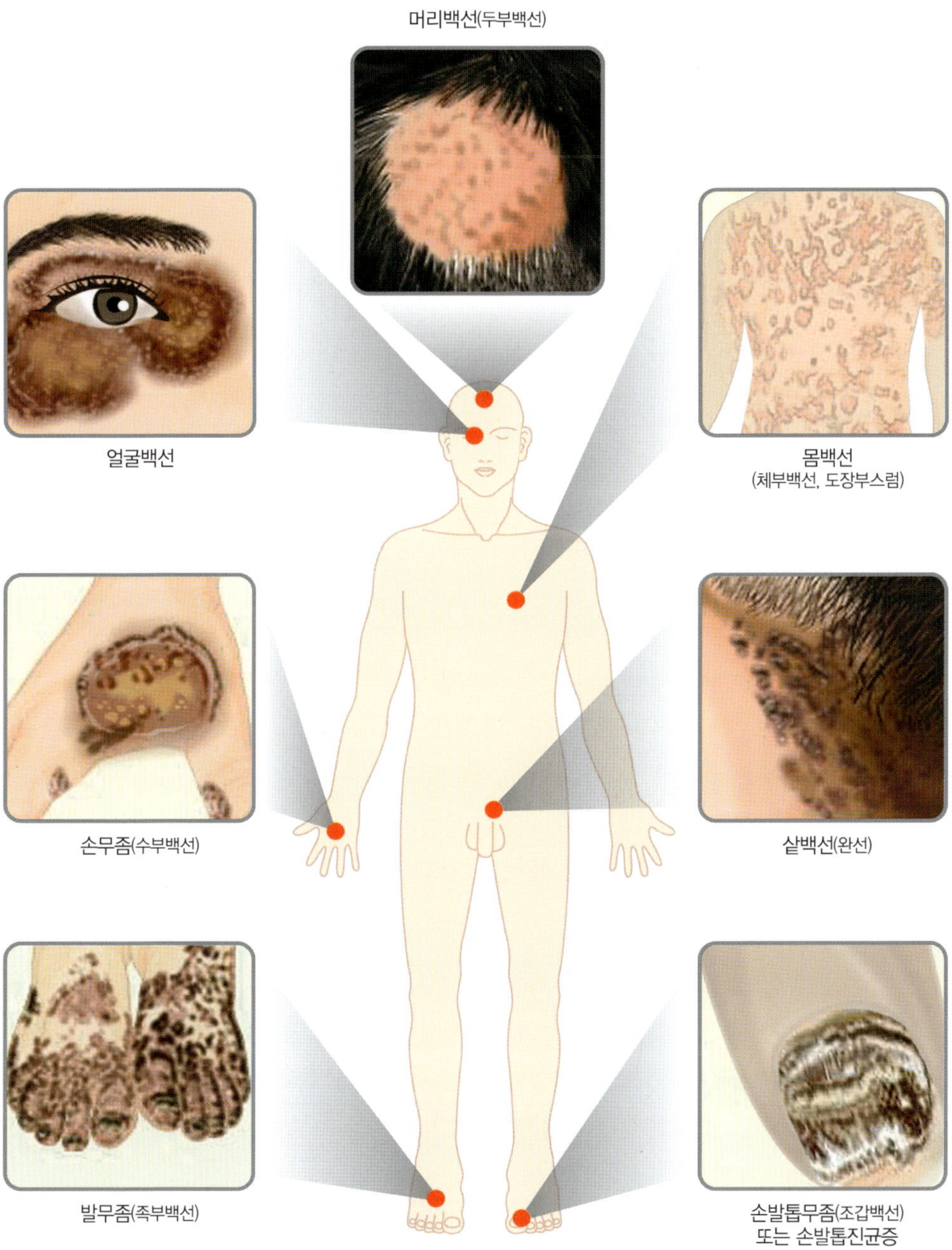

그림 8-8 백선의 종류

(1) 머리백선(두부백선, tinea capitis)

① 원인

머리백선의 주된 원인균은 메소포자균(micrsporum canis, M. canis)이라는 진균으로, 일반적으로 애완동물을 통한 접촉 시 감염되며 특히 동물친화성균에 의한 감염에서는 염증이 심하게 나타날 수 있다.

두부백선은 기계충이라고 부르는데, 기계충은 머리카락이나 머리의 뿌리에 곰팡이균이 기생하는 질환으로 머리털이 끊어지거나 비늘처럼 보이는 둥그런 각질이 두피에 생기는 것이 특징이다.

② 증상

원인이 되는 진균에 따라 임상증상이 다양하게 나타날 수 있다. 주로 학동기의 어린이가 감염되는데, 머리에 원형 또는 타원형의 경계가 뚜렷한 비늘과 함께 회색 또는 붉은색의 큰 반점을 형성한다. 증상이 심하면 머리카락이 빠지거나 쉽게 부러져 부분 탈모가 발생하나 이는 치료를 통하여 다시 원상으로 복구된다.

③ 치료

병변 부위의 머리를 짧게 깎고 위생상태를 깨끗하게 해주며 머리를 자주 감는 것이 제일 좋은 방법이다. 약물치료는 국소에 연고를 바르는 정도로는 효과가 떨어지므로 반드시 항진균제(griseofulvin, ketoconazole)를 사용한다.

2차 세균감염 발생 시 항생제와 상태에 따라 부신피질호르몬제를 병용하기도 한다. 정상적으로 치료가 되면 머리카락은 재생되지만, 치료가 늦어지거나 2차 염증으로 머리의 뿌리가 파괴되면 재생이 불가능해진다.

(2) 몸백선(체부백선, 도장부스럼, tinea corporis)

① 원인

몸백선은 홍색백선균(trichophyton rubrum, T. rubrum)이라는 피부사상균에 의하여 발생하는 경우가 가장 많은데, 대개 환자 자신의 손발무좀이나 손발톱무좀으로부터 전염되어 발생하고, 메소포자균에 의한 경우는 애완동물과의 접촉에 의하여 발생한다. 몸백선증에서 진균은 피부를 감염시킨다.

② 증상

홍색백선균(T. rubrum)감염은 병변이 단발성으로 오랫동안 경과하여 전형적인 둥근모양의 병소를 형성하고, 단일병소가 발생하나 원인균에 따라 다발성으로 생기는 경우도 있다. 전형적인 병소의 경계부는 구진이나 그 속에 물이 차 있는 소수포로 둘러싸여 분명한 경계를 나타내고 있으며, 1cm 미만의 작게 솟아올라온 피부병변인 윤상형병소(annular lesion)가 특징이다. 몸백선증의 증상은 대개 진균 접촉 후 4~10일이 지나면 나타나기 시작하는데, 고리 또는 원형발진으로 보이며 가장자리는 약간 높고 가운데 피부는 건강해 보이나 대개의 경우 발진은 가려움증을 동반한다. 중증감염의 경우에는 고리 모양 발진들이 증가하여 서로 겹쳐지거나 고리 근처에 물집과 고름이 채워진 상처가 발생하기도 한다.

③ 치료

일반국소진균약으로 치료가 가능하며 사용되는 약제로는 클로트리마졸(lotrimin AF), 미코나졸(micatin), 터비나핀(lamisil) 등이 있다. 약은 파우더나 연고 또는 크림 형태로 되어 있으며 피부 환부에 직접 바른다. 몸백선증이 광범위하게 퍼지거나 중증으로 심한 경우에는 국소 치료제나 경구 복용살진균제 등이 처방된다.

(3) 안면백선

① 원인

안면백선은 얼굴의 성모가 자라지 않는 부위에 홍색백선균이나, 메소포자균 등의 피부사상균이 감염되어 발생하는 피부사상균증을 말한다.

② 증상

남성의 턱수염이 난 부위를 제외한 안면부에 발생한 백선으로, 백선 환자의 5% 정도를 차지하며 다른 백선과 마찬가지로 전형적인 둥근 모양의 병소를 형성하지만 최근에는 코르티코스테로이드(corticosteroid)제의 남용으로 병변의 모양이 변형되어 다양한 형태의 병변이 나타나므로, 얼굴에서 발생할 수 있는 여러 가지 질환들과의 감별이 필요하다.

③ 치료

단일병소이거나 병소가 광범위하게 퍼져있지 않으면 국소치료를 원칙으로 하며, 톨나프테이트(tolnaftate), 할로프로민(haloprogin), 터비나핀(terbinafine), 클로트리마졸(clotrimazole)등 다양한 항진균제 연고를 사용한다.

4) 샅백선(완선, tinea cruris)

① 원인

샅백선의 가장 흔한 원인균은 홍색백선균으로 대개 환자 자신의 손발무좀이나 손발톱무좀으로부터 감염되어 전파되는 경우가 많으며, 간접접촉으로는 특정 물건을 공유하거나 수건 등을 통해서도 감염된다. 이러한 곰팡이균들은 가려움증의 원인이 된다.

② 증상

백선 환자의 20~30%를 차지하며, 대부분 성인 남성에게서 발병하고 서혜부(사타구니), 음부, 대퇴부 안쪽에 경계가 분명한 원형 내지 반원형의 병소가 특징이다. 몸백선과 유사한 형태로 경계부는 소수포구진농포로 이루어져 있으며, 중앙에는 이런 병변들이 치유되면서 부스러기와 색소침착이 나타난다. 여름에는 악화되고 겨울에는 호전되어 인설과 색소반점은 있으나 증상이 없는 경우가 많다. 주로 당뇨병, 비만, 땀을 많이 흘리는 사람에게서 잘 발생한다. 사타구니백선은 자극을 일으킴과 동시에 가려움증을 동반하고 사타구니와 허벅지 주위에 때때로 고통스러운 발진이 나타난다.

③ 치료

항진균제의 크림이나 연고를 사용하면 사타구니가려움증을 빠르게 완화시킬 수 있으며 백선이 심한 경우에는 강한 크림이나 경구용항진균제 약물을 처방하기도 한다.

(5) 발무좀(족부백선)

① 원인

발무좀의 흔한 원인균은 홍색백선균이며 손발무좀 환자와 직접적인 피부접촉을 통하여 감염되거나 공동수영장이나 목욕탕바닥, 발수건, 신발 등을 통하여 감염될 수 있다. 무좀이란 일반적으로 진균(곰팡이)에 의해 발생하는 백선, 특히 발에 발생하는 족부백선을 말하며, 전체 피부과 외래환자의 10~15%를 차지하는 흔한 질환으로 그중 족부백선은 33~40%를 차지한다.

② 증상

발무좀은 주로 성인 남자에게 흔히 발생하고 세균에 의한 2차 감염으로 염증이 생기기도 한다.

표 8-2 발무좀의 특징

종류	위치	특징
발가락무좀	4, 5번째 발가락 사이	피부가 바늘처럼 벗겨지고 짓무르며 피부의 균열이 생김
소수포(잔물집)형 무좀	발바닥 및 발의 옆부분	가려움증과 홍반성의 작은 물집이 특징
각화형무좀	발바닥	두껍고 건조해지며, 비늘현상이 나타나고 약간의 홍반이 관찰된다. 만성으로 진행되는 경우가 많음

③ 치료

족부백선은 치료하지 않고 방치하면 손과 발톱에도 확산되어 조갑백선이 생길 뿐만 아니라 수부백선, 체부백선 등 타 부위에 중복감염이 동반되는 것으로 보아 다른 백선의 감염원으로 작용하고 있을 것으로 추정된다. 일부 환자에서 치료 후에 다시 재발하는 경우가 많으므로 치료 후에는 항상 발을 깨끗하게 씻고, 통풍을 잘 시켜 건조한 상태로 유지하도록 하며, 항진균제분말을 살포하여 재감염을 예방하여야 한다.

(6) 손무좀(수부백선)

① 원인

가장 흔한 원인균은 홍색백선균이며, 손무좀 환자와 직접적인 피부접촉을 통하여 감염되거나 공동수영장이나 목욕탕바닥, 발수건, 신발 등을 통하여 감염될 수 있다.

② 증상

손무좀은 주로 성인 남자에게 흔히 발생하는데 임상양상은 손가락 사이에 비늘, 짓무름 및 균열이 생긴다. 또한 손바닥 및 손의 옆부분에 가려움증을 동반하는 홍반성의 작은 물집이 생기기도 한다. 손무좀은 발무좀과는 달리 지간형은 흔하지 않으며 대부분이 각화형이다. 증상은 인설반으로 나타나며, 때로 소양감이 있다. 단, 손등에는 몸백선과 같이 윤상형으로 나타난다.

(7) 손발톱무좀(조갑백선) 또는 손발톱진균증

① 원인

손발톱백선, 손발톱진균증의 가장 흔한 피부사상균은 홍색백선균이며, 때로는 피부사상균 이외에 칸디다나와 같은 진균에 의해서도 동일한 병변이 발생할 수 있어 손발톱진균증이라고도 부른다. 주로 발가락이나 발바닥에 무좀(족부백선)을 오래 앓던 환자의 발톱으로 진균이 들어가 발톱백선이 발생하며, 장기적으로 진행되면 손톱까지 침범하게 된다. 발톱은 정상이면서 손톱에만 무좀이 생기는 경우는 흔하지 않다.

② 증상

조갑백선의 가장 흔한 유형은 원위부조갑하조갑진균증으로 손발톱의 끝부분에서부터 시작하여 손톱이나 발톱이 흰색 또는 황색으로 변색되며 두꺼워지고 쉽게 부스러지는 경향이 나타난다. 그러나 손톱, 발톱의 모양이 변형되었다고 하여 모두 손발톱무좀인 것은 아니다. 왜냐하면 손발톱진균증은 만성칸디다성손발톱주위염과 동반하여 나타나는 경우가 있기 때문이다. 만성칸디다성인 경우 손발톱이 변색되고 표면이 울퉁불퉁해지지만 두꺼워지거나 쉽게 부스러지지는 않는 특징이 있다.

③ 치료

조갑백선의 치료는 경구용항진균제의 복용이 일반적이다. 바르는 무좀약은 발톱에 거의 침투하지 않아 효과가 없기 때문이다. 최근 조갑진균증의 치료를 위해서 네일락카 형태로 개발된 제품들이 나와 있으나, 이런 약제들은 간기능장애 등으로 인하여 경구용항진균제를 복용할 수 없거나 침범된 손톱이나 발톱의 수가 1~2개로 적고, 또한 손발톱의 근위부 조갑판은 침범하지 않은 경우에 효과적이다.

3) 백선의 치료원칙

항진균제의 도포 또는 경구복용이 백선치료에 가장 기본이 된다. 하지만 피부병변에 급성염증이나 2차 감염이 동반되어 있으면 먼저 진물이 나는 부위에 습포를 시행하고 항생제와 부신피질호르몬제를 사용하여 치료한 뒤 진균 감염에 대한 치료를 시작해야 한다. 또 각질층의 비후가 심하면 국소도포제제의 흡수가 저해되고, 각질층의 영양분을 매개로 성장하는 진균군락이 증가하여 항진균제의 치료효과가 감소하므로 살리실산(salicylic acid) 2~6%나 요소연고를 사용하여 먼저 각질을 제거한 후 항진균치료를 시행하는 것이 효과적이다.

일반적으로 국소용도포제로 먼저 치료한 후 호전되지 않으면 경구용항진균제를 사용하게 되는데, 병변이 광범위하거나 두부백선 및 조갑백선의 경우는 치료초기부터 경구용항진균제를 사용한다(참고, 백선의 약물요법. 오병호 외).

5. 어루러기(pityriasis versicolor)

1) 어루러기의 개요

곰팡이균의 일종인 어루러기균(말라세지아 푸르푸르, malassezia furfur)이라는 효모균이 피부각질층에 과다증식되어 나타나는 피부질환이며, 어루러기균은 모낭 안에 상주하는 균으로 50~60%의 빈도로 존재한다. 발한, 영양불량, 임신, 부신피질호르몬제의 사용 등에 의한 피부지방의 변화와 그에 따르는 피부의 pH(산성도)가 변화되어 증세가 발생하는데, 가려움이나 통증과 같은 증상이 없어 발병사실을 잘 모르다가 피부색이 변한 뒤 발견해 치료를 하게 되는 경우가 많다.

2) 어루러기의 원인

어루러기균은 지방성분을 좋아하여 상반신 모낭에 상재하며 인체면역력이 저하되거나 곰팡이가 자라기 좋은 환경이 되면 과다 증식한다. 이 질환은 땀을 많이 흘리는 여름에 주로 발생하고, 뚱뚱한 사람, 당뇨가 있는 사람, 임신부, 공부하는 학생, 땀을 많이 흘리는 직업을 가지는 운동선수나 20~30대의 젊은세대에서 많이 발생하며, 여성보다 남성에게 더 많이 나타난다.

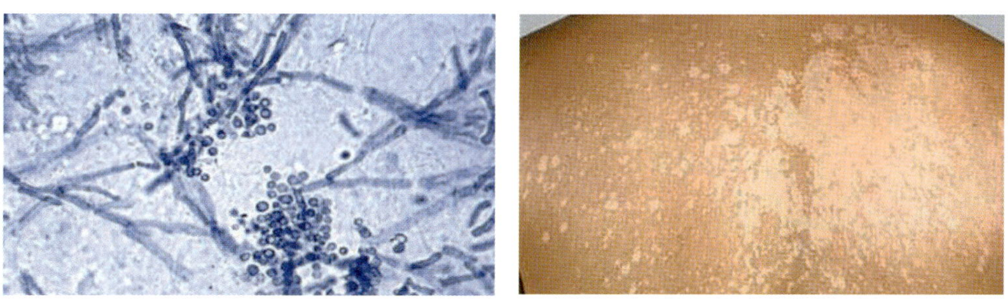

그림 8-9 어루러기균(말라쎄지아)과 등의 어루러기

3) 어루러기의 증상

곰팡이균에 의한 다른 질환처럼 가려움증 등의 자각증상은 거의 없으며 단지 외관상 보기 싫을 뿐 생활에 지장도 없다. 목, 가슴, 등, 겨드랑이 등의 부위에 다양한 크기의 원형 또는 타원형의 황포색이나 황갈색의 각질 같은 연한 반점이 생기며, 모낭을 중심으로 버짐과 같은 각질이 시작되어 동전 모양을 보이다가 합쳐져 커지기도 한다. 땀의 분비가 많은 여름철에 발생하는 빈도가 높고 여름철마다 재발하는데, 1년 후에는 60%, 2년 후에는 80% 정도 재발하는 것으로 알려져 있다.

4) 어루러기의 치료

항진균제 로션이나 연고(selenium sulfide 2.5%, ketoconazole 2%)를 발라주는 것으로도 대부분 치료되지만 피부병변이 넓고 심할 때는 항진균제(ketoconazole or fluconazole)를 5~7일간 복용하는 것이 좋다. 어루러기는 원인균이 사라지더라도 탈색반점은 상당 기간 유지되기도 하므로 재발이 흔하기 때문에 면역력이 떨어지지 않도록 지속적으로 건강관리를 해야한다.

표 8-3 백반증과 어루러기의 차이점

구분	질환에 대한 비교	
	백반증	어루러기
증상	가려움증이나 통증이 없다.	가려움증이나 통증이 없다.
원인	멜라닌색소 결핍	어루러기균(말라쎄지아)
발병	유전적 경향, 10~30대	땀이 많이 나는 젊은 남성
형태	흰색 반점의 경계선이 뚜렷하다.	끝부분으로 갈수록 흐려진다.
색소	흰색 반점이 생기는 후천적인 탈색소	저색소 혹은 과색소반점
우드등검진	형광반응이 나타나지 않는다.	특징적인 형광색을 띤다.
치료	광선, 레이저, 스테로이드성외용제	항진균외용제나 샴푸

6. 사마귀(verruca)

1) 사마귀의 개요

사마귀는 바이러스에 의해 생긴 피부상층의 비종양성 성장으로, 사람유두종바이러스(human papilloma virus; HPV)에 의해 생기는 사마귀와 통증이 없고 보통 무해한 피부의 전염성물렁증바이러스(molluscum contagiosum virus; MCV) 감염에 의한 전염성물렁증인 물사마귀로 나누어 말하기도 한다. 보통 몇 달 뒤 사라지지만 몇 년 동안 지속되는 경우도 있다. 물사마귀는 긁거나 비비면 주변에 퍼질 수 있고, 피부 간 접촉이나 수건, 장난감, 옷과 같은 오염된 물건을 다루다가 생기기도 한다. 또 위생상태가 좋지 않으며 따뜻하고 습한 기후에서도 물사마귀가 퍼지기 쉽다. 공중수영장이나 학교수영장의 이용은 어린이의 물사마귀감염과 연관되어 있다.

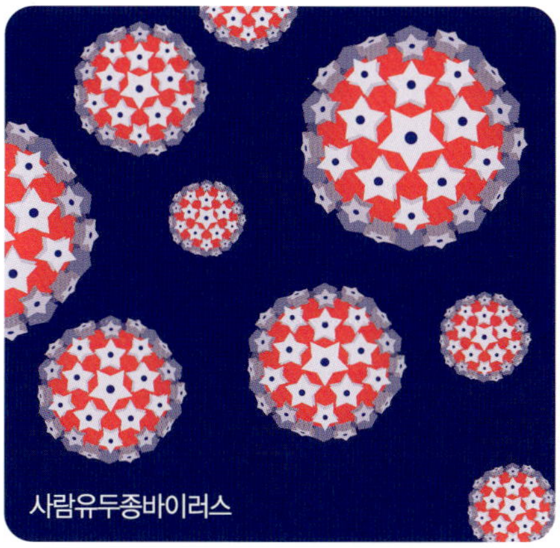

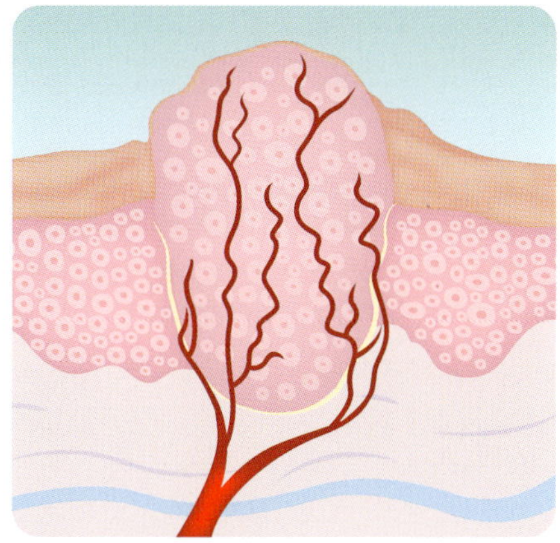

그림 8-10 사마귀의 원인이 되는 바이러스와 사마귀의 형태

2) 사마귀의 종류

(1) 사람유두종바이러스(HPV)

사람유두종바이러스(human papilloma virus, HPV)에 의해 생기는 사마귀들을 분류하면 다음과 같다.

① 보통사마귀(Common wart)

- 개요: 가장 흔한 사마귀로 5~20세의 연령층에서 가장 많이 발생하며, 손가락, 손톱 주위, 손등 또는 피부손상부위에 잘 생기고, 표면이 거칠고 높이 솟아올라온 것처럼 다양한 형태를 보인다. 성인이 되면 발생빈도나 병변의 수도 줄어든다.

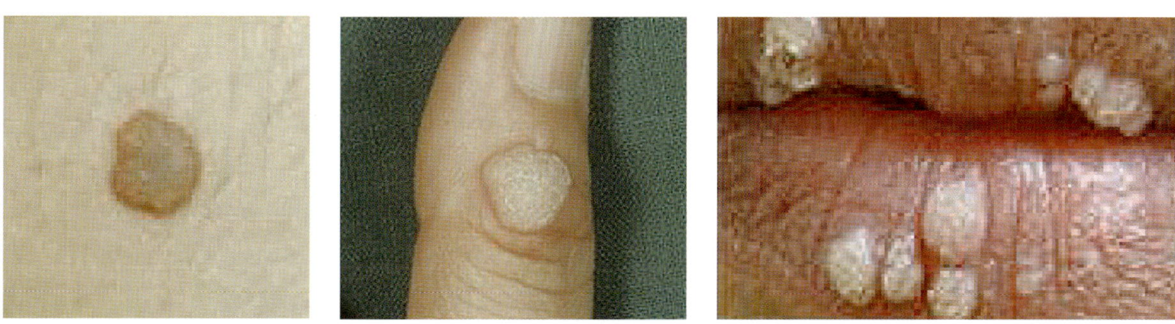

그림 8-11 보통사마귀의 부위별 형태

• 치료: 외용제로 살리실산 겔이나 칸타리딘(cantharidin) 등을 도포할 수 있으며 항암제인 블레오마이신(bleomycin)을 병변에 주입하기도 한다. 외과적 치료로는 냉동치료가 있는데, 냉동치료는 심한 통증을 유발하지 않으며, 흉터 등의 부작용이 적고, 2~3주에 한 번씩 시행한다. 그 밖에 전기소작술, 레이저치료 등이 이용되기도 한다.

② 발바닥사마귀(plantar wart)

• 개요: 발바닥에 잘 생기는 사마귀로, 융합되어 큰 판을 형성하며 발바닥표면으로 돌출되지 않고 티눈처럼 피부 속으로 파고든다. 걸을 때의 압력에 의해 편평한 형태로 관찰될 수 있고 표면을 절단해보면 모세혈관의 단면들이 보이는 것 같은 검은 점을 관찰할 수 있다. 통증이 심하며 마치 신발에 돌이 들어있는 것처럼 느껴지기도 한다.

• 치료: 병변의 위치가 깊을 수 있으므로 치료가 힘들 수 있고 오래 걸린다. 살리실산 반창고, 그 밖에 화학물질 등을 외용으로 사용하며, 냉동치료, 레이저, 전기소작술 등도 이용될 수 있다. 압력을 많이 주는 신발의 사용을 금하고, 발을 건조하게 하는 것이 치료에 도움을 줄 수 있다.

③ 편평사마귀(flat wart)

• 개요: 성인보다는 어린이나 청소년들에게 더 많이 발생하며 모양이 편평하다고 해서 '편평사마귀'라고 불린다. 표면은 칼로 자른 듯이 편평하며 정상피부보다 조금 솟아 있고, 크기는 직경 1~3mm 정도가 일반적이다. 모양은 대체로 둥글지만 서로 융합되어 불규칙한 지도 모양이 되는 경우도 흔하다. 일반사마귀보다 작고 매끈하며, 20~100개 정도까지 한 번에 퍼질 수 있다. 신체 어디든 생길 수 있으나 얼굴이 가장 흔하고, 성인의 경우 면도하는 부위에 잘 생겨 남성은 턱수염 부위, 여성은 다리 등 각질이 얇은 부분에 잘 생긴다.

• 치료: 편평사마귀의 경우 살리실산, 트레티노인, 글리콜산 등을 이용한 화학박피술 이외에도 다양한 수술적 방법 등이 이용된다. 인터페론의 주입으로 면역반응을 증폭시켜, 사마귀에 저항력을 키우는 면역방법을 이용할 수도 있다.

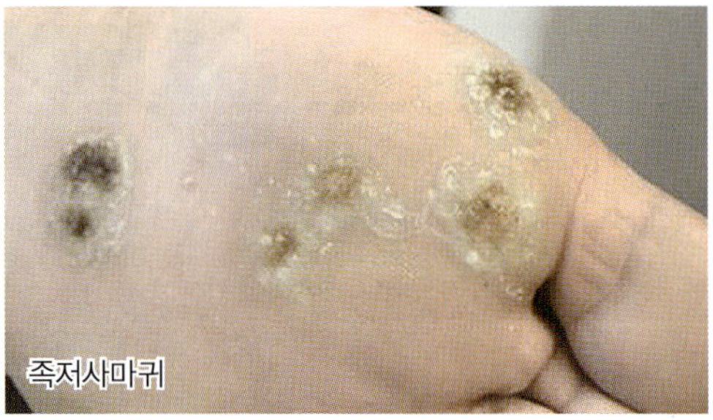

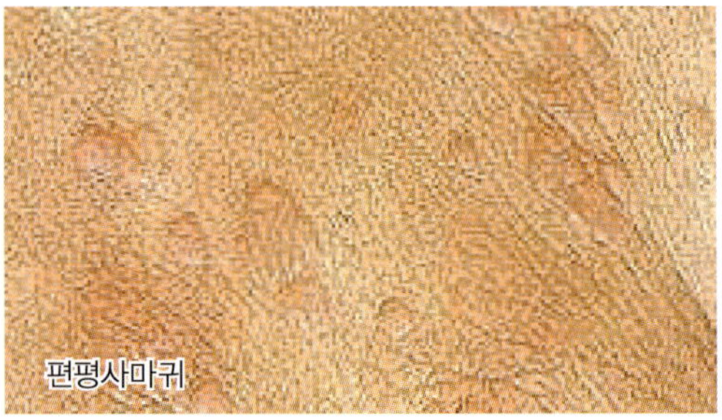

그림 8-12 족저사마귀와 편평사마귀

④ 성기사마귀(콘딜로마, condyloma)

- 개요: 성기사마귀는 다른 부위에 생기는 사마귀와 모양이 같다. 피부가 약간 올라온 상태이거나 평평한 모양을 하기도 하고, 한 개 또는 여러 개가 같이 생기는 경우도 있다. 크기도 아주 작은 것에서부터 큰 것까지 다양하며, 색깔은 분홍색이나 흰색을 띤다. 남성은 음경, 음낭, 항문 주위, 서혜부(허벅지와 아랫배가 만나는 부위)에 생길 수 있으며, 여성은 소음순이나 대음순, 질, 항문 주위, 서혜부 그리고 자궁경부 등에 발생한다.
- 치료: 성기의 점막 부위의 사마귀에는 포도필린(podophyllin)을 도포하며, 성기의 사마귀에는 이산화탄소레이저를 사용한다.

(2) 전염성물렁증바이러스(MCV)

물사마귀라고 불리는 질환으로 피부에 기생하는 전염성물렁증바이러스(molluscum contagiosum virus, MCV)가 원인이며, 피부각질층이 손상되거나 전신의 면역상태가 떨어진 경우에 잘 발생한다. 보통의 사마귀들은 만질 때 거칠고 단단한 느낌을 주는 반면, 물사마귀는 말랑말랑하면서 긁으면 쉽게 터지는 특징이 있다. 피부가 약한 어린아이에게서 잘 생기며 직경 2~5mm의 동근 모양의 발진이 가운데 꼭지 모양으로 꺼져있는 것이 특징이다. 각각의 병변은 손으로 긁거나 거친 수건의 마찰 등으로 전파되기 때문에 열을 지어 분포하거나 뭉쳐서 발생하기도 한다. 주의해야 할 점은 육안으로는 보이지 않지만 잠복기 상태인 것이 있으므로 모든 병변이 없어진 다음에도 지속적인 관찰이 필요하다는 것이다.

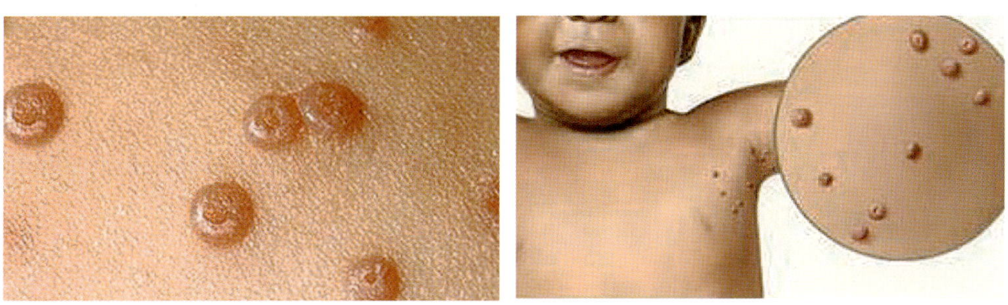

그림 8-13 물사마귀의 형태

3) 사마귀의 치료

(1) 이산화탄소레이저치료

환부에 부분마취를 하고 레이저로 감염된 부분을 파낸 후 생살을 지져 마무리한다. 시술 후 환부에 반흔이 남는 단점이 있으며, 시술 후에 통증은 별로 없지만 치료한 직후 상처에 조금이라도 자극이 가해지면 출혈이 생기고 지혈도 잘 안 되므로 매립형족저사마귀 환자의 경우 며칠간은 일상생활에서의 거동 자체가 불편해지는 단점이 있다.

(2) 혈관레이저치료

브이빔 등을 이용한 치료로 혈색소에 흡수되는 파장의 레이저를 쪼여주면 피부는 멀쩡하지만 그 아래의 모세혈관만 선택적으로 파괴되는 방식이다. 치료를 받은 부분에 한동안 멍이 들고 누르면 많이 아프다는 단점이 있지만 치료율이 높고 회복기간이 빠르다는 장점이 있다.

(3) 냉동치료

액체질소를 묻힌 면봉을 사마귀에 대고 잘 스며들도록 꾹꾹 눌러 주거나, 액체질소스프레이를 환부에 2~3회 반복해서 뿌려준다. 피부조직을 얼려서 괴사시키기 때문에 치료 후 통증이 12~24시간 정도 지속된다.

(4) 베루말

살리실산과 유사염기(5-플루오르화우라실)를 포함한 도포제이다. 사마귀세포의 증식을 억제하는 치료방법으로, 살리실산으로 사마귀조직을 벗겨내고 플루오르우라실이라는 항암치료제를 투여해 사마귀조직을 괴사시킨다. 두 성분은 통증을 동반하기 때문에 정상피부에 닿으면 문제가 생기므로 바를 때 크림이나 로션으로 환부 주변 피부를 보호해야 한다.

(5) 블레오마이신 주사

항암제의 일종인 블레오마이신(bleomycin)을 직접 환부나 환부 주변에 주사로 주입한다. 환부에 블레오마이신이 주입되면 서서히 피부세포에 약물이 흡수되면서 사마귀병변조직이 파괴되어 점점 환부와 그 주위의 피부가 검게 변하고, 며칠 후 기존의 사마귀 부위는 저절로 떨어져 나간다.

(6) 면역치료

주사기로 사마귀가 난 부위에 약물을 바르거나 혹은 겨드랑이에 약물을 발라 인위적으로 피부병을 일으킴으로써 면역을 갖게 하는 치료법이다. 레이저치료 등과 달리 흉터가 남지 않는다는 장점이 있다.

(7) 수술

외과적 수술을 통해 환부를 제거한다. 다른 치료법이 여의치 않은 상황이나 속효성의 효과를 보고 싶을 때 사용하는 방법이다. 완전한 치료를 기대하기는 힘들고 재발하는 경우가 많다.

표 8-4 사마귀와 티눈의 구분

분류	사마귀	티눈
발생 위치	특정 부위나 전신	압력이 형성되는 부위
모양	정상피부보다 연함	딱딱하게 굳음
발생 개수	무리지어 다량으로 발생	압력 부위에 한 개
내부모양	안쪽이 검거나 갈색의 형태	안쪽에도 살색의 형태
통증	누르는 것보다 잡을 때 통증악화	누르거나 압력이 가해질 때 통증악화

4) 노인성사마귀(senile verruca)

(1) 사마귀의 개요

노인성사마귀도 40대 이후에 햇볕에 드러나는 부위에 생기는데, 갈색이나 흑색을 띠며 언뜻 보면 점이나 사마귀처럼 보인다. 그 부분만 표피가 두꺼워져 솟아올라오며, 형태는 사마귀처럼 생긴 것, 돔 모양 등 다양하다. 20대 후반부터 나타나기도 하며 얼굴이나 목, 구간부에 잘 생긴다. 양성종양의 일종이므로 일반적으로는 그냥 방치해 두어도 상관없다.

사마귀는 그 원인에 따라 파포바바이러스(papova virus) 감염에 의한 바이러스성과 노인성사마귀가 있다.

(2) 사마귀의 종류

① 바이러스성사마귀

바이러스에 감염된 피부세포가 빠르게 증식해 볼록한 군집을 형성하면 속칭 사마귀로 불린다. 바이러스성사마귀는 손, 발에 생기는 경우가 대부분이지만 안면에 생기기도 하고, 피부가 약한 어린이의 몸 전신에 생기거나 성기에 생겨 성교를 통해 전염되기도 한다. 이런 사마귀들은 바이러스성이기 때문에 바이러스가 남아있는 한 계속 자라게 된다. 바이러스들은 신체의 다른 부위로 옮겨가거나 다른 사람의 피부로 전염될 수도 있다. 바이러스성사마귀는 염증을 일으키므로 치료해야 하며, 노인성사마귀와 혼동하기 쉬운 질환에 악성흑색종이나 암 같은 중증이 있으므로 세심한 관찰이 필요하다.

② 노인성사마귀

노인성사마귀는 50세 이상 장년층 남자의 얼굴, 목, 앞가슴, 손등 등에 많이 생기는데, 황갈색 또는 검은빛의 원형형태로 겉면은 마르고 편평하지 못하며 불규칙한 크기로 돋아난다. 노인성사마귀는 바이러스의 감염과는 관계없이 노화로 인해 피부세포가 신체의 통제를 벗어나 증식할 때 발생한다. 이는 피부노화에 따른 현상으로 무해하기 때문에 치료하지 않아도 큰 문제는 없다.

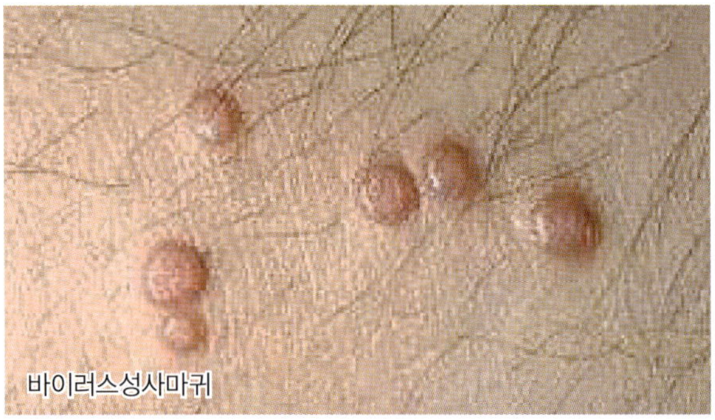

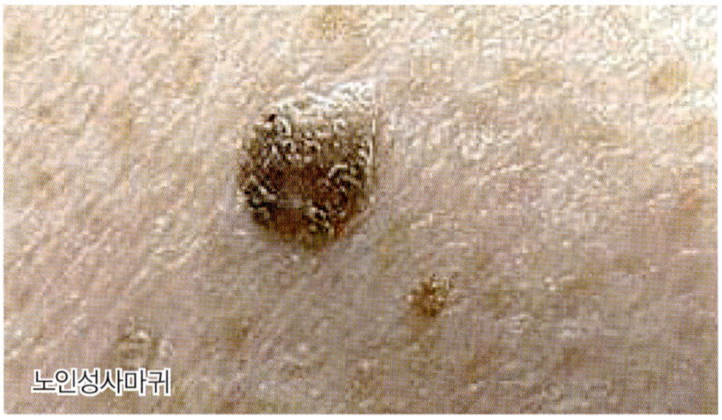

그림 8-14 사마귀의 종류

(3) 사마귀의 치료

사마귀를 제거한다고 끝나는 것이 아니며 바이러스의 뿌리가 뽑힐 때까지 사마귀가 생겨날 때마다 치료하는 것을 원칙으로 한다. 치료기간은 사마귀의 발생 범위 및 치료속도에 따라 차이가 크며, 단기간에 완치하기는 어렵다.

사마귀의 치료는 형태와 방법에 따라 살리실산(salicylic acid) 반창고를 이용하는 방법과, 면역요법을 이용하는 방법, 레이저요법, 사마귀에 직접 주사하는 주사요법(bleomycin) 그리고 냉동요법(cryotherapy) 등이 있다.

7. 농가진(impetigo)

1) 농가진의 개요

농가진은 무덥고 습한 여름철에 어린이에게 잘 생기는 전염성피부질환으로 보통 어린 아이와 유아의 얼굴, 목 및 손에 많이 발생한다. 기저귀를 착용한 경우 농가진이 기저귀 주위에 생기기도 한다. 지저분해 보이는 물집, 고름과 딱지가 생기는 것이 특징이며 약 70%를 차지하는 전염성농가진과 수포성농가진의 두 가지 종류가 있다.

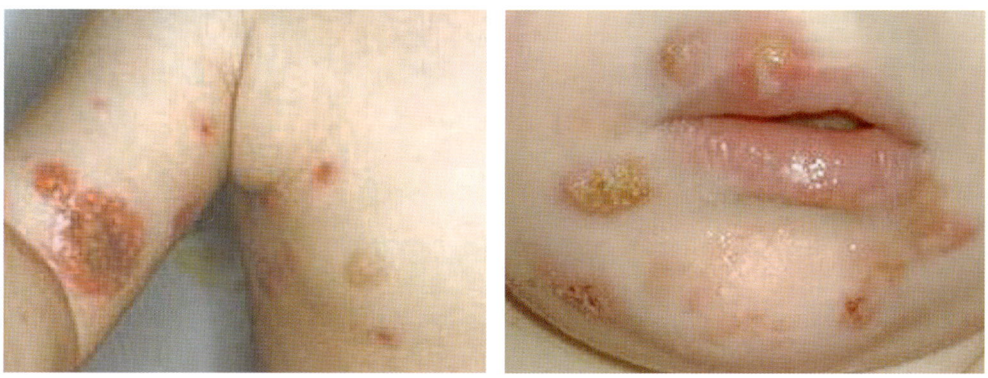

그림 8-15 팔과 얼굴의 농가진

2) 농가진의 원인

전염성농가진의 주된 원인균은 황색포도알균(Staphylococcus aureus)으로 고온다습한 환경인 여름철에 흔하게 발생하며 위생상태가 불량한 환경에 있는 아동에게 감염성이 높고 전염경로는 소아의 경우 감염원으로 애완동물, 오염된 손톱, 환자 등이 있으며, 성인의 경우 미용실, 이용실, 수영장, 사우나탕 등이 있다. 때때로 덥고 습한 지역에서는 고름사슬알균(Streptococcus pyogenes)에 의해 발생하기도 한다.

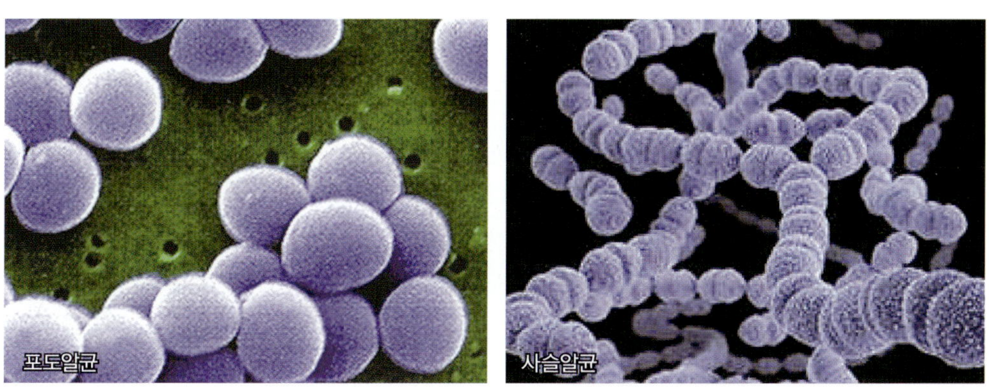

그림 8-16 농가진의 원인균들

3) 농가진의 분류

(1) 전염성농가진

농가진 환자의 70%에 해당되고, 비수포성농가진이라고 부르며, 아동에서 가장 흔한 유형의 농가진이다. 증상으로 작고 붉은 반점으로 시작하여 빠르게 물집이나 고름집으로 변한다. 전염성이 매우 강하며 이 유형의 농가진은 대개 코와 입 주위의 붉은 상처로 시작된다. 이 물집들이 터지면 삼출성적색발진이 남아 딱지가 형성되는데 가렵지만 아프지는 않다. 전염성농가진이 잘 생기는 부위는 팔, 다리, 그리고 얼굴, 특히 코와 입 주위이며 심한 경우 병소 부근의 림프샘이 커지거나 열이 나기도 한다.

(2) 수포성농가진

물집농가진이라고도 하며 여름철에 주로 소아나 신생아에게 많이 발생한다. 발병 초기에는 겉보기에 정상적인 얼굴, 몸통, 살, 손발 등의 피부에 한 두 개의 자잘한 물집으로 시작되어 곧 크고 흐물흐물한 물집으로 변해 가는데, 이런 물집은 쉽게 터지지만 두꺼운 딱지를 만들지는 않는다. 처음에는 전신증상이 없지만 나중에 설사를 하며, 무기력해지고, 고열이 나거나 오히려 체온이 떨어지기도 한다. 또한 패혈증이나 폐렴, 뇌수막염 등이 동반되면 치명적인 결과를 초래할 수 있다.

4) 농가진의 증상

수포성의 경우 처음에는 작은 물집에서 큰 물집으로 빠르게 번지며, 쉽게 터지나 두꺼운 딱지를 형성하지는 않는다. 신생아는 전신으로 퍼질 수 있고 전염성이 강하기 때문에 주의해야 하며, 패혈증이나 폐렴 등이 동반될 경우 사망할 수도 있다.

전염성농가진의 경우 2~4mm의 붉거나 노란색의 장액이 있는 작은 수포로 시작하여 농포나 물집으로 변하고, 터지면 노란딱지가 형성된다. 병변은 점차 바깥쪽으로 퍼져나가지만 중심부는 회복되는 모습을 보인다. 가끔 림프샘 부분에 부어오르는 종창이 동반되기도 한다.

5) 농가진의 치료

전신증상이 없으며 피부병변이 심하지 않은 환자의 경우, 병변발생초기에 딱지를 깨끗이 제거하고 포비돈(베타딘)이나 과산화수소 용액으로 소독한 다음 박트로반

(mupirocin)이나 후시딘(fucidic acid)과 같은 항생제연고를 바르는 것이 좋다. 특히 항생제연고는 병변이 모두 치료된 다음에도 며칠간 더 발라 주는 것이 좋다.

감염 부위가 넓은 경우에는 전신성항생제인 다이클록사실린(dicloxacillin)이나 에리스로마이신(erythromycin)을 처방한다.

농가진이 확산되지 않게 하려면 환자의 손과 손톱을 깨끗이 하고 피부를 긁지 못하도록 손에 붕대를 감아 두거나 옷, 수건, 침구를 소독하는 등 세심한 주의가 필요하다. 농가진에 걸린 아이들 가운데는 급성신장염 등의 후유증을 앓을 수 있으므로 이 병이 넓게 퍼졌을 때는 방심하지 말고 빨리 치료를 받는 것이 좋다.

8. 주부습진(homemaker's eczema)

1) 주부습진의 개요

피부에서 발생하는 피부염을 일반적으로 습진이라 부르며 아토피피부염이나 접촉피부염 등도 습진의 한 종류라 할 수 있다. 또한 습진은 자극접촉피부염의 일종인데, 자극접촉피부염이란 피부에 자극을 줄 수 있는 화학물질이나 물리적 자극물질에 일정한 농도와 시간 이상으로 노출되어 일어나는 피부염으로, 대표적인 예가 매일 물을 만지는 주부 등의 손이나 손가락에 생기는 주부습진이다.

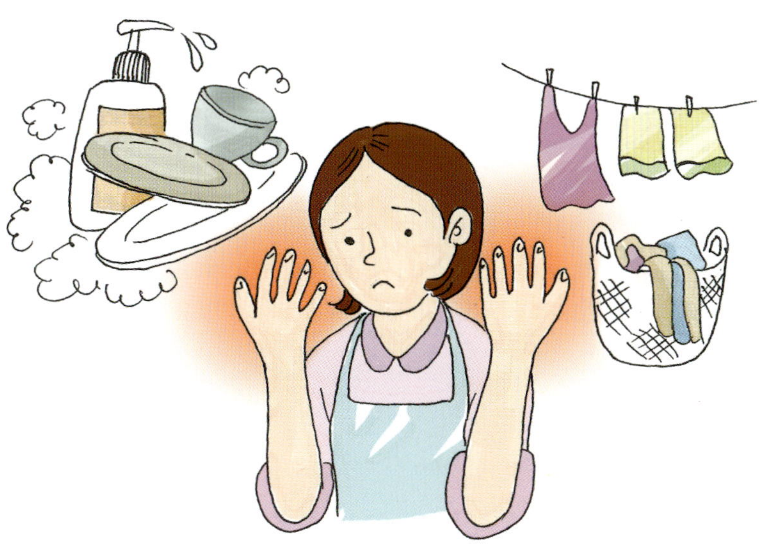

2) 주부습진의 원인

피부는 표면에 지방질로 이루어진 얇은 피부보호막이 덮여 있어 피부를 보호해 주며 세균에 대한 저항력도 강한 편이다. 그러나 세제나 비누성분으로 인하여 피부보호막이 파괴되면 피부각질층의 장벽기능이 떨어지므로 자극물질이 침투해 피부염이 발생하기 쉬워지며, 그 결과 손이 건조해지고 손가락 끝, 특히 손톱 주변의 피부가 얇아지거나 갈라지는 원인으로 작용한다. 주부습진은 습도가 낮을수록 발생될 확률이 높아 봄이나 가을 등 환절기에 많이 발생되며 재발도 잦다. 또한 아토피피부염의 전력이 있는 사람에게 자극접촉피부염이 잘 발생하고, 주부들은 세제나 비누 그리고 음식물 등에 반복적으로 장시간 노출되는 경우가 많아 손에 주부습진이 잘 발생하며, 고무제품이나 향료, 금속제품뿐만 아니라 마늘, 양파, 당근, 토마토, 시금치, 식용염료 등의 음식재료 등에 대한 알레르기가 있는 경우에는 발생비율이 더 높아진다.

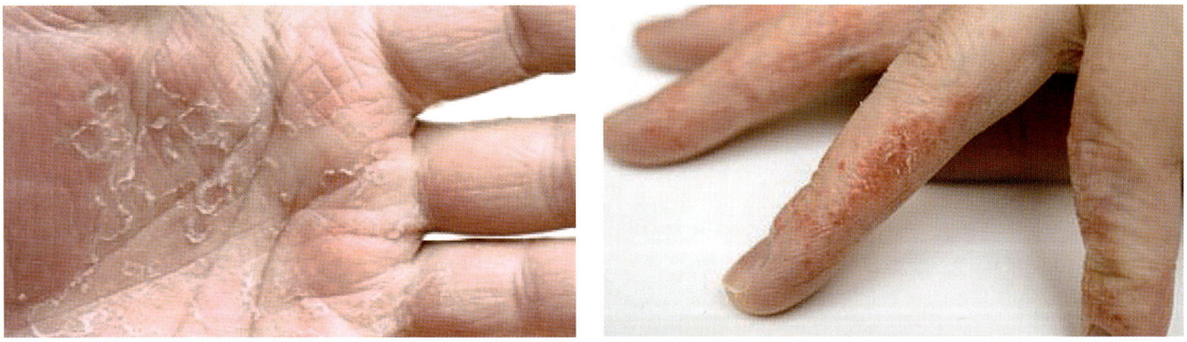

그림 8-17 주부습진의 형태

3) 주부습진의 증상

주부습진은 다른 습진과는 달리 가려움증이 심하지는 않지만 손가락 끝의 피부가 얇아지고 홍반이 생기며 마른 각질이 일어난다. 또한 동전 모양으로 생기거나 광범위하게 붉게 부어오르기도 하고, 좁쌀 같은 모양이 나타나기도 하며, 끈적끈적해지는 등 다양한 형태의 습진증상이 나타난다.

습진이 진행되면 피부가 갈라지고 통증이 발생하며 진물이 나거나 피가 나고 딱지가 앉게 되며 좀 더 심해지면 손이 거칠어지기도 한다. 발생하는 부위는 손가락 중에서도 많이 사용하는 오른손의 첫째, 둘째, 셋째손가락의 끝부분이며 심한 경우에는 손가락 전체와 손바닥에도 발생한다. 일반적으로 추운 계절에 시작되는 경우가 많으나, 한번 생기면 날씨가 따뜻해져도 계속 증상이 남거나 퍼지기도 하며, 주로 한쪽 손만 침범하는 진균감염과는 달리 양손에 발생하는 경우가 많다.

4) 주부습진의 치료

주부습진의 치료는 염증의 정도와 2차 세균감염의 여부에 따라 달라지며 가급적 원인이 되는 자극을 최소화하는 것이 최상의 치료가 될 것이다. 주부습진은 쉽게 치료가 되지 않으므로 증상이 호전되었다가 다시 악화되는 악순환이 지속된다면 알맞은 치료방법과 피부보호를 위해 더욱 노력해야 한다. 완전히 정상적인 피부가 될 때까지는 피부연고를 사용해야 하며, 치료 후 적어도 4개월 동안은 손을 잘 보호하여 재발을 막는 것이 치료보다 더욱 중요하다.

진물이 나거나 물집이 잡히는 급성병변에서는 우선 시원한 생리식염수나 소독작용이 있는 용액으로 하루 3~4회, 한 번에 15~20분씩 습포를 하거나 목욕을 하여 급성염증이 사라지도록 한다. 진물이 나는 경우 진물을 말리고 국소도포제를 바르며, 염증이 심한 경우 전신스테로이드제나 항히스타민제를 사용하고, 이차감염이 의심될 경우에는 국소도포보다는 전신에 항생제를 사용하는 것이 효과적이다.

만성습진의 치료는 국소스테로이드제의 도포와 함께 피부건조를 막는 것이 중요하다. 피부가 두꺼운 경우에는 강한 스테로이드제를 바르며, 국소도포치료가 효과가 없을 경우에는 병변 내 스테로이드주사요법을 사용할 수 있다. 또 가려움증을 경감시키기 위해 경구항히스타민제를 복용하며, 국소 치료로 치유가 안 되는 심한 경우나 전신적인 경우에는 경구스테로이드제를 단기간 사용할 수 있다.

9. 못(callus)과 티눈(corn)

1) 못

못은 굳은살이라고도 하며, 각질이 두꺼워진 것으로, 신발이 닿는 부분처럼 장기간 반복적인 압박이나 마찰 같은 기계적 자극을 받은 부분에 생긴다. 굳은살은 티눈보다 크기가 크고 통증은 없지만 혈액의 흐름이 원활하지 않으면 갈라져 피가 나기도 한다. 피부에 반복된 압박이나 마찰을 받은 부분에 생기는 굳은살은 일종의 피부방어반응으로 자극이 장기간 지속되면 그 부분의 각질층을 점점 두껍게 하여 튼튼하게 만들고자 하는 것이다. 따라서 자극이 없어지면 자연스럽게 회복되기도 한다. 직업에 따라 손바닥이나 팔꿈치 등에도 생긴다. 발바닥의 세 번째 발가락 뿌리 약간 아랫부분의 못은 발의 아치가 없어져서 생기는 경우가 많다. 외반모지나 O자형 다리 때문에 발의 바깥쪽에 체중이 실리는 사람은 새끼발가락뿌리 아랫부분에 못이 생기고, 걸음걸이에 문제가 있어 엄지발가락에 체중이 많이 실리는 사람은 그곳에 못이 생긴다. 또 무리하게 끝이 뾰족한 구두를 신으면 새끼발가락 등 부분에 못이 생기는 경우가 많다.

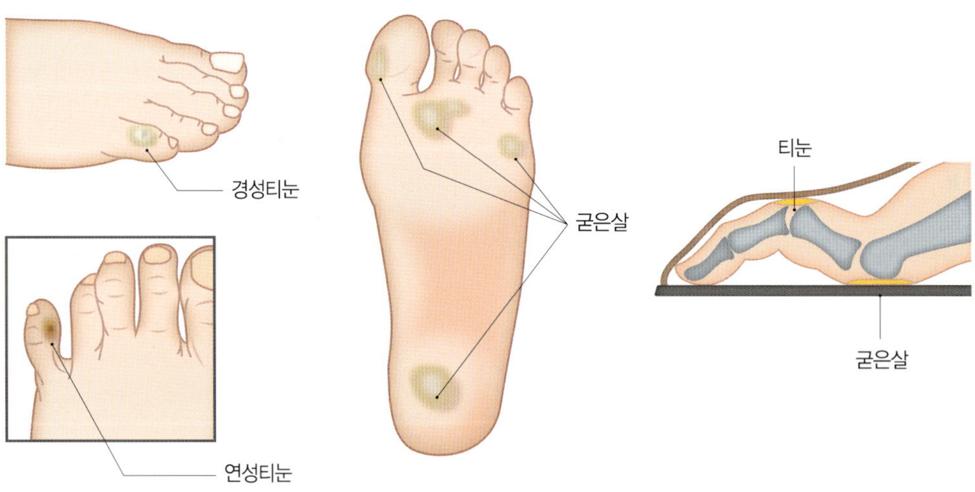

그림 8-18 티눈과 굳은살

2) 티눈

티눈은 주로 발에 많이 생기며 윗부분의 각질을 도려내면 핵(core, 심)이 있다. 이 심의 끝이 피부 속으로 파고들어 신경을 자극하므로 티눈이 진행될수록 통증도 심해진다. 티눈이 생겼다는 것은 그 부분에 무언가 부자연스러운 힘이 가해지고 있다는 것을 의미하므로 원인을 살펴보는 것이 중요하다. 티눈은 딱딱한 정도에 따라 딱딱한 경성티눈과 부드러운 연성티눈으로 나뉘는데, 경성티눈은 연성티눈에 비해 흔하며 압력이 가해지는 신체 부위, 그중에서도 주로 손과 발에 잘 생기고, 연성티눈은 주로 4~5번째 발가락 사이에 발생하며 땀이 잘 나는 부위라 부드럽고 축축하다.

3) 못과 티눈의 치료

일단 해당 부위에 계속해서 힘이 가해진다는 의미이므로 그쪽에 힘이 계속 가해지지 않게 신발을 바꾸거나 자세를 교정해주는 것이 우선시되어야 한다. 티눈밴드, 티눈용해액의 사용이 치료의 첫걸음이며, 살리실산 등 약한 산성액을 써서 피부를 무르게 한 다음 면도날, 핀셋, 손톱깎이 등으로 제거하는 방법도 있다.

빠르고 간단하게 각질을 벗기고 심 부분을 뽑아내면 티눈을 완전히 제거할 수 있다. 그러나 뿌리가 남아있다면 다시 자랄 수 있어 완전한 치료가 이루어지지 않는다. 액체질소를 이용하거나 레이저시술로 뿌리를 제거하는 방법도 있다.

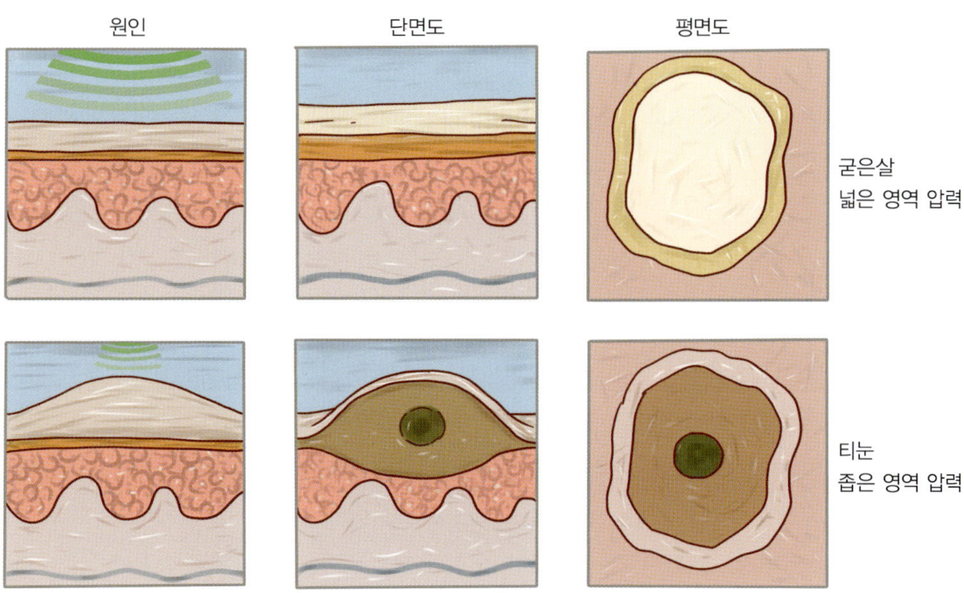

그림 8-19 굳은살과 티눈의 비교

09

CHAPTER

물리적 인자에 의한 피부질환

학습목표

1. 피부에서 발생하는 질환의 종류를 설명할 수 있다.
2. 원인에 따른 피부질환을 각각 설명할 수 있다.
3. 열에 의해 발생하는 질환의 특징을 설명할 수 있다.
4. 자세의 변화에 의한 질환을 정의하고 설명할 수 있다.

09 물리적 인자에 의한 피부질환

1. 화상(burn)

1) 화상의 개요

화상은 주로 열에 의해 피부와 피부부속기관에 생긴 손상을 의미하며, 그 중증도는 부상면적, 심도, 부위에 따라 판단한다.

화상의 약 90%가 뜨거운 액체나 물건, 화염, 일광 등에 의해 생긴다. 전기화상이나 화학물질에 의한 경우 심각한 후유증을 남길 수 있으며 특히 전기화상은 눈에 띄는 화상병변이 적어도 내부조직이나 장기의 손상, 심지어는 심장의 부정맥을 일으킬 수도 있다.

화상은 초기대처가 중요한데, 기도화상이 의심될 때는 우선 기도삽관을 시행해야 하고 화상 부위의 혈관투과성 증가에 의한 수분, 단백질의 누출로 순환혈액량이 감소하여 화상쇼크에 빠지는 경우가 있으므로 즉시 굵은 수혈경로를 확보할 필요가 있다.

2) 화상의 기본 병리현상

화상의 조직에서는 프로스타글란딘, 히스타민, 활성산소 등의 염증매개물질들이 방출되고, 심한 경우 면역기능이 떨어져 감염의 가능성이 높아진다.

화상을 입으면 피부의 여러 기능이 소실되는데, 감염 외에도 체온조절기능이 약해지고, 몸 안의 수분을 대기에 빼앗겨 체액소실량이 많을 경우에는 쇼크에 빠질 수도 있다.

화상깊이에 따른 증상은 다음과 같다.

(1) 1도 화상

표피층만 손상된 상태로 화상을 입은 부위에 홍반이 생긴다. 직사광선에 장시간 노출되거나 높은 열에 순간적으로 접촉 또는 노출되어 발생하며, 이때 약간의 통증과 부종이 생긴다. 증상은 약 48시간 후에 거의 없어지며 피부의 감염에 대한 방어력은 유지된다. 치유기간는 통상적으로 3~6일 정도이다.

(2) 2도 화상

끓는 물이나 섬광, 화염, 기름 등에 의해 생기며 표피 전체와 진피의 일부를 포함하는 화상이다. 2도 화상의 대부분은 물집이 생기고, 피하조직의 부종을 동반한다. 표재성 2도 화상의 경우 감염이 일어나지 않으면 10~14일 이내 치유된다.

(3) 3도 화상

화염, 증기, 기름, 화학물질, 고압전기에 의해 생길 수 있다. 표피, 진피의 전층과 피하지방층까지 손상되며 창상 부위의 조직괴사가 심해 부종이 심한 편이지만 오히려 통증은 별로 없는데, 통증을 전달해야 하는 신경말단이 파괴되었기 때문이다.

화상의 진단은 먼저 화상을 입은 피부의 손상된 깊이와 신체 부위의 면적을 평가한다. 화상을 입은 신체 부위의 면적은 치료와 예후에 있어서 매우 중요한 문제이다. 화상의 넓이는 '9의 법칙(rule of nine)'에 따라 표현한다.

중증화상의 경우 일반혈액검사, 일반화학검사, 전해질검사, 동맥혈가스분석, 혈액응고검사, 소변검사 등을 포함하는 전반적인 검사가 필요하다.

3) 화상의 치료

화상의 면적, 심도, 부위에 따라 중증도를 판단하고, 기도화상이 의심되면 우선적으로 기도삽관을 실시하며, 부종에 의한 혈행장애가 있으면 국소적 감압절개를 한다.

4) 추가사항

(1) 감압절개(incisional decompression)

괴사조직이 신전성을 잃음으로써 정상조직에 가해지는 장력을 줄이기 위해 장축을 따라 절개하는 것을 말한다.

(2) 화상면적의 판정

① 일반 성인의 경우 체표면을 9%마다 영역으로 분할한 '9의 법칙'을 기준으로 하여 각 영역의 합계를 화상면적으로 한다.

② 아동의 경우 체표면을 5의 배수%마다 영역으로 분할(팔다리는 앞뒤면을 합해 한 영역)한 '5의 법칙'을 기준으로 한다.

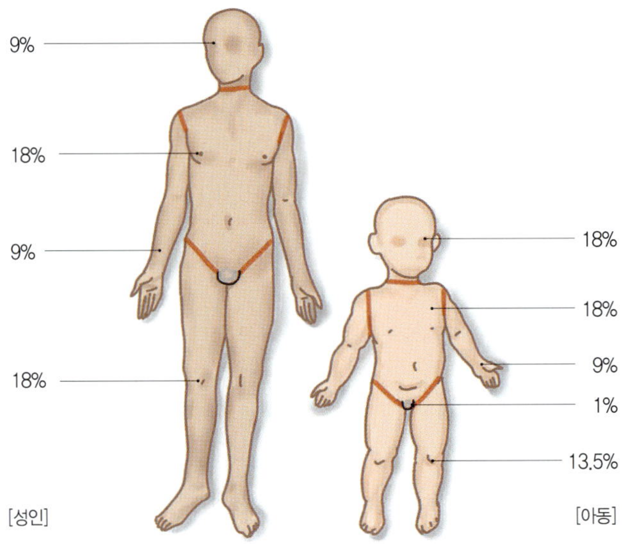

그림 9-1 화상면적 판정

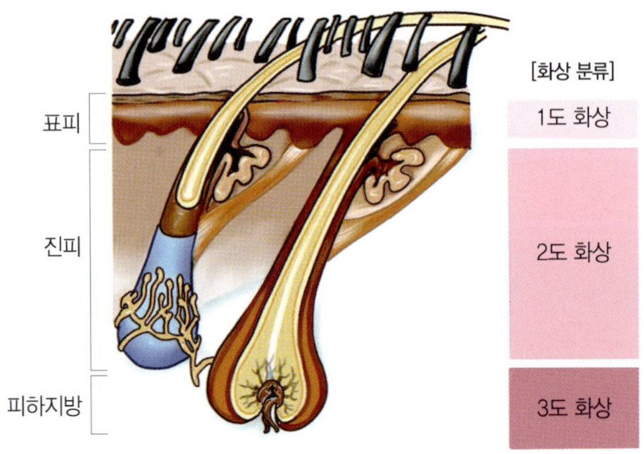

그림 9-2 화상깊이에 따른 분류

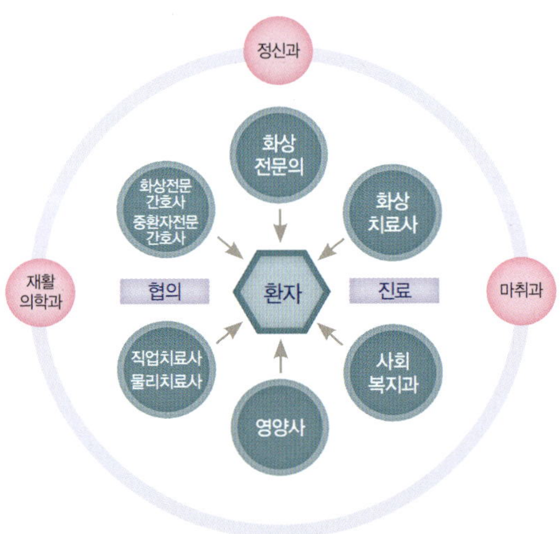

그림 9-3 화상의 진료팀

2. 땀띠(heat rash)

1) 땀띠의 개요

인체는 내부에서 발생하는 열을 체외로 방출하여 체온조절을 하는데, 이때 땀은 증발할 때 필요한 열을 신체로부터 빼앗아 체온을 조절한다. 이와 같이 땀은 열을 발산해 체온을 조절하고, 피지와 함께 피부 건조를 막아주며, 피부 표면을 정상적으로 유지해 주는 작용을 한다. 땀은 땀샘에서 만들어진 뒤 땀관을 통하여 피부표면으로 분비되는데, 이때 배출되는 통로인 땀관이나 땀관 구멍이 막혀 노폐물이 피부 밖으로 배출되지 못하고 쌓이면 땀샘에 작은 발진 혹은 물집이 생기면서 염증이 발생하는 것이 땀띠이다. 땀띠는 땀으로 피부가 자극되어 생기는 발진으로 좁쌀 크기의 붉은색 또는 무색발진이 오밀조밀하게 돋아 가렵고 따가우며, 특히 살과 살이 맞닿는 부위에 땀이 고여 있을 때 많이 발생한다. 폐쇄된 땀관의 위치에 따라 수정땀띠(miliaria crystallina), 적색땀띠(miliaria rubra), 깊은땀띠(miliaria profunda)로 구분한다.

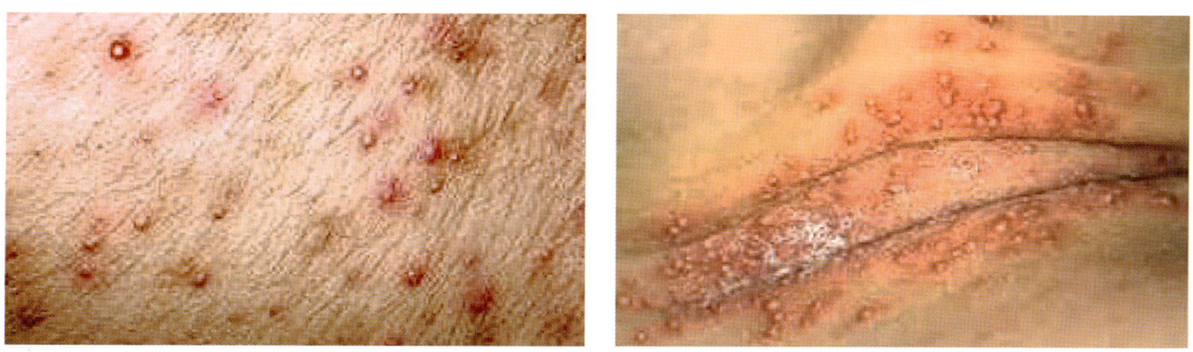

그림 9-4 땀띠의 형태

2) 땀띠의 원인

땀관이나 땀관 구멍이 막히는 원인은 고온다습한 열, 자외선의 과도한 노출, 비누의 과다사용, 세균감염 등의 외적 요인과 많은 양의 땀과 피지의 생성 또는 감소 등의 내적 요인들이 있다.

3) 땀띠의 증상

주로 머리, 목, 몸통상부, 겨드랑이 등에 발생한다. 얕은 부위의 땀관이 막힌 경우 1mm 정도의 물방울 모양의 투명한 물집으로 나타나며, 자각증상이 없다. 깊은 부위의 땀관이 막힐 경우 붉은 구진이나 농포로 나타나기도 하며, 심한 가려움증이 있을 수 있다.

4) 땀띠의 치료

깨끗하지 않은 손으로 땀띠가 난 부위를 만지거나 가려움을 못 참고 긁게 되면 2차 세균감염을 유발하는 합병증이 생길 수 있다. 땀띠 치료의 기본은 땀을 멈추게 하고 흘린 땀이 잘 증발되도록 환자를 시원한 환경에 두는 것을 최우선적으로 고려해야 한다. 땀관을 막고 있는 각질(keratinous plug)은 대개 수일 이내에 벗겨져 나간다. 바르는 약은 땀관을 막아 땀띠의 발생을 오히려 촉진시킬 수 있으며 피부에 있는 땀을 흡수하기 위해 분말 형태를 바르면 증상을 경감시킬 수 있다. 경우에 따라 가려움이 심할 때는 항히스타민제나 항생제를 투여하거나 피부에 바르는 것도 땀띠의 발생을 억제하는 효과가 있다.

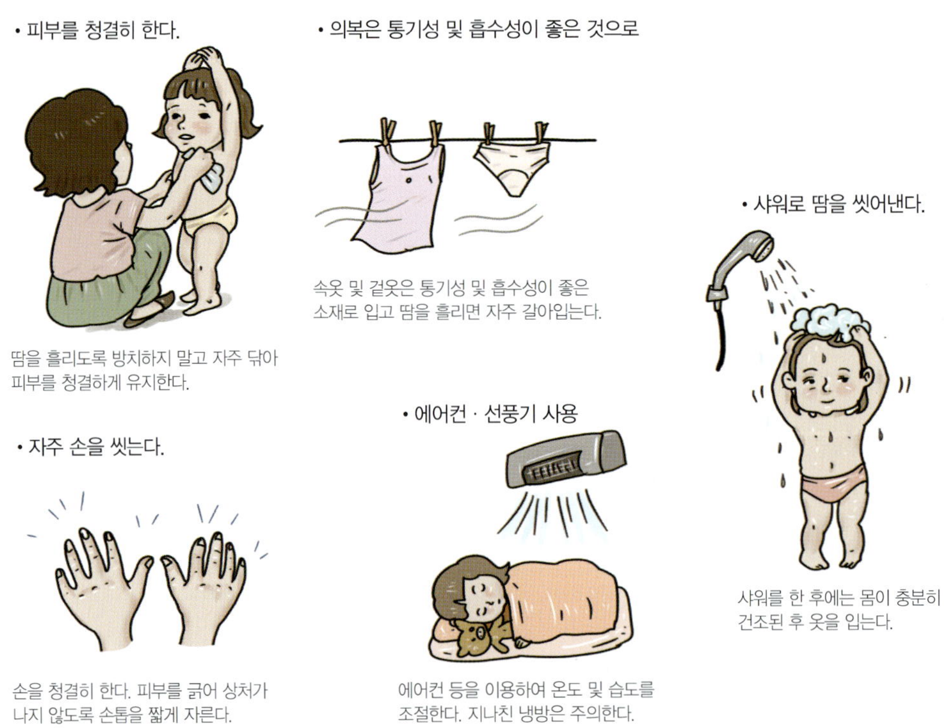
• 피부를 청결히 한다.
땀을 흘리도록 방치하지 말고 자주 닦아
피부를 청결하게 유지한다.
• 의복은 통기성 및 흡수성이 좋은 것으로
속옷 및 겉옷은 통기성 및 흡수성이 좋은
소재로 입고 땀을 흘리면 자주 갈아입는다.
• 샤워로 땀을 씻어낸다.
샤워를 한 후에는 몸이 충분히
건조된 후 옷을 입는다.
• 자주 손을 씻는다.
손을 청결히 한다. 피부를 긁어 상처가
나지 않도록 손톱을 짧게 자른다.
• 에어컨 · 선풍기 사용
에어컨 등을 이용하여 온도 및 습도를
조절한다. 지나친 냉방은 주의한다.

그림 9-5 땀띠의 예방법

5) 땀띠의 예방

(1) 환기를 자주 시켜 준다.

실내온도는 약 20℃, 습도는 약 60%로 충분히 건조하지 않게 하는 것이 중요하며, 과도한 습도로 인해 피부의 청결이나 땀의 배출을 억제하지 않도록 한다.

(2) 목욕을 자주 한다.

수시로 목욕을 하여 땀관이 막히거나 노폐물이 축적되지 않도록 한다.

(3) 비누의 선택

피부의 특성을 고려한 비누의 사용으로 민감성피부를 자극하지 않는 것도 땀띠를 예방할 뿐만 아니라 피부의 면역력을 길러주는 또 하나의 방법이 될 것이다.

(4) 의복의 선택

흡습성이 좋고 통풍이 잘되는 속옷과 이불을 사용하여 피부가 습하지 않게 하고 땀의 흡수와 배출이 잘될 수 있도록 하여 예방과 치료에 도움이 되도록 한다.

(5) 보습제의 사용

땀의 배출이 어렵거나 잘 안되는 부위는 수시로 파우더를 사용하여 피부를 보호하고 습해지지 않도록 한다. 이미 땀띠가 생겨 가려움이 심한 경우 파우더의 사용은 신중히 고려한다.

(6) 영양분의 공급

비타민 C는 피부를 보호하고 땀띠를 예방한다고 알려져 있으므로 비타민 C가 많은 음식을 섭취한다. 또 오이나 알로에 그리고 수박 등 여름에 나는 신선한 제철과일로 몸속의 나쁜 습기는 말리고 수분을 충분히 섭취한다.

3. 동상(frostbite)

1) 동상의 개요

동상이란 추운 환경에 노출된 피부와 다른 신체조직들이 생리적 보상기전의 작용에 실패하여 손상이 발생하는 것을 말한다. 동상은 추위에 노출된 피부와 피하조직이 얼어 혈관이 수축하면 이로 인해 조직 내 산소와 영양의 공급이 원활하지 못하여 조직손상을 일으키며, 대개 심장으로부터 멀리 떨어진 부위, 그중에서도 바깥에 많이 노출되는 부위에 잘 일어난다.

동상발생의 원인으로는 추운 환경에의 노출시간과 습도, 바람, 대기압, 의복, 개인의 건강상태, 추위 민감도 등이 있다. 인체는 추운 환경에 노출되면 신체의 중심체온을 유지하기 위한 항상성기전이 작용하게 된다. 말단 부위가 추운 환경에 노출될 경우 중심체온을 유지하기 위해서는 혈액의 우회가 필요한데, 혈액을 우회시키기 위해 차가워진 말단 부위의 혈관은 수축하게 된다. 그러나 결과적으로 혈관 수축으로 인해 말단 부위에 손상이 발생하게 되어 동상의 증상이 나타난다.

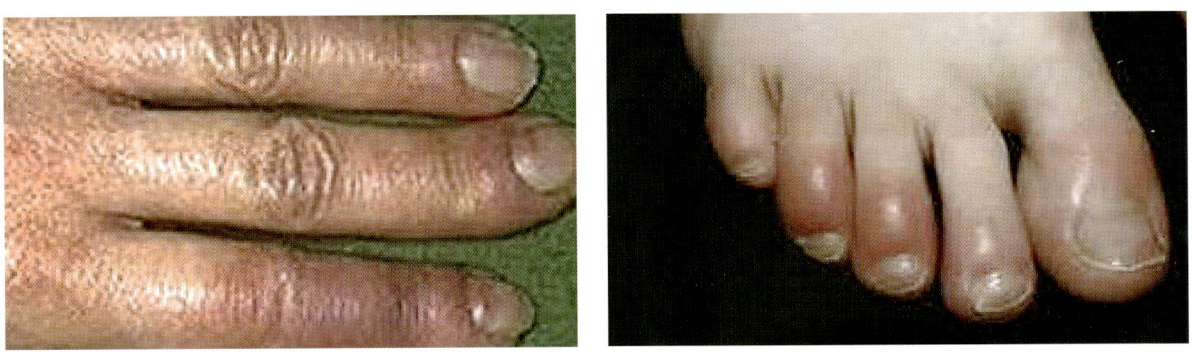

그림 9-6 손과 발의 동상

2) 동상의 분류

(1) 비동결단계

비동결단계는 신체가 추운 환경에 오랫동안 노출되면 피부의 온도가 내려가고, 조직의 온도가 10℃ 이하로 떨어지면 피부의 감각이 점점 소실되고 이와 더불어 신체의 중심체온도 35℃ 이하로 떨어져 저체온증이 오기 시작한다. 체온이 낮아지면 혈액의 점도는 증가하고, 체온유지의 항상성기전으로 인하여 노출된 부위의 혈관이 수축하고 혈장이 혈관 밖으로 빠져나와 신체조직에서는 부종이 발생한다.

(2) 동결단계

동결단계에서는 주변 환경의 온도가 더 떨어지면 조직액이 동결되면서 얼음결정을 형성하게 되고 조직 내의 삼투압을 증가시킨 뒤 세포 내 수분을 밖으로 이동시켜 세포의 탈수를 일으킨다. 세포의 탈수는 세포의 괴사를 초래하게 되며, 주위 모세혈관의 세포손상으로 혈액의 저류 및 혈류의 차단이 발생하여 혈관 내 세포들은 응고되고 혈관 내 혈전을 형성하여 조직의 허혈성 손상이 점차 진행된다.

표 9-1 동상의 분류

부위	분 류	증 상
표재성 손상	1도: 부분적 피부동결, 발적, 부종, 수포나 괴사 조직은 없으나 피부의 박탈현상	화끈거림, 쑤시는듯한 통증, 발한증상
	2도: 진피층까지 손상, 발적, 부종, 작은 수포, 피부박탈, 자국이 남는 수포	감각저하, 심한 통증
심부 손상	3도: 피하층의 동결, 출혈성수포, 피부괴사, 진한 회색으로 변색	딱딱하며 무감각증상, 화끈거리면서 심한 통증
	4도: 모든 피부와, 근육, 인대, 뼈의 동결, 부종은 없음, 얼룩덜룩한 반점형성, 점차 진한색으로 변색, 이후 건조한 검은색으로 변색	심부 속까지 쑤시는듯한 심한 통증

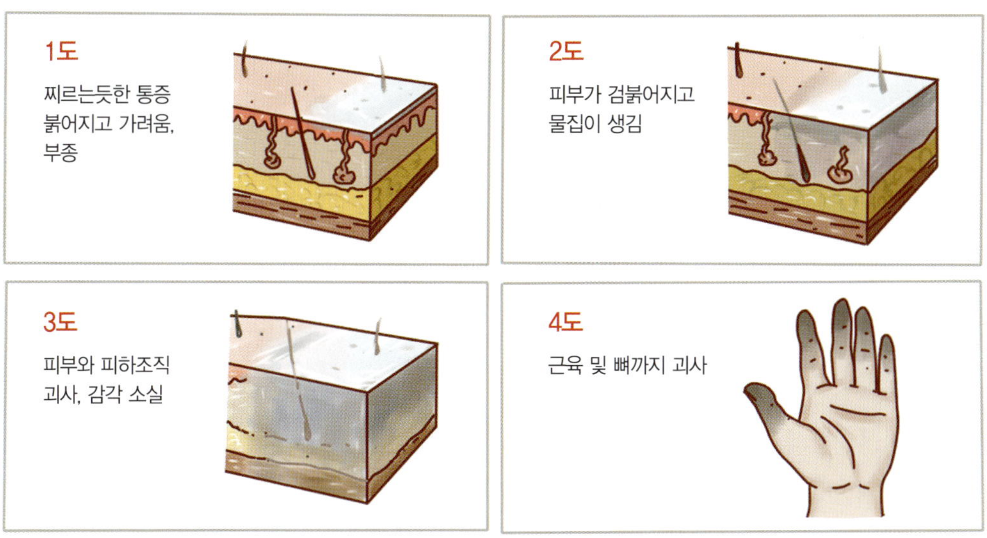

그림 9-7 동상의 분류와 증상

3) 동상의 증상

동상의 임상증상은 추운 환경에서의 노출 정도에 따라 다르며 가장 대표적인 증상은 손상 부위의 감각저하인데 대부분의 환자에게서 보여지는 현상이다.

(1) 약한동상

경증의 동상은 얼음결정의 생성 및 조직손실이 없는 표피층의 냉동손상이 일어나며, 혈관수축으로 인하여 피부색이 창백해지고 손상 부위에 불편감을 호소하게 된다. 재가온을 하면 증상은 호전되고 조직손실이 발생하지 않는다.

(2) 심한동상

심한동상의 대표적인 증상은 통증인데, 이는 조직의 재관류(refusion)에 수반되어 나타나고, 둔하고 지속적인 통증이 48~72 시간에 걸쳐 더욱 심해지며, 수주에서 수개월까지도 지속될 수 있다.

(3) 일반적인 증상

초기에는 거의 통증을 느끼지 못하지만 따뜻한 곳에 가면 피부가 가렵고 차가운 느낌이 들면서 점차 저리거나 무감각해진다. 또한 피부가 차갑고 창백한 손상 부위로 변하며. 감각저하 혹은 저린듯한 증상, 피부가 빨갛게 부어오르는 현상, 수포 등이 나타날 수 있다. 노출 부위가 붉어지거나 수포가 형성되기도 하는데, 시간이 지나면서 붉었던 부위가 점차 흰색이나 회색으로 변하거나 더욱 심한 경우에는 푸른색이나 검은색으로 변하여 괴사조직이 된다. 이러한 경우 조직의 영구적인 손상으로 이어져 심하면 신체 일부를 절단하기도 한다.

4) 동상의 치료

(1) 의학적 처치

① 중증동상의 경우 응급처치단계에서부터 처치가 이루어지는데, 병원에 가기 전 젖은 옷을 벗기고 동상이 걸린 부위를 움직이지 않게 한다. 마찰을 통해 열을 내는 것은 오히려 조직손상을 악화시킬 수 있다.

② 이송 중에는 점진적이고 부분적인 녹임을 막기 위해 마른열은 피하고, 완전히 해동할 수 없다면 현장에서 해동하는 것은 피해야 한다.

③ 동상 치료는 급속재가온법을 사용하는데, 37~42℃ 정도의 온수조에 피부가 말랑말랑해지고 홍조가 생길 때까지 동상 부위를 담가 해빙한다. 보통 30~60분 정도 소요되며, 이때 통증이 상당히 심하므로 특별한 금기가 없으면 진통제를 사용할 수 있다.

④ 해빙되는 부위를 보호해야 하며, 체온이 돌아오고 1시간에서 며칠 사이에 발생하는 물집은 감염소인이 될 수 있기 때문에 가능한 터뜨리지 않는다.

⑤ 동상 걸린 손가락이나 발가락 사이에 멸균된 거즈나 솜을 끼워 물기를 흡수할 수 있도록 한다. 동상 부위는 감염되기 쉬우므로 드레싱을 바꿀 때는 철저하게 무균상태를 유지하도록 처치한다.

⑥ 부수적인 손상을 확인하기 위해 반드시 전신검진을 실시해야 한다. 예를 들어 연조직 손상이나 탈수증상, 알코올성 혼수 그리고 골절의 유무 등을 검사한다.

⑦ 동상 환자에게 흔히 발생할 수 있는 탈수와 저체액증 등을 검사하고 만약 문제가 있다면 전해질균형을 회복하도록 한다.

⑧ 회전욕조(whirlpool)에 동상 부위를 잠식시켜 혈액순환과 죽은 조직제거를 용이하게 하고 감염을 예방한다.

⑨ 가피(딱지)절제술은 더 이상의 조직손상을 막고 정상순환을 도와 관절의 움직임을 가능케 하고자 하는 경우 시행하며, 근막절개술은 근육, 신경, 혈관 등에 가해지는 압력완화를 위하여 필요한 경우 시행한다.

⑩ 동상 부위를 1시간마다 움직이도록 하여 기능회복을 최대화하고 위축되는 것을 방지하며, 합병증 모니터를 위해 임상검사(혈액검사, 소변검사)를 실시한다.

(2) 약물처치

얼었던 신체 부위가 녹으면 혈액응고억제제(blood-thinning medication), 항염증제, 항생제 등으로 치료하고 일부 괴사조직을 제거한다. 신체 부위가 녹으면 통증이 수반될 수 있고 상태가 악화되는 경우에도 통증이 심하게 나타나는데, 이런 경우에는 통증조절을 위해 진통제를 투여한다. 해빙과정이나 동상 부분에 개방상처가 있을 경우 항생제를 투여하여 파상풍 예방조치를 취하며 고단백 식사와 금연을 실시하고 절대안정을 취하도록 한다.

5) 동상의 예방

동상에 노출되기 전 중요한 것은 추운 외부환경으로부터 신체를 보호하는 일이다. 이를 위해 노출된 신체는 항상 따뜻하고 건조하게 유지해야 하고, 중심체온을 정상으로 유지하기 위해 한 자세를 오랜 시간 취하지 말고 자세의 변화를 통해 지속적으로 움직여야 한다. 또한 방풍기능이 있으면서 따뜻하고 건조한 의복이 도움이 되며 젖은 옷과 양말, 신발은 가능한 빠른 시간 내에 건조한 것으로 갈아입고 신어야 한다. 따라서 야외활동 시 여벌의 양말과 장갑, 신발깔창을 준비하는 것이 좋고 웅크린 자세나 꽉 끼는 옷, 장시간 서 있기, 흡연, 음주, 진정제 복용은 주의해야 한다. 또한 혈액순환을 억제하는 자세나 주변 요인은 삼가는 것이 절대적으로 필요하다.

4. 굳은살(callus)과 티눈(corn)

1) 굳은살과 티눈의 개요

굳은살은 반복적인 마찰이나 압력에 의해 각질층의 두께가 증가하여 생기는 현상으로 주로 손바닥이나 발바닥, 특히 관절이 돌출된 부위에 잘 발생하며, 신발이 닿는 부분처럼 장기간 반복적인 압박이나 마찰 같은 기계적 자극을 받은 부분에 생기게 된다.

티눈도 굳은살과 마찬가지로 발바닥과 발가락에 잘 발생하는 질환이지만, 병변의 기저부는 피부표면이고 첨단부가 피부 안쪽으로 향하며 중심부에 원뿔 모양의 과각화된 중심핵을 형성하여 통증이나 염증을 유발한다.

2) 굳은살과 티눈의 원인

굳은살과 티눈은 모두 피부에 과도한 마찰이나 압력이 가해져 딱딱해지는 과각화에 의해 발생하며, 구조적 변형이나 생화학적 결점이 있는 발 부위에 잘 발생한다. 굳은살은 만성마찰과 압박으로 비정상적인 압력이 넓은 지역에 걸쳐 발생하고 피부의 두꺼워진 부위로 물집이 생기기도 하며, 티눈도 만성마찰이나 압박이 원인이지만 동일한 힘이 좁은 부위에 집중되어 형성되는 것으로 신발과 마찰이 생기는 새끼발가락의 옆 표면에 흔히 생긴다. 또한 티눈은 중심부에 단단한 핵을 갖는다는 차이가 있다.

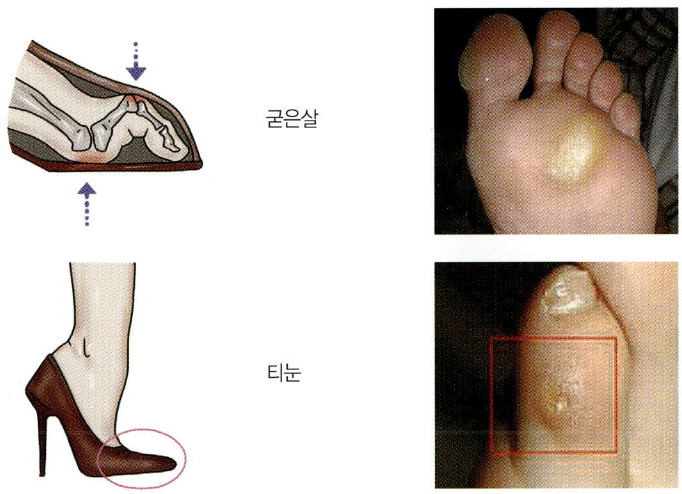

그림 9-8 굳은살과 티눈

3) 굳은살과 티눈의 증상

(1) 굳은살의 증상

굳은살은 손바닥, 발바닥, 관절의 뼈돌출부와 같이 간헐적인 압력을 받는 부위에 주로 발생한다. 운동선수를 비롯하여 특정직업에 종사하는 사람들은 손과 발의 사용 부위에 따라 굳은살의 크기와 부위가 정상인과 다른 독특한 양상을 보이기도 한다. 굳은살은 피부에 가해지던 압력이 제거되면 자연적으로 소실되는 경향이 있으며, 발바닥에 생긴 굳은살로 통증을 호소하는 경우에는 잘 맞지 않는 구두, 노화 및 비정상압력에 의해 발생하는 발의 변형 등의 정형외과적 문제를 고려해야 한다.

(2) 티눈의 증상

① 연성티눈

연성티눈은 발가락 사이, 그중에서도 보통 네 번째와 다섯 번째 발가락 사이에 잘 발생하며 땀에 의해 짓무르게 되어 부드럽고 축축하며 하얗게 보인다.

② 경성티눈

경성티눈은 발가락 위쪽이나 발바닥에 주로 발생하며 표면에 윤이 나고, 상층부를 깎아내면 병변의 가장 조밀한 부위에서 핵이 나타나는데, 이 핵의 하부의 감각신경을 자극하여 무디고 거북한 감각이나 날카롭게 찌르는 듯한 통증을 유발한다.

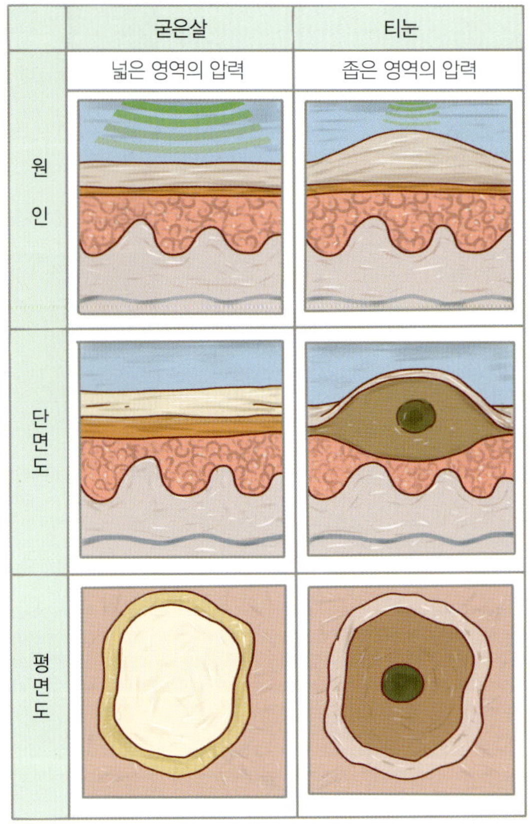

그림 9-9 굳은살과 티눈의 형태 비교

4) 굳은살과 티눈의 치료

(1) 굳은살의 치료

굳은살은 피부에 가해지던 압력이 제거되면 자연적으로 소실되는 경향이 있다. 발바닥에 생긴 아픈 굳은살의 경우 잘 맞지 않는 구두, 노화 및 비정상압력에 의해서 발생하는 발의 변형 등을 고려해야 한다. 압력을 완화시키기 위해 신발 안에 패드를 깔거나, 비후된 병변을 깎아 낼 수 있다. 또한 시중에서 구입할 수 있는 살리실산 등의 각질용해제, 젖산성분이 함유된 로션 등도 치료에 도움을 줄 수 있다.

발바닥에 생긴 잘 치료되지 않는 두꺼운 굳은살의 경우에는 4% 알코올을 국소마취제와 혼합하여 주입하면 된다. 프로필렌글리콜(propylene glycol)을 이용한 보습은 굳은살을 부드럽게 해줄 수 있으며 뒤꿈치의 갈라짐이 동반된 굳은살에 효과적이다.

(2) 티눈의 치료

티눈 역시 마찰이나 압력이 있는 부위에서 생기므로 굳은살과 마찬가지로 이러한 원인이 제거되면 병변이 자연소실될 수 있으며 교정신발이나 신발에 까는 패드가 원인을 완화하면 치료에 도움이 될 수 있지만 이 방법만으로 완치되기는 어렵다. 따라서 중앙에 핵이 있는 경우는 수술을 통해 제거해야 한다. 또한 살리실산이나 디클로로아세트산(dichloroacetic acid)를 자주 도포하면 효과가 있다. 연성티눈의 경우에는 단순절제술이 효과적인데, 알코올과 국소마취제를 혼합하여 주입하는 것 또한 효과적일 수 있다. 뼈가 돌출되어 자꾸 재발하는 경우에는 돌출된 뼈를 제거해야 하며, 역시 굳은살과 마찬가지로 각질용해제 밴드를 붙이거나 도포하는 것이 효과적이다.

5. 욕창(pressure sore)

1) 욕창의 개요

욕창은 한 자세로 계속 앉아있거나 누워있을 때 신체 부위에 지속적으로 압력이 가해지면서 뼈가 돌출된 부위의 피부, 피하조직 등이 장기간 압박되어 국소의 혈행장애를 일으켜 조혈성 괴사병소가 생긴 것으로, 의식이 없는 환자, 뇌신경이나 척수신경에 손상이 있어 움직이지 못하는 환자, 위중한 환자, 전신쇠약 환자 등에서 많이 발생하며, 욕창이 잘 생기는 부위는 엉치뼈, 넓적다리뼈의 큰 돌기, 궁둥뼈결절, 무릎뼈, 발꿈치, 정강뼈 등인데, 특히 노인은 피부밑 지방층 두께가 얇아 뼈가 튀어나온 데가 많으므로 그곳에 압력에 의한 손상이 일어나기 쉽다.

2) 욕창의 기본 병리현상

(1) 누워서 지내는 노인 또는 장기 침상생활 환자

(2) 욕창의 발생원인

① 압력 :
세포에 직접 작용하는 것이 아니라, 신체 일부에 정상 혈액순환보다 높은 압력이 장시간 지속적으로 가해져 발생한다.

② 마찰력 :

피부에 작용하는 힘으로 표피층이 벗겨지고 감염, 부종이 발생한다.

③ 습기 :

습기가 있을 경우 욕창 발생률이 5배 정도 증가한다.

④ 신경손상 :

신경손상부분의 혈관은 압력을 받기가 더 쉽기 때문에 잘 일어난다.

⑤ 체온 :

체온이 1도 상승하면 대사요구와 조직의 산소요구량이 10% 증가하며, 체온이 3도 이상 높아지면 욕창 발생위험이 높아진다고 할 수 있다.

⑥ 영양상태 :

빈혈이 있거나 단백질, 비타민, 미네랄 부족 시 발생위험이 높다.

⑦ 기타 :

흡연, 당뇨, 감염, 부종, 신경장애 등에서 발생위험이 증가할 수 있다.

(3) 욕창의 진행정도에 따라 분류

① stage Ⅰ :

압박 부위의 피부에 발적 관찰

② stage Ⅱ :

표피, 진피가 손상되어 물집, 미란, 얕은 궤양 관찰

③ stage Ⅲ :

피하조직층에 이르는 전층 손상 관찰

④ stage Ⅳ :

근육, 뼈에 이르는 손상 관찰

3) 욕창의 예방 및 치료

(1) 예방

① 일단 궤양화하면 치료가 상당히 어려워짐

② 일상적인 감염방지대책

③ 제압, 감압 ⇨ 체위변경을 2시간마다 시행

④ 감압용구(물침대, 에어매트 등): 국소적 욕창예방용구를 병용

(2) 치료

① 스테이지(Stage) Ⅰ 에서는 피부를 보호하고 체위변경을 주기적으로 시행하며, 발적 부위는 마사지를 하지 않는다.

② 스테이지(Stage) Ⅱ 이상의 상처처치에는 생리식염수로 세정한 뒤 육아형성 촉진작용이 있는 연고 또는 창상피복제를 사용하고 괴사조직에 대해서는 죽은조직제거술을 시행한다.

③ 충분한 열량, 단백질을 제공하는 식단을 고려한다.

④ 보존요법을 계속해도 효과가 없는 경우에는 수술방법을 신중히 고려한 뒤 시행한다.

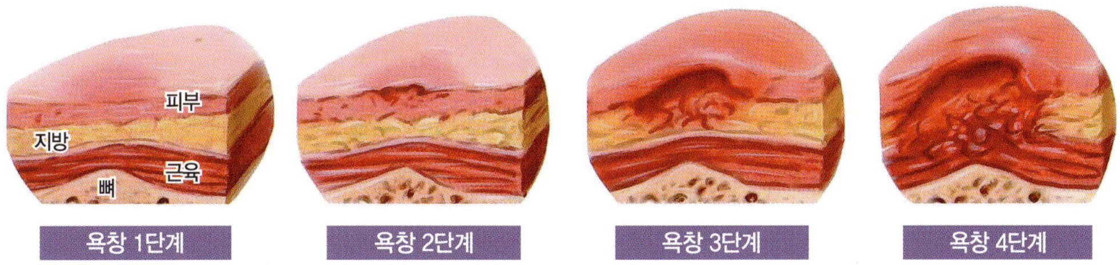

그림 9-10 욕창의 진행단계

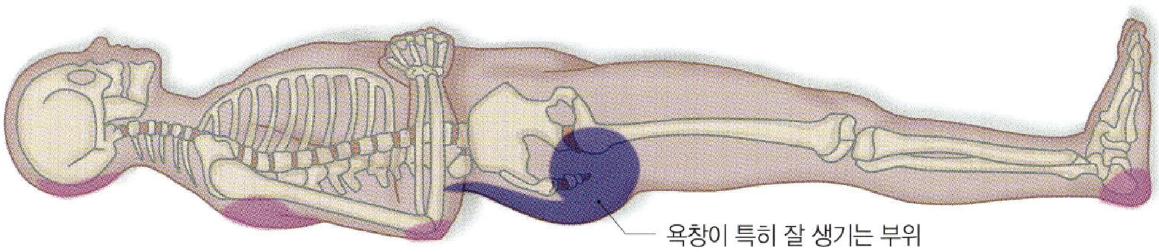

그림 9-11 욕창이 잘 생기는 부위

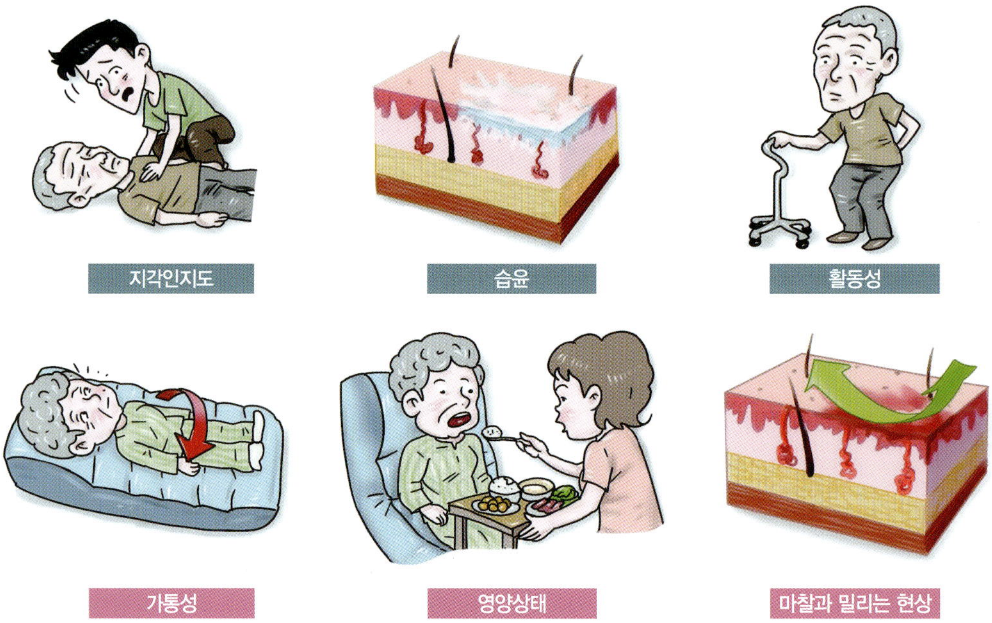

그림 9-12 욕창발생 위험인자

MEMO

10

CHAPTER

미용을 위한 모발과 탈모증

학습목표

1. 모발의 해부학적 특징에 대하여 설명할 수 있다.
2. 머리카락의 형태와 특징을 이해하고 설명할 수 있다.
3. 탈모의 원인과 특징에 대하여 설명할 수 있다.

10 미용을 위한 모발과 탈모증

1. 모발의 일반적 지식

사람에게는 왜 털이 있을까? 동물처럼 신체를 보호하거나 보온하기 위한 것은 아니다. 옷을 입기 시작하면서 그 기능은 과거의 것이 되고 말았기 때문이다. 동물은 날씨가 추워지면 모피를 더 풍성하게 하여 자신을 보호하는 기술을 발전시켜 왔다. 그러나 사람에게는 동물처럼 겨울을 준비하기 위한 털갈이 현상이 나타나지 않는다.

사람은 신체 일부에만 경모가 발생할 뿐이며 겨드랑이털, 음모가 있는 이유에 대해서는 아직도 확실하게 밝혀진 것이 없다. 오늘날의 여성들은 겨드랑이털이 보이는 것을 꺼려 어떻게든 뽑아 없애려고 한다. 애물단지 취급을 하는 것이다. 따라서 언젠가는 겨드랑이털도 퇴행하여 없어질지도 모른다. 여성의 팔 · 다리 털도 마찬가지이다. 그러나 머리카락만큼은 지금까지도 잘 보존되고 있으며 숱이 적으면 가발을 써서라도 감추려고 한다. 머리카락이 있는 이유에 대해서는 여러 가지 주장이 있다. 누군가는 중요한 부위인 머리를 보호하기 위해 머리카락이 있다고 말하기도 한다. 이를 부정할 수는 없지만 오늘날에는 사실 모자가 그 기능을 더 잘하고 있다. 인간이 오늘날까지도 머리카락을 지니고 있는 이유는 액세서리로서의 기능이 크다고 여겨진다. 앞에서도 언급했지만 헤어스타일이 바뀌면 마치 다른사람인 것처럼 아름답게 보일 수도 있기 때문에 사람은 모두 머리카락에 신경을 쓰고 있는지도 모른다.

1) 모발의 성립

머리털이 아름답게 보이는지 아닌지의 여부는 피부 밖으로 나와 있는 털부분, 즉 털줄기의 성질에 의해 결정된다. 피부 밖으로 나온 털부분(모간)은 죽어있다고 봐야 한다. 외부환경이나 미용기술, 화장품 등으로 인해 털줄기에 손상을 받으면 스스로는 회복이 불가능하기 때문이다. 손상된 털줄기는 그 상태 그대로 있다가 심한 자극을 받으면 결국에는 끊어져 버린다. 따라서 주위환경에서 무엇이 모발을 손상시키는지를 잘 알고 있어야 한다.

털줄기와 달리 모근은 모낭 속에서 보호받고 있으므로 외부로부터 피해를 입을 염려가 없다. 그렇기 때문에 이 모근이 자라나 피부 밖으로 나와 털줄기가 되면 언제까지나 건강한 상태가 되며, 모발이 손상됐더라도 이때부터 손질에 주의를 기울이면 점차적으로 건강한 털줄기를 지닐 수 있다.

털의 구조나 개략에 대해서는 제2장 피부의 부속기관에서 설명하였으므로, 이 장에서는 두발 미용에 필요한 항목에 대해서만 살펴보도록 한다.

(1) 모발의 구조

모발의 주성분은 유황을 함유한 단백질인 케라틴(keratin)이며, 이는 각질층, 손발톱도 마찬가지이다. 다만 모발과 손발톱의 케라틴은 경케라틴(hard keratin), 각질층의 케라틴은 연케라틴(soft keratin)으로 구분한다. 연케라틴은 각질층의 표면처럼 풀리거나 흩어지기 쉽지만, 경케라틴은 서로 단단히 결합되어 있어 일정한 형태를 유지하며 잘 무너지지 않는다. 모발의 경우 가늘고 긴 단백질섬유가 장축 방향으로 나란히 늘어서 있으며, 그 섬유들이 한데 뭉쳐 모발의 형태를 만든다.

즉, 모발은 장축으로 나란히 늘어선 섬유(폴리펩티드사슬, polypeptide chain)와, 그 섬유들을 결합시키는 곁사슬(side chain)로 구성된다. 모발의 폴리펩티드사슬은 쉽게 끊어지지 않기 때문에 모발을 끊으려 해도 간단히는 끊어지지 않는다. 이에 반해 곁사슬은 풀어지기 쉬워서 모발의 곁사슬이 끊기면 모발이 종(세로)으로 갈라지기 때문에 끝이 갈라진 머리카락이 잘 생기는 것이다. 머리털을 제대로 손질하지 않으면 갈라진 머리카락은 늘어난다.

(2) 모발의 4대 결합

① 시스틴결합(황결합)

– 특징

· 모발의 케라틴에 가장 중요한 역할을 한다.
· 두 개의 황원자로 구성되며 티오글리콜산과 과산화수소에 화학적 반응을 한다.
· 모발 케라틴의 황 함유량은 4~5%, 피부는 0.5%의 황을 함유한다.
· 황은 항전염성, 항부패성, 해독성요소이며 모발성장의 가장 큰 요인이다.

– 특성의 이용

· 모발에 수소이온을 투입하면 시스틴의 황결합이 파괴되고 시스틴이 수소와 화학적 결합을 한다.

· 이를 통해 생성되는 물질이 시스테인이다.
· 황결합이 파괴된 모발을 물리적인 힘(텐션)과 함께 원하는 모양의 롯드에 와인딩하면 원하는 형태로 만들 수 있다.
· 원하는 형태를 유지하기 위하여 황결합을 재결합시키는데, 모발 내에 산소(중화제)를 첨가하면 시스테인의 수소들이 산소와 결합하여 물로 빠져나오면서 남은 황이온 사이에 다시 결합(산화과정)하게 되므로 퍼머넌트웨이브가 형성된다.

② 이온결합(염결합)

– 특징
· 이온결합은 두 개의 막대자석과 같은 원리이다.
· 다시 말해 폴리펩티드 내의 아미노산 중에서 음극을 띤 화학기(산성기)와 양극을 띤 화학기(아미노기) 사이의 정전기적 결합이 이온결합이다.

– 특성의 이용
· 모발을 진정시키고 손상을 방지하기 위해 산성계열의 샴푸 등을 사용한다.
· 알칼리는 펌이나 염색, 탈색에 직접 영향을 주지는 않지만, 이온결합이 케라틴의 팽윤작용을 일으켜 느슨해진 틈으로 물과 시술조제가 모피까지 작용할 수 있도록 한다.

③ 펩티드결합

– 특징
· 모발의 주쇄결합(세로결합)으로써 아미노산과 아미노산 사이의 화학적 결합을 펩티드결합이라 한다.
· 한 개의 아미노산의 아미노기와 다른 아미노산의 카르복실기 사이에서 물이 빠져나오면서 이루어진 화학적 결합으로 3개 이상의 아미노산이 길게 늘어서 고리 모양으로 결합하고 있는 것을 폴리펩티드사슬이라 한다.
· 모발 내의 결합들 중에서 가장 강력함에도 불구하고 폴리펩티드사슬 안에 수소의 펩티드결합이 파괴되면 모발의 손상이 진행된다.

– 특성의 이용
· 실질적인 모발형성에 기여하는 결합으로, 모발을 만든다.
· 모발의 손상은 이 결합에 손실이 일어나 분자량이 줄어들어 발생한다.
· 펩티드결합을 파괴시키는 요소는 과산화수소, 알칼리, 고온 등이 있다. 즉, 염색이나 탈색 시술 및 퍼머넌트웨이브 시술에서 사용되는 과산화수소나 알칼리는 펩티드결합을 파괴시킬 수 있으므로 적절한 시간과 정확한 시술로 모발 손상을 사전에 방지해야 한다.

④ 수소결합

– 특징

· 폴리펩티드사슬들은 서로 긴밀한 관계를 유지하며 이들 중에서 수소이온을 지닌 아미노산과 산소이온을 지닌 아미노산 사이의 친화력에 의한 결합이다.

· 수소결합은 폴리펩티드사슬들 사이나 나선 모양으로 꼬여있는 하나의 폴리펩티드사슬 내에서도 발견된다.

· 하나의 수소결합은 매우 약하지만 측쇄결합들 중에서 가장 많아서 모발의 상태를 유지하려는 힘에 중요한 부분을 차지한다.

· 수소결합은 물이나 물리적인 힘에 의해 쉽게 파괴되며, 물이 증발하거나 물리적 힘을 제거하면 다시 결합한다.

– 특성의 이용

· 수소결합이 물과 물리적인 힘에 의해 파괴 또는 재결합되는 특성을 이용한 미용시술이 드라이 및 셋팅시술이다.

· 모발에 수분을 공급해 수소결합을 파괴시키고 적당한 힘을 주어 원하는 모양으로 당겨놓은 상태에서 열을 가하게 되면 늘여진 상태에서 수분이 증발되어 근처에 있는 수소와 산소가 결합한다.

· 결과적으로 원하는 형태에서 재결합된 수소결합으로 인해 드라이나 셋팅의 컬을 완성하게 된다.

· 수분을 가하여 수소결합을 파괴시키면 모발은 다시 원래 모양으로 돌아온다.

(3) 모발의 성분

모발의 주성분은 단백질의 일종인 케라틴이다. 주성분이 단백질인 모발은 18종류의 아미노산(amino acid)으로 구성되어 있고(표 11-1), 이 아미노산은 5가지 원소로 이루어져 있다. 즉, 모발의 구성성분인 아미노산은 탄소 약 50%, 수소 6%, 질소 17%, 유화 5%, 산소 22%로 이루어져 있다. 또한, 모발은 케라틴 단백질이 80~90% 정도이며 수분이 10~15%, 멜라닌 색소가 3% 이하, 지질이 1~8%이고 미량의 다른 원소가 0.6~1%로 구성되어 있는데, 인종이나 근본적인 모발의 색상에 따라 모발 화학성분의 비율은 달라진다.

모발의 특이점은 히스티딘, 리신, 아르지닌의 분자비가 1:4:12로 되어 있다는 것인데, 이를 유우케라틴(eukeratin)이라 한다. 모발의 이러한 화학적 성질과 구조적 결합 때문에 콜드파마(cold permanent wave)의 이론이 가능해졌다. 또한 모발은 묽은산, 묽은알칼리, 유기용매에 녹지 않고, 펩신, 트립신 같은 단백질분해효소에 분해되지도 않아서 오랫동안 그 형태를 유지할 수 있으며, 따라서 인모가발도 만들어 사용할 수 있는 것이다.

표 10-1 모발의 아미노산분포

분류	아미노산의 종류	함량(%)
산성	아스파라긴산(asparaginic acid)	8.0
	글루타민산(glutamic acid)	14.8
염기성	아르기닌(arginine)	9.6
	히스티딘(histidine)	0.9
	리신(lysine)	2.6
중성	알라닌(alanune)	4.0
	글리신(glycine)	9.5
	이소류신(isoleucine)	2.2
	류신(leucine)	9.1
	메티오닌(methionine)	1.0
	시스틴(systine)	16.0
	페닐알라닌(phenylalanine)	2.7
	프로린(proline)	3.7
	트레오닌(threonine)	7.2
	세린(serine)	7.6
	트립토판(tryptophan)	0.7
	티로신(tyrosine)	3.1
	발린(valine)	4.7

(4) 모발의 탄력(늘어나고 오그라드는 성질)

탄력성이란 모발을 장축 방향으로 잡아당겨도 잘 끊어지지 않고 원래 상태로 되돌아갈 수 있는 능력을 말하며 모발은 같은 방향으로 탄력성을 지니고 있기 때문에 빗질을 해도 머리카락에 손상이 적고 머리카락 뿌리를 잡아당겨 아픔을 느끼는 일도 없다.

모발이 탄력을 지니는 이유를 살펴보면, 모피질의 폴리펩티드는 보통 상태에서 나선형구조로 되어 있어서 잡아당기면 파형이 사라지고 늘어났다가도 잡아당겼던 것을 놓으면 다시 원래의 파형으로 되돌아온다. 즉, 모발이 탄력성을 지니는 이유는 케라틴이 코일 모양의 스프링구조로 되어있기 때문이다. 그러나 너무 세게 잡아당겨 한계에 도달하면 제자리로 돌아갈 능력을 상실하기도 한다. 모발의 신축 정도를 보면 모발은 전체 길이의 1/3에서 1/2까지 늘어날 수 있다. 젖은 상태에서 약 30% 혹은 그 이상으로 늘어나면 모피질로부터 모표피 부분이 분리되고 다양한 형태의 큐티클 주변부 손상을 초래한다. 건강모의 경우 끊김 없이 20% 정도 늘어나며, 젖은 모발은 50~60%, 펌제사용 모발은 70% 까지도 늘어난다. 탄성이 좋은 모발은 상대적으로 손상이 적다는 것을 의미하며 펌시술 시 제품의 선정기준이 되기도 한다. 탄성이 좋은 모발은 웨이브가 탄력 있고 유지되는 기간 또한 길어진다.

(5) 모발의 수분

곱슬곱슬한 머리털이라도 물에 적셔 빗질하면 똑바로 펴지고, 그대로 빠르게 말리면 당분간 빳빳하게 펴진 상태를 유지한다. 파마를 한 경우에도 마찬가지로 목욕을 하고 나온 사람을 보면 목욕 전의 곱슬기가 사라져있는 것을 알 수 있다. 이처럼 곱슬곱슬한 모발이라도 물에 젖으면 일시적으로 똑바로 펴지는 것을 일시고정(temporary setting)이라 한다.

모발은 각질층과 마찬가지로 수분을 잘 흡수한다. 수분이 없는 머리털은 가슬가슬하다. 머리에 다양한 형태의 제품이나 헤어크림을 사용하는 것은 머리털의 수분량을 일정하게 유지하여 부드럽게 하기 위함이다. 크림이 피부에 촉촉함을 제공하는 이치와 같다.

모발이 어느 정도의 수분을 함유하는 것이 가능한지를 살펴보면, 건조된 모발은 무게의 35% 정도의 수분을 흡수하면 포화상태가 된다고 한다. 모발이 수분을 흡수하면 팽창되어 장축 방향으로 1~4%, 횡축 방향으로는 14% 늘어나고, 탄력이 강해져 잡아당겼을 때 건조된 모발의 1.5~1.75배까지 늘어날 수 있으며, 손을 놓으면 건조된 모발보다 더 빨리 원래 상태로 되돌아온다. 이러한 성질 때문에 곱슬곱슬한 머리카락이라도 물을 묻혀 빗질하면 잘 늘어나고 머리털의 단면도 부풀어 올라 동그랗게 되므로 똑바로 뻗은 머리털이 되는 것이다.

모발의 수분량은 10~15%이며, 샴푸질로 수분이 흡수되면 30~35%가 된다. 수분함유량이 적으면 모발은 건조하며 손상된 모발일수록 수분보유력이 낮은 반면 물에 적실 경우 흡수력은 높다. 모발의 수분량은 측정 당시의 온도와 습도의 영향을 받는데, 온도가 높을수록 수분함량이 적어지고 습도가 높을수록 수분함량이 많아지므로 수분량을 측정하는 적절한 온도는 25℃ 정도, 습도는 65%를 유지한 상태가 좋다.

또한 모발은 산도의 영향을 많이 받게 되는데, 모발을 알칼리성 액체에 적시면 크게 팽창하면서 손상되기 쉽다. 이것이 알칼리성 세제를 이용해 머리를 감으면 머리털이 손상되는 이유이다. 또 이렇게 팽창되면 외부에서 바른 물질이 모발 안으로 스며들기 쉽다. 콜드파마의 제1액이 암모니아 혹은 가성소다 pH 9.0~9.5로 수정된 것도 이 때문이다. 사실 pH 7.0 전후에서는 파마가 잘 되지 않는다.

(6) 모발의 영양

모발의 주성분은 단백질이다. 단백질의 실질적인 역할은 체액의 균형을 유지하며 산과 염기의 비율 및 각종 호르몬과 효소 그리고 항체를 형성하는 것이다. 따라서 동물성 단백질을 섭취하는 것이 중요한데, 특히 소고기, 달걀, 닭곰탕(닭뼈 스프) 등이 모발의 영양에 좋다.

모발의 영양이 중요한 이유는 아름답고 튼튼한 모발을 만들고 모발과 털유두의 결합을 좋게 하여 모발이 잘 빠지지 않게 하기 위함이다. 이 두 가지 기능은 서로 밀접한 관계를 맺고 있어서, 피부에 단단히 박혀 잘 빠지지 않는 모발은 튼튼하고 아름답다. 그러나 이러한 모발이라도 전혀 손질하지 않고 방치하면 약해질 우려가 있다. 따라서 모발을 튼튼히 유지하기 위해 노력할 필요가 있다. 또 모발을 위해 필요한 영양을 섭취할 뿐 아니라 모발을 튼튼히 유지하는 데 적절한 제품도 사용하는 게 좋다. 일반적으로 미용에서 말하는 모발 영양의 의미는 모발을 정돈하기 위한 것으로, 모발의 성장에 필요한 영양은 음식물을 통해 섭취해야만 한다. 이것이 진정한 모발의 영양이다.

모발의 영양에는 피부와 마찬가지로 동물성단백질이 반드시 필요하며, 또 피부에 중요한 비타민 역시 모발에 꼭 필요하다.

비타민 A가 부족하면 피부가 가슬가슬해지는 것처럼 모발도 약해진다. 또 두피 모공의 각질층이 두꺼워져 출구를 막기 때문에 모발이 자라는데 방해가 된다. 비타민 D는 모발의 발육을 돕는다. 원래 이 비타민은 음식물을 통해 섭취하지 않더라도 햇볕을 쬐면 피부에 자연스럽게 형성된다. 예를 들어 해수욕을 갔다가 피부가 타면 다리털이 많아진 것 같은 느낌이 드는데, 이는 햇볕으로 인해 피부의 혈액순환이 좋아진 것과도 관계가 있으나, 비타민 D가 많이 생성되어 모발이 잘 자라고 더 굵어졌기 때문이다. 가을이 되어 강한 햇볕을 쬘 기회가 적어지면 다리털도 점점 눈에 띄지 않게 된다. 이외에 비타민 B도 발모에 필요하며, 그 중에서도 판토텐산은 항백모인자로도 불리는데, 부족해지면 백모가 되기도 한다.

표 10-2 모발과 비타민

형태	종류	작용
지용성 비타민	A	과용의 경우 모발이 거칠어지고 탈모의 위험성이 있으며, 부족 시 모공각화증이 나타난다. 비타민 A가 함유된 여드름약을 투여하는 경우에도 탈모의 위험성이 높다.
	D	자외선을 통해 합성되며 모발의 발육과 재생에 효과가 있다.
	E	혈액순환을 촉진시켜 모근의 영양공급에 작용한다.
	K	혈액 응고에 도움이 된다.
수용성 비타민	B5	적정량이 부족하면 모근과 모발을 수축시킨다.
	B6	적정량이 부족하면 모발의 성장을 억제하며 피지의 배출이 용이하지 않아 피지분비를 증가시킨다.
	B9	세포의 증식에 필수적인 물질로 모발의 색소에 관여하며 탈색 시 색소회복에 영향을 미친다.

2) 모발의 수명

(1) 헤어사이클(hair cycle)

사람이 태어나서 죽을 때까지 한 가닥의 모발이 계속해서 성장하는 것이 아니다. 일정기간 성장을 하면(성장기), 점차 성장이 멈추고(휴지기), 자연스럽게 탈모된 후 그 뒤를 이어 새로운 모발이 자라난다. 이러한 반복과정을 헤어사이클이라 한다.

한 가닥의 모발에는 털바탕질에서 세포분열이 반복되는 성장기(anagen, 2~6년), 성장을 멈추고 퇴축되는 퇴행기(catagen, 2~3주), 성장을 휴지하고 모발이 탈락되는 휴지기(telogen, 3~4개월)의 헤어사이클이 있으며, 이를 통해 일정한 수명을 지닌 모발들이 생성되고 교체된다.

일반적으로 머리카락을 자른 후에 시간이 지나면 길이가 들쑥날쑥해지는데, 이는 휴지기에 들어서 자라지 않는 모발이 있기 때문이다. 성장기 모발과 휴지기모발의 비율은 신체 부위에 따라 다르다. 두발은 80%가 성장기모발임에 반해 눈썹은 10% 밖에 되지 않는다.

인간은 각 모발의 헤어사이클이 서로 조금씩 어긋나기 때문에 휴지기에 들어서는 시기가 서로 달라 탈모가 눈에 띄지 않지만, 동물의 경우 대부분의 털이 같은 주기로 헤어사이클을 반복하므로 전신의 털이 동시에 빠졌다가 나는 털갈이가 일어나는 것이다. 인간에게는 털갈이가 없으며 따라서 초가을에 나타나는 탈모는 털갈이에 의한 것이 아니다.

모발(hair)은 두피의 상피세포가 그 속에 케라틴섬유를 만들면서 자라는데, 언제까지나 생장하는 것이 아니라 각각 수명이 있어서 발모와 탈모가 반복된다. 털이 생장하는 생장기, 생장이 정지되고 모근하단이 입모근 부착부 높이까지 상승하는 중간기, 그 후 털이 탈락할 때까지의 종기로 구별되며, 종기에는 이미 새로운 털이 아래쪽에서 생장을 시작한다. 이 순환을 모주기라 하며, 동물의 종류나 신체 부위에 따라 다르다. 사람 두발의 생장속도는 하루에 0.2~0.4mm 정도, 한 달에 1~1.5cm 정도 자라며, 모주기는 2~6년인데 그중에는 25년이 걸리는 것도 있다. 모주기는 여성의 경우 4~6년, 남성은 2~5년 정도이다. 보통 사람의 머리카락 숫자는 10~12만 가닥 정도이고, 하루 평균 50~100가닥 정도 빠지는 것이 정상이며, 머리카락의 생장속도는 남녀 모두 20대에 가장 빠르고 나이가 들수록 늦어진다. 또 낮보다 밤에 더 빨리 생장하며 계절적으로는 가을과 겨울보다 여름과 봄에 더 빠르다.

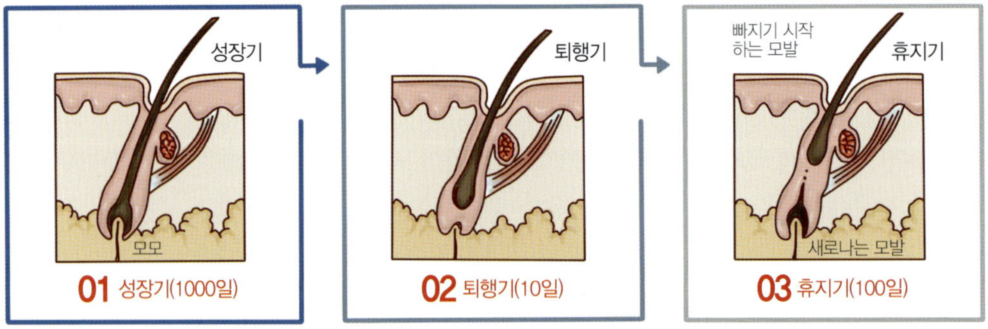

그림 10-1 모발의 성장주기

(2) 자연탈모와 털의 재생

자연탈모의 과정을 보면, 먼저 털수질과 털유두와의 사이에 기포가 생겨 털망울과 털유두와의 고착력이 약해지면 모발은 털유두로부터 떨어져 위쪽으로 이동하여 모낭 속에 잠시 머문다. 이때의 모발을 휴지기모발(bed hair)이라 하는데, 모근 부분이 빗자루 모양이 되고 색소가 감소하며 털유두도 편평해진다. 그리고 수개월의 휴지기를 두었다가 새 모발이 자라나면 휴지기모발이 위로 밀려 올라가 마침내 탈락하게 되는 것이다. 이것이 자연스러운 모발의 교체과정이나 질병으로 인해 빠진 모발의 재생은 보다 빠른 6~8주간에 이루어지며, 무리하게 뽑은 모발은 털유두가 남아 있는 성장기이므로 더욱 단기간에 다시 자라난다.

자연스럽게 휴지기에 들어선 모발은 새로운 모발의 성장을 기다리지 않고 브러싱이나 머리를 감을 때 빠지는 경우가 많은데 이것은 생리적인 현상이므로 걱정할 필요는 없다. 다만 여기에도 한도는 있으므로 하루 동안의 자연탈모수를 알아 두는 것이 좋다. 두발의 탈모수는 연령에 따라 다르긴 하지만 20~30대에는 하루 90가닥, 그리고 50~60대에는 하루 150가닥으로 늘어난다. 따라서 노인이 되면 자연스럽게 머리카락이 적어진다. 또 여성의 긴 머리카락의 경우에는 탈모수와 더불어 탈모의 길이가 문제가 되는데, 탈모의 2/3가 15cm 이상의 길이인 것이 일반적으로, 이보다 짧은 머리카락이 많으면 탈모수에 변화가 없더라도 병적인 탈모를 의심해봐야 한다.

(3) 모발의 성장기

모발의 성장기는 신체 부위에 따라 다르며 성장기가 길수록 모발도 길어진다. 즉, 장모는 성장기가 긴 모발을 의미한다. 두발의 성장기는 3~6년으로 신체의 모발 중 가장 길다. 또 여성이 남성에 비해 긴 성장기를 지니고 있다. 이마선 부분의 머리카락은 성장기가 4~6개월로 짧다. 머리카락의 휴지기는 짧아서 수개월 정도이다. 그러나 무리하게 뽑은 머리카락은 더 짧은 기간 안에 재생된다. 그래서 머리털을 뽑으면 더 빨리 자란다는 말을 하는 것이다. 반면에 단모는 성장기가 짧은 모발로 눈썹, 속눈썹 등이 이에 속하는데, 속눈썹의 성장기는 100~150일에 지나지 않는다. 팔다리나 몸통의 털은 성장기와 휴지기가 둘 다 수개월로 비슷하다.

여러 가지 병적인 원인으로 모발이 급격히 휴지기에 들어서면 탈모증이 나타나게 되나 병이 나으면 다시 재생되는데, 임신이나 전신질병으로 인해 탈모가 생기더라도 어느새 다시 털이 나는 것은 이 때문이다.

(4) 모발의 발육

머리카락은 하루에 0.2~0.5mm, 콧수염은 0.4mm씩 자라난다. 하루 중에서는 밤이 낮보다, 계절적으로는 봄 · 여름이 가을 · 겨울보다 빨리 자란다. 연령별로는 16~24세의 여성이 가장 빠르고, 65세 이상이 되면 완만해진다. 털을 자르면 다시 자라는 속도는 같지만 모발 자체가 단단하고 굵어진다. 털을 밀었을 때와 마찬가지로 털 자체의 수가 늘어나는 것이 아니라 굵기가 증가하는 것이다. 털을 자르면 그 끝에서부터 털이 다시 자라는 것이 아니라, 털유두에서 만들어진 새로운 모발세포로 인해 이전의 털이 밀려 올라가는 것이 모발의 성장이라는 설명은 이미 앞에서 하였다.

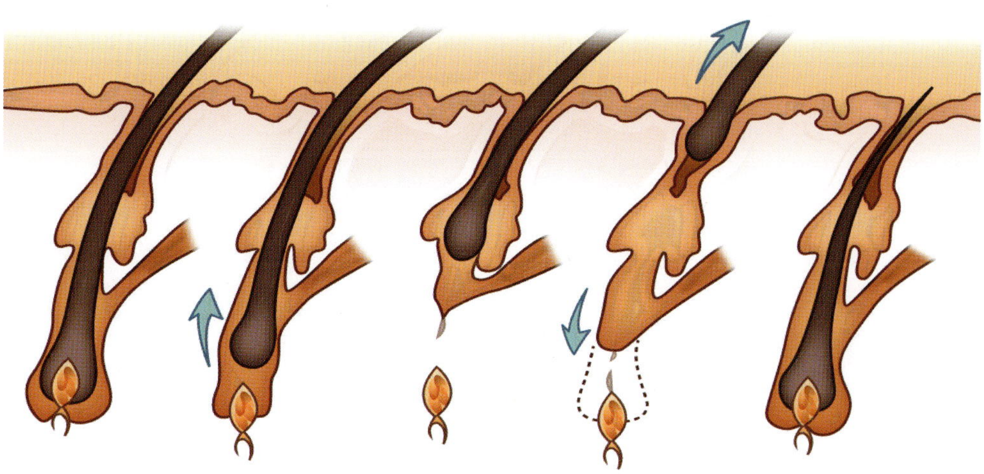

그림 10-2 모발의 재생

3) 모발의 색

(1) 모발과 멜라닌

모발에는 여러 가지 색이 있다. 흑인의 경우 모발 속에 멜라닌색소가 검은색을 띠는 성분이 많고 백인의 경우는 모발 속에 멜라닌색소가 갈색을 띠는 성분이 많다는 것을 알 수 있다. 또 황색인종의 경우 모발 속에 멜라닌색소가 흑갈색을 띠는 성분이 많기 때문에 우리나라 사람은 흑갈색 또는 자연갈색인 경우가 많다. 이는 각 인종마다 모발 속의 멜라닌성분이 띠는 색상의 차이에서 오는 것이다.

털의 멜라닌은 털바탕질의 색소세포에서 만들어지며 털의 피질에 함유되어 있는데, 이는 멜라닌이 털의 피질로 들어간 것이 아니라 멜라닌을 함유한 세포가 그대로 밀려 올라가 피질을 만들었기 때문에 피질에 멜라닌이 남게 된 것이다. 색소세포에 멜라닌을 만드는 힘이 없어지면 백모가 되고 만다. 모발에는 멜라닌 외에도 멜라노프로테인(melanoprotein)이라 하는 붉은 색소가 있는데, 멜라닌이 갈색의 과립으로 산에 녹지 않는 데 반해, 멜라노프로테인은 산에 녹는다. 모든 모발에는 이 두 가지가 들어있으나, 멜라노프로테인은 검은 털에는 거의 없고 갈색조가 강한 털일수록 많이 함유되어 있다. 이외에도 여러 가지 조건으로 인해 모발의 색조가 변화한다. 햇볕에 노출되거나 모발의 손질이 잘 이루어지지 않으면 색조가 바랜다. 멜라닌의 산화로 인한 털색의 변화는 과산화수소나 맥주로 인해 털이 갈색을 띠게 되는 것을 통해서도 잘 알 수 있는데, 특히 이들은 털색의 음영을 없앤다.

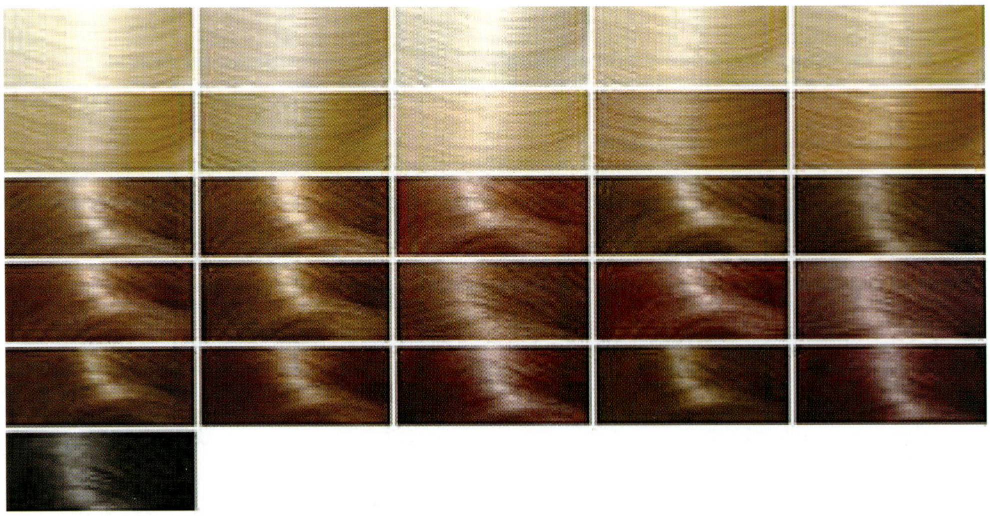

그림 10-3 다양한 모발의 색

멜라닌이 미세한 과립으로 모발에 동일하게 분포되어 있을수록 밝은 흑색을 띠나, 서로 엉기어 불균등하게 분포되어 있으면 어두운 느낌이 강해진다.

모발의 색에 영향을 미치는 또 한 가지 중요한 요인은 바로 철(Fe)이다. 철은 붉은 털에 많이 함유되어 있으며 그 외 다른 색의 털에서는 거의 발견되지 않는다. 이는 또한 모발 속에서 멜라닌과 서로 떨어져서 존재한다. 이렇듯 모발의 색깔에는 여러 가지가 관여하고 있다.

(2) 백모

백모는 흰머리를 말하며 나이가 들면서 나타나는 정상적인 현상이다. 머리카락색은 모낭 속 멜라닌세포가 결정한다. 세포는 멜라닌색소를 합성하는데, 색소의 양이 많을수록 머리색이 짙어진다. 나이가 들수록 머리카락이 하얗게 나는 이유는 멜라닌을 합성하는 멜라닌세포의 수가 줄고 그 기능도 떨어지기 때문이다. 갑자기 백모가 되는 경우는 매우 드물며, 대부분 연령이 증가함에 따라 그 수도 서서히 증가한다. 따라서 백모는 노인의 상징으로 여겨져 많은 사람들이 꺼리게 되는데, 보통 40대 때 시작되어 60세가 지나면서 두드러진다. 그러나 때로는 30대 초반에 이미 백모가 많이 생기는 사람도 있다. 일명 새치(premature grayness)라 불리는 것이다. 노인성탈모증(alopecia senilis)과 장년성탈모증(premature alopecia)이 있는 것과 마찬가지이다. 한편 일부 사람 중에는 60세가 되어도 백모가 눈에 띄지 않는 경우도 있는데, 이렇듯 백모의 발생시기는 태생적이거나 유전적이다. 다만 백모가 빨리 시작되는 사람은 백모와 피부와의 결합이 강해 잘 빠지지 않으므로 대머리가 될 가능성은 없다.

우리나라 사람의 모발은 흑갈색 또는 자연갈색으로, 옅은 색의 머리털이 많은 서양인에 비해 조금이라도 흰 머리카락이 생기면 금방 눈에 띄므로 모두 백모라는 단어로 표현하고 있다. 그러나 서양에서는 새하얀 머리와 백색조가 강한 회색 머리로 구분해서 취급하고 있다. 은색머리는 머리카락 속의 공기함유량이 많을 때 생기는 것으로 반짝반짝 빛난다.

(3) 백모의 성립

대부분의 백모는 노인에게서 나타나는 연령적인 백모로 멜라닌을 만드는 능력이 점점 노화되어 생긴다. 머리의 백모는 전두부에서 시작되어 점차 정수리 부분으로 퍼지며, 후두부의 머리털은 가장 나중에 변색된다. 남성은 머리털보다 콧수염이 먼저 하얗게 되는 경우가 많으며, 겨드랑이털, 음모는 보통 가장 마지막에 변한다.

머리카락 색과의 관계를 살펴보면, 보통 흑갈색머리가 금발보다 백모가 되기 더 쉽다고 하는데, 이는 색소가 많은 모발이 적은 모발보다 색의 변화가 더 눈에 띄기 때문이다. 때때로 백모가 갑자기 늘어나는 경우가 있는데(sudden bleeching), 이는 정신적 충격으로 인해 혈액순환이 나빠지면서 모발의 피질세포가 느슨해져 피질 내로 기포가 들어가 생기는 현상으로 보고 있다. 즉, 털에 멜라닌은 있지만 주입된 공기로 인해 빛이 반사되어 하얗게 보이는 것이다. 이런 식으로 백모가 되기 시작한 털은 암모니아 및 그 외의 알칼리류, 고농도의 알코올이 함유된 로션을 사용하면 그 속도가 빨라지지만, 반대로 유지가 함유된 제품은 백모로 변화되는 속도를 늦춘다. 또 햇볕을 쬐면 털이 검어진다. 이외에도 위장장애, 열대지방의 기후, 빈혈, 말라리아, 결핵 같은 장기간 질환, 갑상샘기능항진증이나 저하증 같은 호르몬이상도 원인이 될 수 있으며 뇌하수체장애, 영양실조 등도 백모를 증가시킨다. 악성빈혈이나 골감소증, 당뇨병, 콩팥병 등의 질환 또한 백모를 유발한다.

또한 가족력도 영향을 미친다. 이른 나이에 흰머리(새치)가 났다면 부모 중 한 사람은 같은 경험을 했을 가능성이 높다. 하지만 너무 어린 나이에 흰머리가 난 경우, 특이질환과 관련되어 있을 가능성이 높은데, 이러한 원인이 사라지면 다시 검은 모발로 바뀌기도 한다. 그에 반해 노화로 인해 발생하는 백모는 원래 상태로 되돌아가지 않는다. 따라서 백모염색 말고는 감출 방법이 없다.

(4) 그 외의 모발의 색변화

백모 외에도 모발에 여러 가지 색깔이 나타나는 경우가 있다. 직업에 따라서도 모발의 색이 변하는데, 동을 취급하는 직업을 가진 사람의 모발은 동 분말이 침착되어 녹색이 되고, 코발트나 인디고를 취급하는 사람의 모발은 청색을 띠게 되며, 은침착증의 경우에는 은색이 된다. 또 로션이나 두발손질 제품의 성분이 모발의 색을 변화시키기도 하는데, 예를 들어 레조르신은 털에 황색 기운을 부여하며, 탄산수소나트륨은 검은 털을 갈색으로 만들고, 나프톨은 하얀 털에 황색 기운을 부여한다. 이렇듯 직업이나 자연환경에 의해서도 모발의 색은 변화를 가져올 수 있다.

(5) 모발 물들이기(헤어염색, 브리지, 칼라린스)

세대의 변화와 높아진 유행의 민감도에 의해 최근 머리털을 여러 가지 색조로 물들이는 것이 유행하고 있다. 자신의 취향 혹은 그 날의 기분에 따라 두발의 색을 여러 가지로 바꾸는 것이다. 염색이란 흰머리를 감추거나 원래의 머리색을 더 아름답고 부드럽게 하기 위하여 모발을 물들이는 것을 말한다. 따라서 한마디로 헤어염색이라고 말해도 여기에는 여러 가지 종류의 색이 존재한다. 모발은 색상이 조금만 변해도 새로운 분위기를 느낄 수 있다. 특히, 동양여성의 경우 모발의 색이 검어서 딱딱하고 무겁게 느껴지기 쉬우므로 염색을 통해 자연스럽고 아름다운 색으로 바꾸어 분위기를 새롭게 하는 것도 좋다. 대부분의 염색약에는 많든 적든 페닐렌(phenylen)과 디아민(diamine)이 함유되어 있으며, 흑색조가 강할수록 함유량이 많다. 옛날부터 백모염색약에는 이 페닐렌과 디아민이 주재료로 사용되었는데, 디아민은 알레르기를 일으키기 쉬워 백모염색으로 인한 발진이 많이 발생했다. 그래서 이런 성분들을 빼고 백모염색의 효과를 높이고자 여러 가지로 노력하였으나 디아민이 함유되지 않으면 완성된 색깔이 그다지 좋지 않아 결국 지금까지도 백모염색약에는 대부분 이 성분들이 함유되어 있다. 물론 갈색조의 헤어염색약에도 디아민이 함유되어 있다. 알레르기는 소량의 성분만으로도 발생하기 때문에 백모염색으로 발진을 경험했던 사람은 이러한 염색약을 사용해도 발진이 생기게 된다.

4) 모발과 호르몬

피부와 마찬가지로 모발도 호르몬과 서로 밀접한 관계에 있다. 호르몬은 특수한 화학물질로 세포나 기관에서 만들어지는데, 특정한 도관을 통하지 않고 혈액이나 림프를 따라 전신에 퍼진 뒤 표적기관에 흡수되어 대사속도를 조절한다. 호르몬은 단백질, 스테로이드, 아민의 3종으로 구성되어 있으므로 양질의 단백질섭취는 호르몬합성에 아주 중요하다. 호르몬을 분비하는 곳으로는 뇌하수체, 솔방울샘, 갑상샘, 부갑상샘, 부신, 가슴샘, 콩팥, 췌장, 생식샘(고환, 난소) 등이 있으며 주로 시상하부에서 뇌하수체에 이르는 곳의 조절시스템에 의해서 늘 자동적으로 조절되고 있다.

(1) 성모

사춘기 전까지는 연모였다가 사춘기가 되면서 경모로 바뀌는 것들이 있는데, 음모, 겨드랑이털, 콧수염, 가슴털, 팔다리의 털이 그 예로 이것을 성모라 한다. 또한 그중에서도 콧수염, 가슴털, 팔다리의 털처럼 남성 특유의 것은 사춘기 이후에 남녀를 구분 짓는 표시가 되므로 이차성징이라고도 불린다.

이 털들이 경모화되는 이유는 남성호르몬(안드로겐)의 자극 때문이다. 따라서 남자다운 사람일수록 더욱 두드러지게 나타나며, 여성에게는 이것이 성적매력으로 받아들여진다. 음모, 겨드랑이털의 발생에도 남성호르몬이 관여한다.

음모의 경우, 여성은 상선이 수평인 역삼각형의 형태로 되어 있으나, 남성은 털끝이 배꼽 쪽으로 향하는 마름모꼴을 하고 있다. 이것은 남성 특유의 발모형태로, 고환으로부터 분비되는 남성호르몬, 즉 테스토스테론에 의해 나타난다. 이에 반해 여성에게 나타나는 음모의 형태는 부신피질에서 분비되는 남성호르몬, 즉 아드레노스테론(adrenosterone)의 자극으로 인한 것이다. 따라서 고환기능부전을 지닌 남성의 음모는 여성형을 띤다.

한편, 음모가 꼬불거리는 이유는 여성호르몬(에스트로겐) 때문으로, 음모가 꼬불거릴수록 여성적이라 할 수 있다. 겨드랑이털의 발생 역시 남성호르몬에 의한 것으로, 아포크린샘의 발육과 비례하기 때문에 액취증 환자의 경우 겨드랑이털의 발생이 두드러진다. 또 겨드랑이털의 발육이 5, 6월에 가장 좋다는 점에 근거해 전반적인 털의 발육이 가장 왕성한 시기 역시 5, 6월로 보고 있다.

갱년기가 되면 콧수염이나 팔다리의 경모가 더 눈에 띄게 되는데, 여성호르몬이 감소하는 것에 비해 남성호르몬의 감소는 상대적으로 적기 때문이다.

(2) 두발과 호르몬

이른바 젊은대머리(장년성탈모증)는 남성호르몬 과잉의 상징으로 볼 수 있다. 전두부에서 정수리에 걸쳐 발생하고 후두부에서는 발견되지 않는 것이 일반적이다. 이를 통해 남성호르몬은 전두부에서 정수리에 걸쳐 나 있는 모발을 빠지기 쉽게 만든다는 사실을 알 수 있다. 반면 여성에게는 장년성탈모증이 거의 나타나지 않으므로 여성호르몬은 남성호르몬과는 반대로 전두부에서 정수리부분에 걸쳐 나 있는 털이 잘 빠지지 않게 한다는 사실 또한 알 수 있다.

한편, 두발의 색과 광택은 갑상샘호르몬에 의해 좌우되며 갑상샘호르몬이 적어지면 두발이 가슬가슬해지고 광택도 줄어든다. 다시마나 미역 같은 해초류가 두발에 좋다고 하는데 여기에는 요오드가 많이 함유되어 있다. 우리가 섭취하는 요오드의 대부분은 갑상샘으로 흡수되어 갑상샘호르몬의 원료로 사용되므로 해조류를 많이 섭취하면 그만큼 갑상샘호르몬의 분비도 좋아져 두발의 색과 광택이 좋아지는 것이다.

(3) 눈썹과 호르몬

눈썹의 바깥쪽 1/3도 갑상샘호르몬이 발육에 관여하고 있다. 따라서 갑상샘의 기능이 나빠지면 해당 부분의 숱이 적어진다(Hertogue징후). 눈썹 숱이 적어지는 데는 이뿐만 아니라 다른 여러 가지 원인이 있는데, 아토피성피부염이나 지루피부염 등으로 인해 가려움이 발생하면 시간이 지나면서 눈썹 숱이 점점 적어진다.

모발과 호르몬의 관계를 정리하면 다음과 같다.

① 호르몬의 영향을 받지 않는 모발: 속눈썹, 눈썹의 안쪽 2/3
② 부신피질의 남성호르몬의 자극을 받는 모발: 음모, 겨드랑이털

③ 고환의 남성호르몬의 영향을 받는 모발: 콧수염, 가슴털, 팔다리의 경모, 음모의 일부, 두발(전두부, 정수리 부분)

④ 갑상샘호르몬의 자극을 받는 모발: 눈썹의 바깥쪽 1/3, 옆머리, 후두부의 두발

⑤ 여성호르몬의 영향을 받는 모발: 두발(정수리 부분), 음모의 꼬불거림

표 10-3 모발과 호르몬의 관계

장소	호르몬	기능	효과
뇌하수체	- 갑상샘자극 호르몬 - 멜라닌자극 호르몬	- 성장조절 - 다른 샘을 자극하여 활성화시킴	- 과잉분비: 모발성장이 일시적으로 촉진되나 모발과 피부는 거칠어진다. - 과소분비: 두피의 노화도 빠르게 진행되어 탈모가 유발된다.
갑상샘	- 더록신	- 모낭활동촉진	- 휴지기에서 생장기로 유도하는 모발의 건강과 직접적으로 관련 - 과잉분비: 피부가 붉게 달아오르고 다한증상의 결과 탈모가 촉진된다. - 과소분비: 모발이 건조하며 가늘어지고 퇴화가 빠르고 탈모가 발생한다.
부갑상샘	- 부갑상샘 호르몬	- 칼슘농도조절	- 과잉분비: 혈중칼슘농도 증가로 뼈는 연화되고 골다공증이 유발된다. - 과소분비: 칼슘농도 감소와 비정상적 케라틴생성으로 모발 및 손발톱 질환이 발생한다.
부신	- 코르티코스테론 - 성호르몬 - 에피네프린 - 노르에피네피린	- 영양대사용 - 체내대사	- 여성에 과잉분비 시: 남성화된 체형, 다모증 등 출현 - 과잉, 과소: 체내대사를 변화시켜 탈모에 영향
성샘(난소)	- 에스트로겐 - 프로게스테론	- 난자생성 - 신체발달촉진	- 두발생성촉진, 체모발육저하 - 부족 시: 여성의 남성화, 피부노화가 진행, 모발의 윤기 감소
성샘(고환)	- 테스토스테론	- 정자생성 - 이차성장촉진	- 수염, 겨드랑이, 가슴, 음부 등의 털성장 및 모발성장 억제(탈모유발)

2. 탈모증(alopecia)

탈모증(alopecia)이란 건강하게 성장하던 털이 어떤 원인으로 인해 빠지는 현상을 말하며, 그 원인에 따라 여러 가지로 구분된다. 탈모증과 더불어 무모증(atrichosis)도 있는데, 무모증은 태생적으로 털이 나지 않는 증상으로 유전적 결함이 있거나 내분비샘에 장애가 있을 때 발생한다. 대부분의 탈모증은 털유두의 기능이 나빠져서 발생한다. 즉 털망울과 털유두의 결합이 느슨해져서 털이 쉽게 빠지고, 털이 성장해서 나오지 못하는 것이다. 탈모증은 털유두가 서서히 노화되면서 나타나기도 하고 갑자기 나타나기도 한다.

1) 탈모의 종류

(1) 털유두의 노화로 생기는 탈모

털유두의 노화가 서서히 진행되면서 나타나는 탈모로, 어느새 숱이 적어지고 모발의 성장도 느려진다. 나이를 먹어감에 따라 피부가 노화되듯이 털유두도 노화되는데, 털유두의 노화로 발생하는 것이 바로 노인성탈모증이다. 하루에 빠지는 머리털의 수도 150가닥으로 많고 머리털의 성장도 나빠지므로, 50세가 지나면서 탈모가 눈에 띄게 된다. 때로는 머리털이 빠질 나이가 아닌데도 젊은 나이에 이미(20대에 시작되어 30세경에 이미 두드러진다) 노인성탈모증과 비슷한 탈모가 발생하는 경우도 있다. 이것이 장년성탈모증, 이른바 젊은대머리이다. 장년성탈모증은 노인성탈모증과 탈모방식이 동일하다.

장년성탈모증은 새치와 마찬가지로 머리털이 빨리 노화되는 증상으로 몸 전체의 노화까지 의미하지는 않으며, 정신상태는 젊고 활동적인 사람이 많다. 다만 외관상으로 나이가 들어 보일 뿐이다. 장년성탈모증은 유전적인 것이므로 태생적으로 털유두가 빨리 노화되며, 같은 가계에서 발생하는 경우가 많다.

장년성탈모증의 또 다른 원인으로는 호르몬의 불균형이 있다. 호르몬과 두발의 관계는 이미 앞에서 설명했는데, 남성호르몬이 많으면 전두부에서 정수리에 걸쳐 나 있는 머리털이 빠지기 쉽다. 따라서 남성호르몬이 과잉되면 장년성탈모증이 발생시키는 것이다. 그러나호르몬으로 인해 자라나는 가슴, 팔다리의 털은 반대로 더 많아지는데, 장년성탈모증인 사람 중에 수염이 진한 경우가 많은 것도 이 때문으로 장년성탈모증인 사람은 육체적으로는 남성적으로 보이는 부분이 많다고 할 수 있다. 따라서 스스로를 비하할 필요는 사실 없지만 아무래도 본인의 외관에 대해 콤플렉스를 느끼는 사람이 많은 것 같다.

이에 반해 여성에게는 장년성탈모증이 잘 나타나지 않는다. 다만 노인이 되면서 머리털이 적어지는 경우는 드물지 않다. 노인성탈모증과 장년성탈모증은 기본적으로 털유두가 위축되기 때문에 발생하며, 털유두가 없어지면 모공이 막혀 두피가 반들반들해지는데 이는 원형탈모증과 크게 다른 점이다. 또한 털유두는 태어날 때 생긴 개수 이상으로 생기지 않으므로 장년성탈모증으로 인해 없어진 머리털은 다시 자라지 않으며 안타깝게도 이를 치료할 방법은 현재까지 없다.

(2) 기계적으로 털유두가 파괴되어 생기는 탈모

장년성탈모증과 같은 이유로 머리털이 다시 재생되지 않는다. 이러한 탈모에는 다음의 두 가지가 있다.

① 반흔성탈모증

외상(베인 상처), 화상, 피부의 화농 등으로 털유두가 파괴된 부분에만 발생하는 탈모로, 모발이나 피부를 이식하는 등의 수술을 통해 치료한다.

② 결발성탈모증

머리털을 심하게 잡아당겨 묶는 것처럼 특정 부분의 털유두에 계속 힘이 가해져 점차적으로 털유두가 노화되면 결국에는 그 부분의 머리털이 빠지게 된다. 그러나 오늘날에는 그토록 심하게 머리를 묶는 사람도 거의 없고 가발도 많이 활용되므로 이 형태의 탈모가 발생하는 경우는 매우 적다.

(3) 털유두의 일시적인 장애로 생기는 탈모

털유두의 기능이 회복되면 모발이 다시 자라므로 일시적인 탈모이다.

① 원형탈모증(alopecia areata)

가장 흔한 탈모증 중 하나로 머리털의 일부가 동그랗게 빠지기 때문에 이 이름이 붙게 되었지만 원형이 아닌 경우도 있으며, 때로는 머리털 전체가 빠져 빡빡 깎은 것처럼 되기도 한다. 또 머리털뿐 아니라 눈썹, 콧수염, 때로는 겨드랑이털도 빠지는데, 특이한 점은 탈모 부위의 피부를 보면 모공은 건강하게 남아있다는 사실이다. 한편, 탈모 부위 주변의 머리털을 잡아당기면 쉽게 뽑히는데, 그 모근을 보면 건강한 모발처럼 곤봉 모양으로 되어있지 않고 끝이 뾰족하다. 따라서 주위의 털이 빠질 때는 탈모반이 커질 가능성을 염두에 두면 좋다. 그 밖에 가려움이나 통증은 없다.

원형탈모증이 생기는 원인은 발생 부위의 머리털이 일시적으로 휴지기에 들어갔기 때문이다. 아침에 일어나보니 베개에는 머리카락이 많이 빠져있고 머리 일부에 탈모반이 생겼다는 이야기가 종종 들리는데, 그 이유는 불분명하지만 정신적으로 동요되고 고통을 느낄 때 발생하는 경우가 많다. 또 하룻밤 사이에 머리털이 다 빠져버렸다는 이야기도 있다. 그렇기 때문에 머리털이 빠진다고 걱정하며 매일 거울을 들여다보는 사람은 탈모가 잘 낫기 어려울 뿐더러 오히려 탈모 부위가 더 커질 수 있다. 원형탈모는 자연적으로 머리털이 다시 나기 때문에 걱정할 필요가 없으며, 이 점을 명심하고 느긋하게 치료하는 것이 좋다. 한편, 최근에는 자기면역이상이 원인으로 작용한다는 주장도 있다.

원형탈모증의 치료는 집에서 헤어토닉을 외용하고 햇볕을 쬐는 정도로도 충분하다. 머리털이 다시 나기 시작할 때는 연모 혹은 백모인 경우가 있으나 시간이 지나면 검은색으로 바뀐다.

그 외에 매독에 걸리면 털유두로 가는 혈관이 막히면서 털유두의 영양이 나빠져 탈모가 발생하기도 한다(매독성탈모증상). 이는 후두부 가장자리에 많이 나타난다. 또 영양실조에 걸렸을 때도 털유두의 기능이 저하되어 탈모가 심해지는데, 고열을 동반하는 질병으로 인해 한참 동안 깊은 잠에 들었다가 깨어보면 머리털이 많이 빠져 있는 것도 이 때문이다.

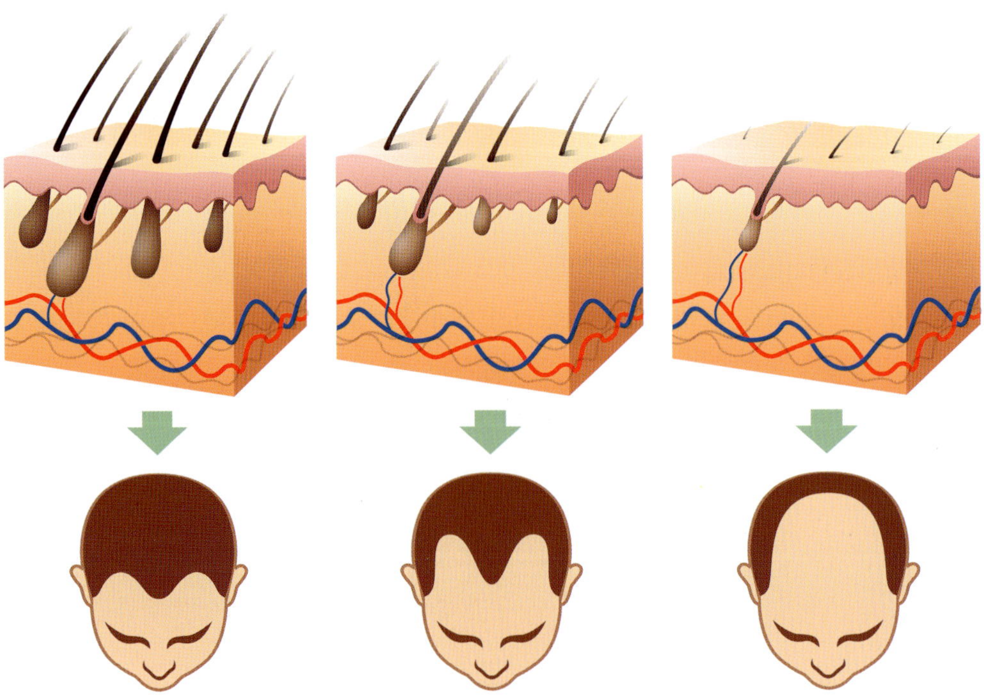

그림 10-4 탈모의 종류

② 비강성탈모증(비듬증으로 의한 탈모)

피부조직(두피)이 일정한 주기를 두고 성장과 탈락을 반복하면서 형성되는 것이 비듬이다. 이러한 비듬은 자연적인 현상일 수 있지만 적절히 관리하지 않거나 머리감기를 게을리하면 모공을 막아 털유두와 머리털의 결합을 느슨하게 만들어 모발에 영향을 미치게 된다. 또한 비듬은 환경적 요인이나 잘못된 샴푸의 선택, 어떤 원인에 의한 두피손상이나 호르몬의 불균형, 과도한 스트레스, 영양섭취의 불균형에 의하여 발생하기도 한다. 머리에 비듬이 많이 생기면 빠지는 머리카락이 많아지는 것과 같은 원리로 머리를 깨끗이 감아 두피를 청결하게 하면 탈모가 줄어든다. 비강성탈모란 이렇듯 심한 비듬증상이 가속화되면서 모낭과 모발과의 결속력이 저하되어 탈모로 이어지는 것을 말한다.

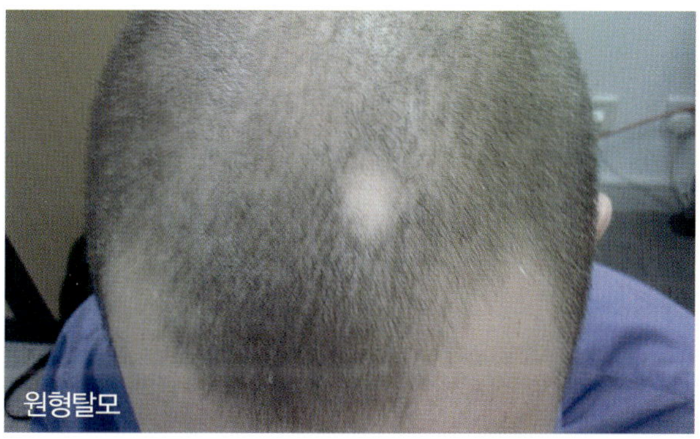

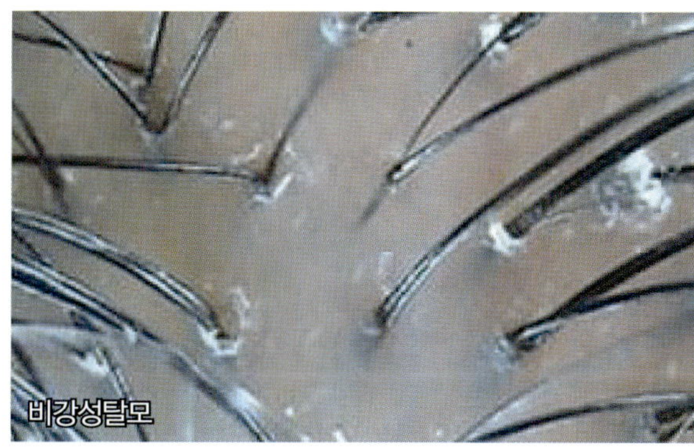

그림 10-5 원형탈모와 비강성탈모

2) 탈모의 일반적인 원인

모든 사람의 모낭 수는 태어나면서 결정되므로 무엇을 먹든지, 생활습관이 어떻든지 혹은 어떤 약이나 비타민을 복용하든지 간에 인간이 태어날 때부터 가지고 있던 모낭의 수 이상으로 새로운 모발이 생겨날 수는 없다. 그런데 어떠한 원인으로 인해 머리털이 빠지게 되어 탈모현상이 나타난다.

탈모의 정확한 원인에 대해서는 지금까지도 분명하지 않지만 유전적인 원인 이외에도 여러 형태의 과도한 스트레스가 주요한 원인으로 작용하기도 하며, 식생활과 생활습관의 서구화, 외부환경에 의한 호르몬의 변화로 인해 나타나거나 잦은 파마나 염색, 무스, 스프레이등 알칼리성 약품의 과도한 사용으로 인해 모근이 약해져 탈모가 일어나기도 한다. 질병과 연관해서는 매독이 진행되고 있거나 한센병(문둥병), 갑상샘질환의 경우에도 탈모의 발생원인이 되며, 심한 고열이나 과도한 출혈 후에도 발생하고, 지나친 운동이나 투병 후에 체력소모로 인하여도 탈모는 나타난다.

표 10-4 탈모의 원인에 의한 진행

원인	진행상태	특징
· 유전 · 노화 · 스트레스 · 호르몬 변화 · 영양불균형 · 생활습관 변화	연모화 현상	건강하던 모발이 가늘고 힘이 없어짐
	성장기 단축	성장기 단축으로 인한 휴지기 모발 증가
	모낭의 위축	영양공급 문제와 모낭의 기능상실
	탈모의 진행	수명을 다한 모발의 탈락

3) 탈모의 증상

(1) 남성형탈모

대머리는 유전적 소인이나 남성호르몬에 의해 발생하는 질환으로 성별에 관계없이 사춘기 이후부터 발생하기 시작한다. 일반적으로는 20대 중반부터 탈모가 시작되는데, 각각의 유병률은 과거에 비해 증가하고 있으며 또한 최근에는 사춘기연령이 점차 낮아지면서 청소년기의 대머리 발생도 증가하는 추세이다. 탈모는 두피나 몸에 발생하며 국소적으로 나타나는 경우가 많으나 전두탈모증(전두피의 털소실), 범발성탈모증(전신의 털소실)과 같이 나타나기도 한다. 대머리가 심한 사람도 뒷머리는 그대로 남아있는 경우가 있는데 이런 현상은 앞머리 두피와 뒷머리 두피의 안드로겐에 대한 감수성이 달라 발생한다. 대머리가 발생하는 앞머리의 두피는 디하이드로테스토스테론과 5-알파 환원효소의 활성이 뒷머리 두피보다 높다. 대머리의 유전적 소인이 있는 사람의 앞머리는 디하이드로테스토스테론과 5-알파 환원효소에 의해서 점점 성장기간이 짧아져 탈모에 이르게 된다.

(2) 원형탈모증

다양한 크기의 경계가 명확한 원형 또는 타원형의 탈모반이 한두 개 나타나는 것이 가장 흔한 특징이다. 원형탈모증에서 두피는 정상으로 보이며 탈모 부위의 가장자리에서는 근위부가 가늘고 원위부의 끊어진 부위는 굵고 색이 진하며 짧게 부러져 있는 모발을 관찰할 수 있다. 탈모 부위의 두피는 빛나거나 약간의 홍반을 띠기도 하며, 부러진 모발들이 관찰될 수 있고, 두피 전체를 포함해 턱수염, 눈썹, 겨드랑이, 음모 등 모든 털 부위에 발생할 수 있다.

남녀 발생 비율에는 차이가 없으며 발생연령은 20~30대가 전체 환자의 약 40~60%를 차지하고 사회활동이 많은 비교적 젊은 층에 잘 발생한다. 또한 손발톱의 이상이 동반되기도 하는데, 연필같이 뾰족한 것으로 찍어놓은 듯한 오목한 패임이 관찰된다.

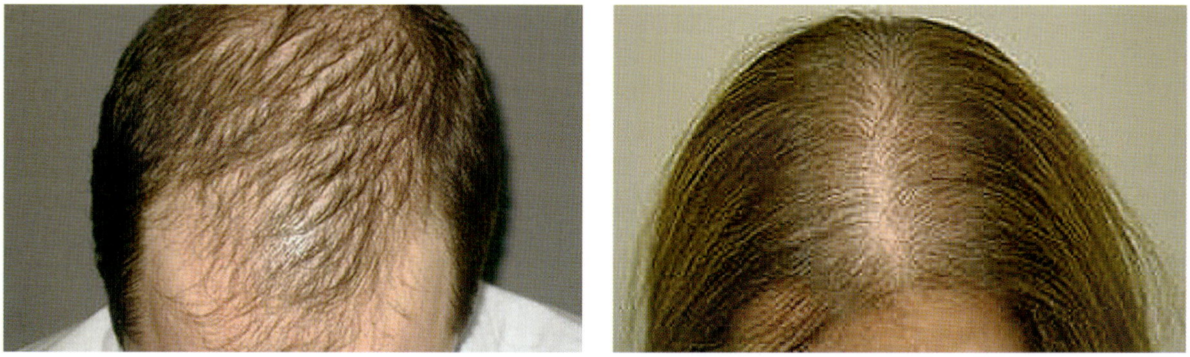

그림 10-6 남성형 탈모와 여성형 탈모

4) 탈모의 징후

(1) 갑자기 심한 가려움증과 과도한 비듬

탈모의 시작으로 긁었을 때 가루같이 마른 비듬보다는 진비듬의 형태로 나타난다. 이 진비듬은 가려움증을 동반하는데, 두피를 심하게 긁으면 상처가 생겨 지루피부염을 유발하게 된다.

(2) 많이 빠지는 머리카락

정상적인 탈모는 하루 100개 정도인데, 그보다 더 많은 수의 머리카락이 빠지는 경우 심한 스트레스나 여러 요인들에 의한 일시적인 증상일 수도 있으나, 갑자기 심해졌다면 탈모일 수 있다.

(3) 머리카락이 가늘어지고 파마가 잘 안 된다.

머리카락이 최근 들어 가늘고 부드러워졌다는 느낌이 들고 파마를 해도 예전처럼 잘 되지 않는다면 탈모 발생확률이 높다.

(4) 비듬과 가려움증이 갑자기 사라졌다.

두피의 모공 부위에 두발이 빠져나가는 현상으로 인한 정상피부의 작용이 사라진 결과로 탈모의 시작이다.

(5) 정수리 부분이 훤해지고 머리카락이 듬성듬성 보인다.

언제인지 모르게 탈모가 진행되어 머리숱이 현저하게 줄어들면서 정수리 부분의 두피가 들여다보이고 머리카락 자리에 두피만 보이는 현상이 나타난다.

5) 탈모의 치료

(1) 남성형탈모

① 약물치료

대머리는 치료에 의해 호전될 수 있다. 대표적인 치료방법은 약물치료인데, 바르는 약제이면서 강한 혈관확장작용 효과가 있는 미녹시딜과 복용 약제인 피나스테라이드가 있다. 미녹시딜은 고혈압치료제로 개발되었으며 모발성장기간을 연장시키고 모발을 굵게 하는 작용을 한다. 그러나 새로운 털집을 만들지는 못하고 항안드로겐 효과와 기름샘에 대해 영향을 주지 않는다. 또 발모효과가 있는 피나스테라이드는 비교적 안전하게 사용할 수 있는 복용 약제지만 미녹시딜과 마찬가지로 치료를 중단하면 다시 탈모가 진행되는 단점이 있으며, 가임여성의 경우 태아의 남성 성기형성 장애를 유발하는 부작용이 있다.

② 모발 이식수술

모발 이식수술은 약물치료로 효과를 보지 못한 경우에 고려할 수 있는 방법으로 안드로겐의 영향을 받지 않는 뒷머리의 모발을 탈모 부위인 앞머리 부분에 이식한다. 이식된 모발은 약 한 달 후에 다 빠지고 새로운 모발이 성장하며, 수술 후 약 6개월 이상 경과하면 자연스러운 형태가 된다.

(2) 원형탈모증

① 스테로이드제

국소적으로 탈모반이 발생한 경우 4~6주 간격으로 스테로이드를 병변 내 주입하는 것이 효과적이다. 스테로이드는 강력한 면역반응 및 염증억제제이기 때문에 원형탈모에 흔히 사용되며, 국소도포, 병변 내 주사, 약제복용 등 다양한 방법으로도 사용된다. 국소도포치료제 중에서 스테로이드제제가 가장 많이 이용되며, 나이가 어리거나, 탈모 부위가 작거나, 부작용 등으로 인해 다른 치료가 어려울 때 흔히 사용된다.

② 기타 면역조절제

타크로리무스, 피메크로리무스, 사이클로스포린과 같은 면역반응조절제들이 이용되는데 이들은 주로 아토피피부염에 사용되는 치료제로 스테로이드에 비해 면역 및 염증억제작용은 약하나 스테로이드제보다는 안전하다는 장점이 있다.

③ 면역치료

면역치료는 강력한 알레르겐을 두피에 도포하여 알레르기접촉피부염을 유발하는 치료방법으로 주로 탈모반이 넓거나 부작용 등 여러 이유로 약을 복용하기 어려울 때 사용된다.

④ 면역치료의 기전

- 면역치료에 의하여 접촉피부염이 발생하면 모낭 주위에 새로운 염증반응이 나타난다.
- 기존 모낭의 성장을 억제하던 인자들의 영향을 희석시켜 모발이 성장한다.
- 새로운 염증에 의해 모낭 주변의 환경이 변화되어 탈모를 일으키는 염증이나 물질들이 희석된다.

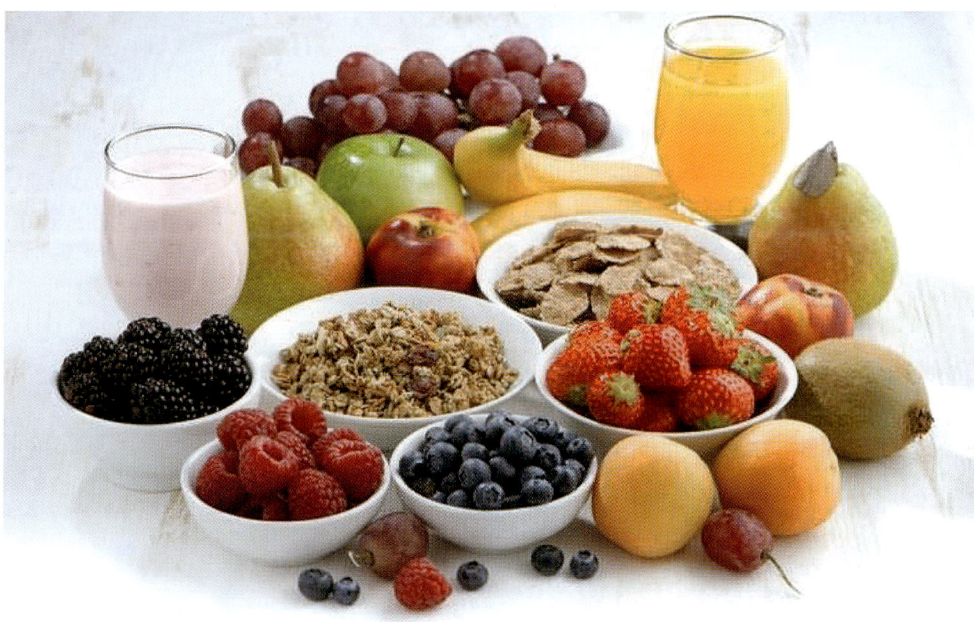

그림 10-7 탈모에 좋은 음식

〈육모제와 발모제〉

육모제는 모근 부위에 영양을 공급하여 모발이 잘 자랄 수 있도록 도와주는 기능과 더 이상의 탈모현상을 막아주어 탈모예방기능을 하는 제품으로 고대 이집트나 그리스시대부터 연구되었다고 전해진다. 그러나 그 성분은 얼마 전까지만 해도 혈행촉진제나 대사를 활성화하는 성분, 항염증제나 살균제처럼 모발이 성장하는 환경을 구비해 주는 정도의 것에 불과했다.

발모제는 모근부에 영양을 공급하여 모발이 자라게 하는 제품으로 발모외용약인 미녹시딜(minoxidil)이나 발모내복약인 피나스테라이드(finasteride)와 같이 분명한 발모효과를 지닌 약제가 개발된 것은 아주 최근의 일이다.

육모제나 발모제의 대상이 되는 탈모는 대표적으로 남성형탈모인데, 이는 생리적인 탈모의 일종으로, 헤어사이클이 어떤 원인으로 인해 이상을 일으켜 성장기에 머리털이 굵어지지 못하고 가느다란 상태 그대로 휴지기에 들어서면서 굵은 머리털은 줄어들고 가는 머리털이 늘어난 것이다. 그 결과 머리숱이 적어지게 된다. 남성형 탈모인 사람들의 가느다란 머리털의 뿌리를 보면 모낭이 작고 털유두의 발달도 나쁘다. 그러나 탈모가 되었다 해도 모낭의 수가 줄어들지 않았다면 굵은 머리털이 다시 자라날 가능성이 있다.

MEMO

11

CHAPTER

비만

학습목표

1. 비만의 원인과 증상을 설명할 수 있다.
2. 비만을 일으키는 유발인자들을 설명할 수 있다.
3. 비만의 측정과 평가방법들을 설명할 수 있다.
4. 비만의 예방과 치료에 대하여 설명할 수 있다.

11 비만

1. 비만(obesity)의 개요

비만은 단순히 키를 기준으로 체중이 많이 나가는 상태를 의미하지 않으며, 체내에 얼마나 많은 양의 체지방이 쌓여 있는가를 기준으로 이야기한다. 보통 남성은 체중의 20~50% 이상, 여성은 체중의 30~35% 이상이 지방인 경우 비만으로 진단하며, 비만은 체내에 축적된 지방량에 의하여 판정하는 것이 정확하나 일반적으로 표준체중의 10~20%를 초과할 때 경미한 비만증, 20~50%를 초과할 때 중등도비만증, 50%를 초과하면 고도비만증이라 판정한다. 과체중이란 비만과는 달리 단순히 체중이 정상보다 많은 상태를 말하는데, 일반적으로 신장에 따른 적정체중으로 과체중을 정의하며 반대로 체중이 정상보다 많이 나가지 않더라도 체지방의 비율이 높으면 비만으로 판정한다.

비만은 산업경제의 발달로 인하여 고칼로리와 고지방식품이 늘어나는 반면 에너지를 소모하는 활동은 오히려 줄어들면서 급속도로 늘어나고 있는 실정이다. 비만의 증가는 국내뿐만 아니라 전 세계적인 추세이며, 이로 인한 질병의 발생확률이 높다는 점에서 사회적 문제가 될 수도 있다. 비만 환자가 늘어나면서 비만 관련 질환으로 여겨지는 당뇨병과 심혈관계질환의 발생도 급속히 늘어나고 있으며 이에 따른 사망률도 급증하고 있다. 이처럼 비만은 유전적 및 환경적 요인과 관련이 깊고, 여러 합병증이 나타나며, 개인의 노력만으로는 쉽게 조절되기 어려운 질병의 일종이므로 단순히 미용적 관점에서 접근하는 것은 잘못된 인식이며 다양한 질병의 위험과 사망의 직접적인 원인이 되므로 비만의 관리는 중요한 문제가 될 것이다.

2. 비만의 원인

비만은 어떤 관점에서 보느냐에 따라 다양하게 분류할 수 있는데, 원인별로는 단순성 비만과 증후성비만으로 나눌 수 있으며, 비대형, 증식형, 혼합형으로도 분류한다. 또한 신체의 특정부분에 따라 배 부분은 중심성비만이라 부르고, 엉덩이, 허벅지와 어깨 부분은 말초형비만으로 분류하기도 한다. 비만은 한 가지 원인에 의한 것이 아닌 다양한 인자들의 복합적인 관계에서 발생한다. 즉, 유전과 환경적 요인의 상호작용으로 발생하고 약물이나 내분비계통의 질환 또는 정신적 이유 등 다양한 원인이 작용한다.

1) 식사습관

비만의 원인 중 가장 큰 요인으로 작용한다고 할 수 있는데, 식사습관의 경우 매일 섭취하는 식사량도 문제이지만 섭취한 음식물의 내용과 섭취방법도 문제가 된다. 특히, 간식이나 야식을 먹는 것은 보통 습관이 되는 경우가 많아 더 큰 문제가 될 수 있다. 비만의 원리는 체내의 과잉에너지축적이라는 관점에서 음식물의 섭취로 인한 에너지의 증가를 생산활동을 통해 소비가 되어야 하지만 이러한 작용의 모순으로 발생한다는 단순한 논리이다. 정량의 에너지를 섭취하더라도 활동량이 적어 에너지 소모가 감소하면 비만이 생길 수 있으며, 비만이 있는 사람들의 대부분이 움직이지 않으려 하고 운동이 부족한 소극적 생활을 하는 것을 알 수 있다.

또 다른 측면에서 잘못된 식사습관도 비만의 원인이 되는데, 매일 먹는 식사의 횟수도 비만의 원인이 될 수 있다. 1일 에너지섭취량이 같을 경우 여러 차례로 나누어 조금씩 식사를 하는 것이 한 번에 다량의 식사를 하는 것보다 비만이 될 확률이 낮다는 것이다.

2) 유전적 요인

비만인 사람의 가족에 대한 통계를 보면 대체로 가족들도 비만인 경우를 볼 수 있는데, 이러한 현상이 꼭 유전형질에 의한 것이라고 단정지을 수는 없지만 대체적으로 가족력이 있는 것으로 확인되며, 또 가족의 식생활 방식과도 관련이 있으므로, 유전에 의한 영향만을 분리하여 알아보기는 어렵다. 그러나 부모로부터 물려받은 체질적 성향과 그 가족의 식습관이 복합적으로 작용함은 사실이다.

일란성쌍생아를 대상으로 한 연구에 의하면, 사춘기까지 한쪽이 비만인 경우에 다른 한쪽도 비만이 될 비만일치율은 약 70%로 높지만, 사춘기 이후에 생활환경이 달라지면 30%로 감소된다. 이러한 연구에서 알 수 있듯이 비만의 원인에 유전적 소인이 있다는 것은 분명한 사실이지만, 환경인자 역시 원인으로 작용한다고 할 수 있다.

3) 자율신경계의 작용

음식물의 소화에 의한 에너지조절은 자율신경에 의해 이루어지는데, 자율신경의 작용을 보면 낮에는 교감신경이, 밤에는 부교감신경의 기능이 활발해진다. 따라서 소화기계의 기능이 활발한 밤에 과식을 하면 과잉에너지가 축적되기 쉬운 상태가 되므로 야식을 즐기는 사람은 비만이 되기 쉽다. 실제로 포도당부하로 인해 인슐린분비를 자극하면 낮보다는 밤에 인슐린분비가 과잉되기도 한다. 이렇듯 자율신경의 작용에 의한 비만도 생각할 수 있다.

4) 인슐린분비

상당수 비만 환자의 췌장 내 인슐린분비 정도를 확인해본 결과 인슐린의 분비가 증가한 사실을 알 수 있었다. 인슐린은 혈당을 내리는 작용을 하여 부족하면 혈당이 올라가고 당뇨병이 발생한다. 그러나 식욕을 증가시켜 과식을 초래하며, 간과 지방조직에서의 지방합성을 증가시키는 작용을 하고, 혈중 지질성분을 지방조직으로 흡수하는 것을 용이하게 한다. 인슐린은 지방조직에 축적된 지방이 쉽게 분해되는 것을 억제하는 작용을 하기 때문에 과잉분비되면 비만의 원인이 될 수 있다. 또한 인슐린이 과잉분비되면 인슐린의 강한 지방축적작용으로 비만이 된 사람이 좀처럼 야위어지기 어렵고, 먹는 양이 많지 않아도 비만을 지속시킨다. 따라서 이러한 경우에는 운동으로 인슐린 과잉분비에 의한 인슐린저항성을 호전시키지 않으면 식사요법의 효과가 잘 나타나지 않는다.

5) 스트레스와 심리적 장애

생활 중의 다양한 원인으로 인한 스트레스와 이로 인한 심리적 작용으로 비만 환자가 늘어나고 있는데, 일상생활에서 다양한 원인의 스트레스를 받는 사람들 중 상당수는 불만을 해소하기 위한 수단으로 음식물을 과잉섭취하여 비만이 오는 경우가 흔하다. 스트레스로 인한 폭식은 체중증가로 이어지고 이로 인해서 평소에는 없던 우울증과 각종 정신적 질병이 찾아오는 것도 사실이다. 체중이 많이 나가지 않던 사람이 스트레스성 폭식으로 급격히 체중이 증가하는 경우 자신의 모습을 쉽게 받아들이지 못하고 우울증이 발생하거나, 자존감이 낮아져 또 다른 스트레스를 받게 되는 악순환으로 비만의 고리를 끊지 못하게 된다.

스트레스를 받으면 식욕이 크게 증가하는 이유는 스트레스호르몬이라고 알려진 코티솔(cortisol)이 과다분비되기 때문이다. 이러한 식욕의 증가는 체중의 증가로 연결되는데, 체중의 증가는 만성적인 수면장애를 일으킬 수 있다. 또한 스트레스는 체내신진대사의 변화를 초래하는데 보통 신진대사는 느려지게 된다. 신진대사가 느려지면 신체의 기본적인 칼로리소모가 낮아져 체중증가의 원인이 된다.

6) 사회적 요인

경제성장과 산업구조의 변화로 말미암아 식생활이 개선되고 활동량은 감소하면서 과체중과 비만체형의 발생빈도가 높아지고 있다. 비만이 우리나라 사람들의 고민으로 등장한 것은 그렇게 오래되지는 않았는데 과거에는 비만이 풍족한 생활의 상징이었으나 요즘은 당뇨병, 동맥경화, 심장병 등 성인병의 가장 큰 원인이라는 사실이 밝혀지면서 자랑에서 고민으로 바뀌었으며 건강관리를 위해서 가장 중요한 쟁점이 되고 있다.

7) 지방세포의 증식과 비대

지방세포의 수가 증가하는 것을 증식이라 하는데 주요인자는 영양과다이며, 특히 인체 성장과는 관계없는 지방과 당질에 의한 과잉에너지섭취가 주요원인이다. 지방은 지방세포 속에 축적되는데, 지방세포의 크기가 늘어나면서 지방축적이 증가하는 비대성 비만과 지방세포의 수가 늘어나면서 지방축적이 증가하는 증식성 비만으로 나눌 수 있다.

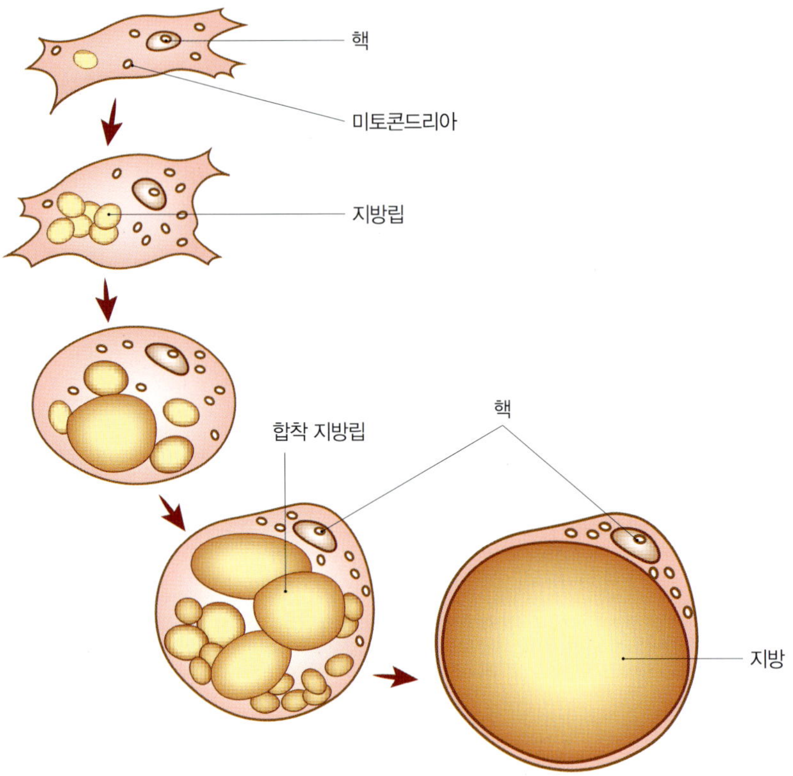

그림 11-1 지방세포의 생성

비대성 비만은 성인 이후의 비만에 주로 발생하고 증식성 비만은 소아기에 발생한다. 비대성 비만은 각각의 지방세포에 축적할 수 있는 지방의 용량에 한계가 있기 때문에 중증비만이 되는 경우가 많지 않으나, 증식성 비만은 지방세포의 수가 계속 늘어나므로 많은 지방을 저장할 수 있어 중증비만이 될 수 있다. 식사요법을 시작하면 비대성 비만은 치료효과가 크지만, 지방세포의 수가 증가한 경우에는 그 수가 일생 동안 줄어들지 않기 때문에 증식성 비만은 치료가 어렵고, 체중감소에 성공해도 노력을 게을리하면 다시 비만이 된다.

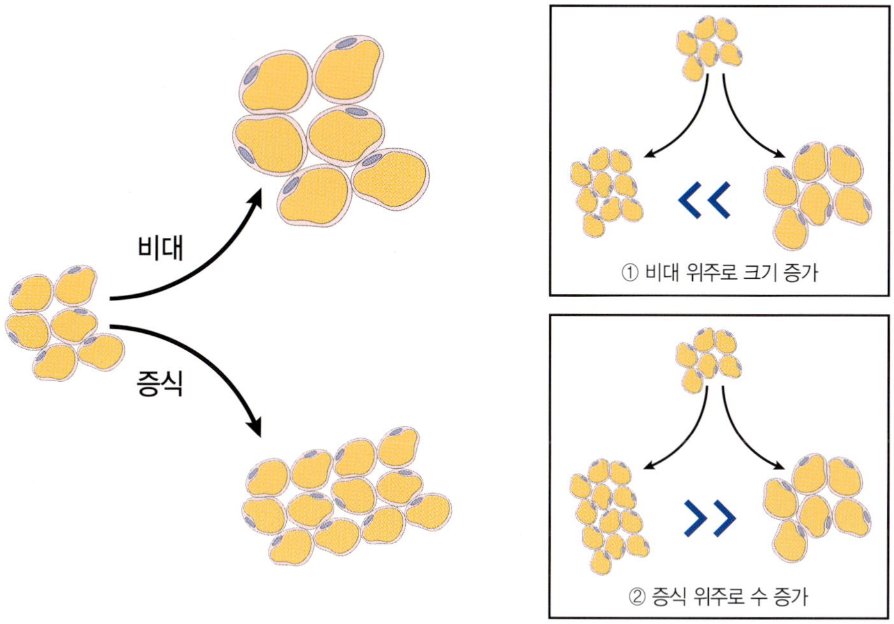

그림 11-2 비만세포의 비대와 증식

지방세포의 수는 일단 늘어나면 일생 동안 변하지 않고 체중이 감소하더라도 줄지 않기 때문에, 지방세포증식형 비만은 치료가 매우 어려운 중증비만이 된다. 지방세포가 증가하는 시기는 일생 동안 세 번 정도 있는데, 첫 번째는 태내에서부터 임신말기의 3개월 동안이며, 두 번째는 수유기에서부터 이유기에 이르는 생후 1년간이고, 세 번째는 인체가 성장하는 사춘기 때이다. 이러한 기간에 과식으로 영양과다에 이르면 지방세포의 수가 지나치게 증가하여 증식성 비만이 될 수 있다. 따라서 어렸을 때 성장에 관계없는 지방, 당질 등의 에너지 과다섭취는 비대성 비만의 발생과 더불어 중증비만의 원인이 된다.

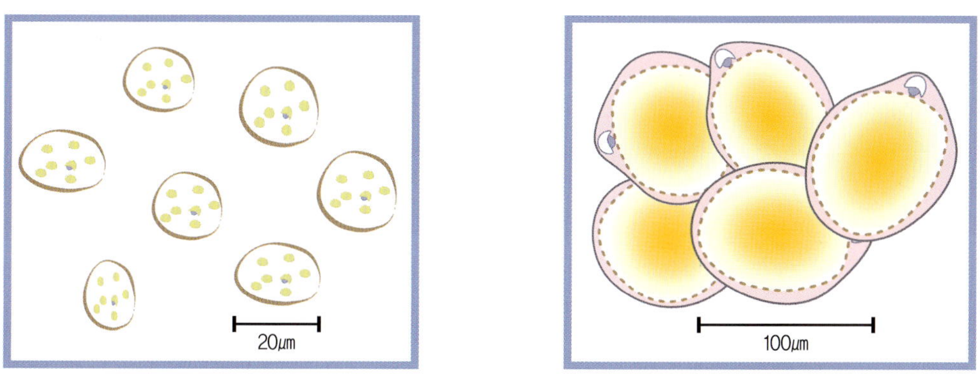

어린 지방세포 비대해진 지방세포

그림 11-3 지방세포의 크기변화

3. 비만의 분류

비만에는 여러 가지 종류가 있으며, 비만증을 진단하고 치료방법을 선택하거나 합병증의 발생을 예상하기 위해서는 비만의 분류가 필요하다.

1) 비만의 원인별 분류

(1) 단순성 비만

인간의 성장과 더불어 자연스럽게 체중이 증가하는 형태를 말하며 과용량의 식사와 운동부족으로 인해 발생한다. 특별한 원인은 찾을 수 없으며 비만의 약 95%는 단순성 비만이다.

(2) 증후성 비만

① 내분비성 비만

임상에서 보면 코르솔의 만성적인 과잉분비에 의해 발생하는 쿠싱증후군과 같이 몸에는 지방이 축적되지만 사지는 가늘어지는 특징적인 체형을 보인다. 또한 신체의 여러 부위에 지방이 침착되고, 고혈압과 당뇨를 동반하기도 한다.

② 중추성 비만

시상하부에는 식사를 억제하는 포만중추(satiety center)가 있고, 외측시상하부에는 식사를 촉진하는 공복중추(hunger center)가 있다. 포만중추에 문제가 발생하면 식사에 대한 조절이 되지 않아 과식을 하게 되어 비만이 생길 수 있고, 공복중추가 손상되면 식욕이 사라지면서 허약체질로 변한다.

③ 유전성 비만

비만의 직접적인 원인이 유전적 요인이라고 단정지을 수는 없지만 동물실험에서는 많이 밝혀진 바 있다. 그러나 질환에 의해 유전성 비만이 나타나는 경우가 있는데, 대표적으로 심한 비만과 성샘부전 그리고 지능장애가 동반되는 프래더-윌리증후군(Prader-Willi syndrome)이다.

④ 복용약에 의한 비만

부신피질호르몬제나 인슐린의 과다투여와 에스트로겐과 같은 여성호르몬의 증가는 비만의 원인이 된다. 특히, 다양한 부분에 널리 사용되는 부신피질스테로이드제의 장기복용으로 인한 비만은 일반적인 현상이다.

2) 지방세포에 의한 비만

지방세포의 수는 정상이나 크기가 커진 비대성 비만과 크기는 정상이나 세포수가 증가하는 증식성 비만 등이 지방세포의 문제에 의한 비만이다.

(1) 연령에 따른 지방세포의 특성

앞서 일생에서 지방세포수가 증가하는 시기가 세 번 있다고 설명하였는데, 이때 시작된 비만에서는 세포수가 증가할 가능성이 있다. 어린아이에게 발생하는 비만은 지방세포의 수가 증가한 증식성 비만이고, 성년이 된 후에 나타나는 비만은 지방세포의 비대로 인한 비대성 비만이다. 그러나 증식성 비만과 비대성 비만이 동반되는 경우에는 매우 심한 비만이 될 수도 있다.

(2) 지방세포의 치료

다양한 방법으로 체중을 감소하게 되면 지방세포의 크기는 작아질 수 있어도 그 수는 크게 변화가 없다. 따라서 지방세포의 특성인 증식성 비만이냐 비대성 비만에 따라 체중 감량이나 치료에 영향을 미칠 수 있다.

(3) 비만과 합병증

혈중 인슐린농도가 높은 사람일수록 비만일 가능성이 많다. 과체중인 경우 세포가 비대해지면서 인슐린은 감소하게 되므로 더 많은 인슐린 분비를 필요로 한다. 이처럼 고인슐린혈증과 인슐린저항성이 증가하기 때문에 당대사뿐만 아니라 지질대사 등의 장애가 나타나며 그 결과 인슐린비의존성당뇨병과 고지혈 등의 질병이 발생한다.

3) 체지방 분포에 의한 분류

(1) 상반신비만과 하반신비만

체지방의 분포양식에 따라 상반신비만과 하반신비만으로 분류한다. 상반신비만은 주로 복부 주위에 많은 지방이 분포되는 중년 남성에게서 많이 나타나고, 하반신비만은 복부를 중심으로 아랫부분과 엉덩이 및 허벅지 부분에 많은 지방이 분포하며 여성들에게서 흔하다. 지방세포의 관점에서 보면 상반신비만은 비대성 비만이고, 하반신비만은 증식성 비만일 가능성이 많다.

(2) 내장비만과 피하비만

상반신비만의 경우 지방분포를 살펴보면 피하지방형 비만과 복강의 내장 주변에 지방이 저장되는 내장지방형 비만으로 나눌 수 있으며, 내장비만에서 합병증이 더 많고, 피하지방형 비만은 상대적으로 적다.

(3) 상반신비만과 내장비만의 합병증

체중감소의 시작은 복부 주위의 지방에서부터 시작되는데, 복부내장 주위에서 비대해진 지방세포가 쉽게 축소되며, 이 부위의 지방분해 또한 쉽게 일어나기 때문이다. 그러나 하반신비만의 경우 지방은 좀처럼 분해되기 힘들고 치료에도 잘 반응하지 않는다. 그런데 복부내장의 지방세포에 저장된 중성지방은 분해되기 쉬워서 그 분해산물인 유리지방산이 혈중에 증가하여 대사이상이 발생할 뿐만 아니라 유리지방산과 분해산물들이 간으로 유입되면서 간의 모든 효소활성에 영향을 주어 당과 지질대사의 이상을 유발한다.

4. 비만으로 발생하는 질환

1) 심혈관질환

체중이 증가하면 전신에 필요한 혈액의 요구량이 많아지므로 조금만 무리해도 금방 숨이 차고 피로할 수 있다. 이러한 이유는 심장에서 적절한 혈액공급 능력이 없기 때문이다. 비만으로 인한 심혈관계질환으로는 고혈압과 관상동맥질환(협심증, 심근경색증) 그리고 뇌졸중 등이며 이들은 서로 혼합되어 나타나기도 한다. 비만과 혈압은 비례하며 비만의 경우 고혈압의 위험도 함께 증가한다. 또한 비만의 경우에는 고지혈증이 동반되어 발생한다.

2) 당뇨병

비만으로 인한 당뇨병의 발생은 일반적인 현상이다. 비만은 정상체중에 비해 당뇨병에 걸릴 위험이 3배 이상 높다. 비만으로 인한 당뇨병은 혈당을 조절하는 인슐린이 부족해서가 아니라, 인슐린이 충분히 있는데도 제대로 작용하지 못해 발생하며, 특히 복부비만이 이러한 인슐린 저항성과 관련이 높다. 당뇨 환자의 분포를 살펴보면 약 90%가 제2

형당뇨병이며 제2형당뇨병환자의 80~90%가 비만인데, 이는 비만이 인슐린저항과 고인슐린혈증 등을 유발하기 때문이다.

3) 대사증후군

대사증후군의 병인은 내장지방이 대사이상을 일으키는 데 있다. 따라서 대사증후군을 예방하기 위해서는 복부비만의 관리가 매우 중요하다. 고지혈증이란 혈중 콜레스테롤이 240mg/dL, 중성지방이 200mg/dL 이상인 상태를 말하며, 동맥경화증의 주요원인이자 협심증이나 심근경색 그리고 뇌졸중의 유발인자가 된다.

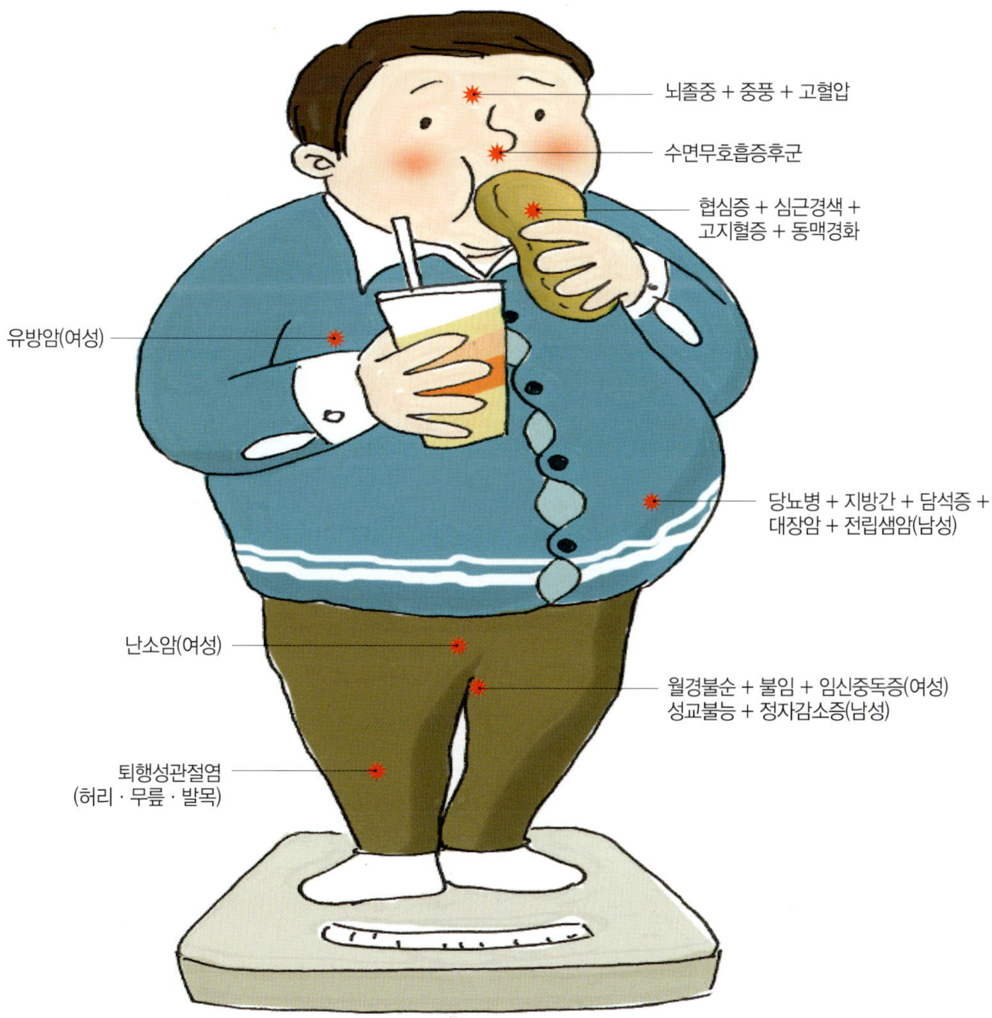
뇌졸중 + 중풍 + 고혈압
수면무호흡증후군
협심증 + 심근경색 +
고지혈증 + 동맥경화
유방암(여성)
당뇨병 + 지방간 + 담석증 +
대장암 + 전립샘암(남성)
난소암(여성)
월경불순 + 불임 + 임신중독증(여성)
성교불능 + 정자감소증(남성)
퇴행성관절염
(허리 · 무릎 · 발목)

그림 11-4 비만으로 인한 질환

4) 소화기질환

비만인 경우 비알콜성 지방간과 기능성 위장장애를 일으킬 확률이 높다. 체중이 증가함에 따라 담즙에 분비되는 콜레스테롤이 증가해 담석의 발생확률이 높아진다. 또 비만에서는 지방간이 흔하게 보이는데, 간에서의 지방합성이 많아지고 지방이 간에 축적되어 지방간이 생기게 된다. 비만 환자의 약 90%가 지방간이 있으며, 특히 비알콜성 지방간의 경우 저열량의 식단조절과 적절한 운동을 통한 체중감소로 치료할 수 있다.

5) 근골격계이상

비만이 있는 사람에게 주로 나타나는 근골격계질환에는 대표적으로 허리에서 오는 통증과 무릎의 퇴행성관절염이 있다. 요통발생은 요추에 부가되는 체중의 증가로 인한 기계적인 소인이며, 다리의 관절에서도 과도한 체중의 부과로 인한 관절자체의 이상으로 인한 관절염의 발생확률이 높아지게 된다.

6) 여성생식기의 변화

비만이 있는 여성의 경우 난소증후군의 발생률이 높아지고 초경이 빨라지며 성조숙증이나 유산 등의 원인이 되기도 한다. 여성비만의 경우 성인뿐만 아니라 소아기나 청소년기에도 생식기의 변화를 초래한다. 또한 복부비만이 있는 경우 안드로겐 증가로 인한 생리주기의 이상뿐만 아니라 생리불순현상도 초래하며 배란장애를 일으켜 불임의 원인이 되기도 한다. 생리이상의 발생비율이 정상군에서 2.6%인 것에 비해 비만군에서는 8.4%로 높게 나타나는 것으로 보아 성호르몬대사의 이상이 주된 이유임을 알 수 있다. 또한 체지방이 과다한 경우 여성호르몬의 불균형으로 난소기능을 떨어뜨릴 수 있고, 에스트로겐이 과다해지면서 자궁암과 유방암의 위험성도 높아지기 때문에 체중감량을 통한 비만의 조절이 필수적이다.

7) 각종 암

비만인 사람은 남녀를 떠나 모두에게서 각종 암의 발생확률이 높게 나타나는데, 대표적으로 대장암과 전립샘암, 콩팥암, 갑상샘암, 식도암, 자궁내막암, 난소암 그리고 유방암이 비만과 상당한 연관성이 있다.

8) 호흡기질환

비만인 사람의 상당수에서 호흡기질환의 위험이 높게 나타난다. 보통 비만이 복부와 목 주변의 근육들을 비대하게 만들기 때문에 누워서 수면을 하게 되면 상기도가 좁아져 수면무호흡증이 발생하며 심한 경우에는 사망에 이르기도 한다.

9) 사회·심리적 문제

비만이 있는 사람들의 대부분은 종종 차별과 불이익을 받을 수 있기 때문에 전 연령층에서 비만으로 인한 심리적 위축과 불안감, 우울증상을 보이며 이러한 불안감으로 사회적으로 고립된다는 심리적 압박감과 스스로의 소외감은 더욱 심해진다. 한편, 부부간에는 성생활문제로 인한 가정의 불안감과 사회생활에 대한 자신감 결여가 나타나는 생활이 장기간 지속되면 우울증세까지도 나타나는 정신적 질환이 발생하기도 한다.

5. 비만의 진단

비만의 가장 정확한 진단은 체내지방량을 측정하고 평가하는 것이다. 그러나 실제적으로 체내지방량을 측정하는 것은 불가능하기 때문에 일반적으로 체질량지수와 허리둘레를 많이 사용한다.

1) 신체질량지수(body mass index; BMI)

체질량지수는 신장과 체중을 이용하여 지방의 양을 추정하는 공식으로 자신의 몸무게(kg)를 키의 제곱(m^2)으로 나눈 값으로 많은 개인적 사항들을 충분히 고려하여 반영하지 않는 문제점이 있음에도 일반적으로 비만을 측정하는 데 많이 이용되고 있다.

일반적으로 BMI지수가 18.5~22.9이면 정상범위로 보고, 23~24.9 범위에 있는 경우 과체중이라 하며, 25이상인 경우 비만으로 판정한다.

표 11-1 BMI지수에 따른 위험도

구분	BMI지수	위험요소에 따른 건강위험도	
		위험요소가 없는 경우	위험요소가 있는 경우
저체중	18-22	매우 낮음	낮음
정상	22-23	낮음	중간
과체중	23-25	중간	높음
비만	25-30	높음	매우 높음
고도비만	>30	매우 높음	매우 높음

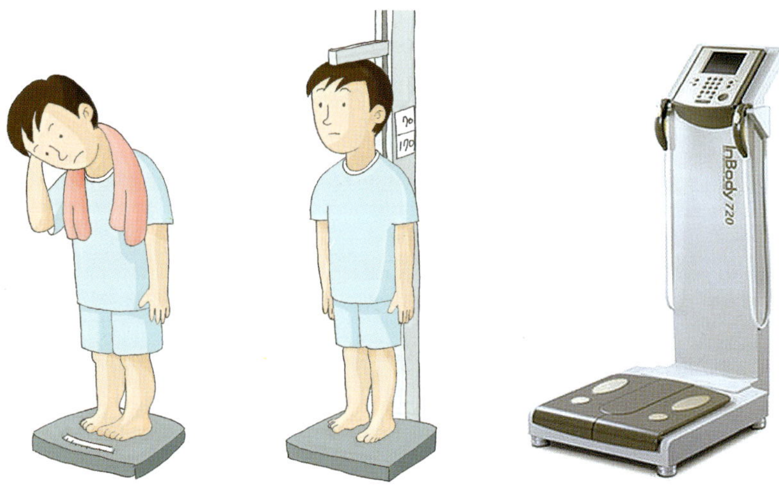

① 체중 70kg　② 신장 170cm

$$\frac{\text{체중(kg)}}{\text{신장(m}^2\text{)}} = \frac{70}{1.7^2} = 24.2$$

그림 11-5 BMI 지수계산과 측정기계

2) 허리둘레측정

복부비만의 경우 허리둘레측정은 복부 내장 지방량을 반영하는 지표로 널리 이용되는데, 허리둘레가 남성은 90cm 이상이거나 여성은 85cm 이상일 때 복부비만으로 진단한다.

허리둘레 측정방법은 양발을 25~30cm 정도 벌려 체중을 양발에 분산시키고 호흡을 편안하게 내쉰 상태에서 갈비뼈의 가장 아래 위치와 골반의 가장 높은 위치의 중간 부위를 줄자로 측정한다. 피하지방이 많아 허리가 겹치는 경우 똑바로 선 상태에서 피하지방을 들어 올려 측정한다.

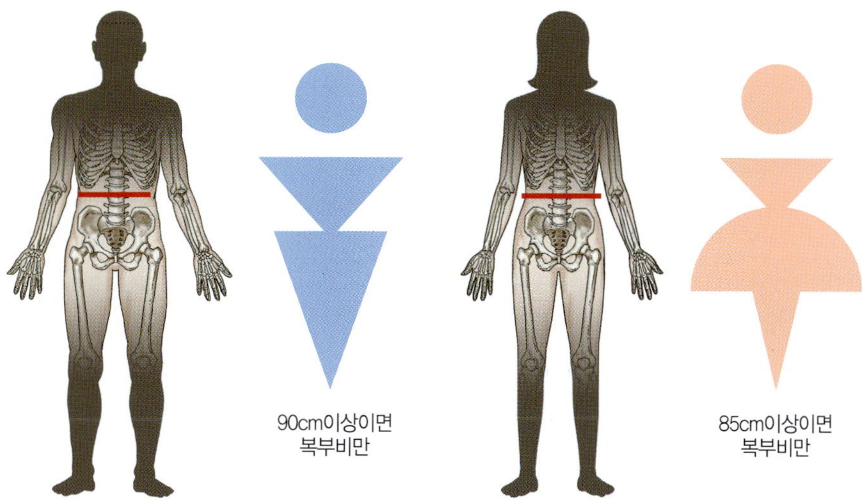

그림 11-6 허리둘레측정 부위와 복부비만 기준

3) 생체전기저항측정법(bioelectrical impedance Analysis; BIA)을 이용한 비만진단

매질에 따른 전기의 전도차이를 이용한 방법으로, 인체는 장기에 따라 전기적 전도의 차이가 발생한다. 즉, 지방과 근육은 전기가 서로 다르게 흐르므로 이러한 차이를 이용하여 지방의 비율을 계산하는 방법이다. 간편하고, 체지방량, 수분량, 지방체외체중을 측정할 수 있으며, 비교적 비용이 저렴하고, 재현성이 높다는 장점이 있으나 신체수분량에 따라 오차가 커지는 단점이 있다. 결과에 따라 체지방률이 여성은 30% 이상, 남성은 25% 이상인 경우를 비만으로 판정한다.

4) 전산화 단층촬영에 의한 복부비만진단

복부비만, 특히 내장지방의 평가를 위해 다양한 형태의 평가방법들을 사용하고 있지만 더 정확한 방법으로 내장지방과 피하지방의 분포를 평가하기 위해 전산화 단층촬영 검사를 사용하기도 한다.

6. 비만의 치료

비만치료의 최대관심은 질병 발생에 대한 걱정보다는 미용을 위해 체중을 줄이려고 한다는 것이다. 물론 질병의 발생으로 체중조절을 하는 경우도 상당수 차지한다.

일반적으로 가장 효율적인 체중감량의 방법은 식사조절과 함께 운동을 통한 에너지 소비와 원인이 되는 습관을 고치는 것이 될 것이다. 그러나 이러한 방법으로도 체중감량이 되지 않으면 약물치료를 병행하거나 지방흡입과 같은 수술을 시행하기도 한다.

1) 식사요법

식사조절을 통한 체중감량은 일시적으로는 효과가 있을 수 있지만 궁극적인 체중감량에는 만족할만한 효과를 거두지 못한다. 일시적으로 감소된 체중이 다시 증가하기 때문이다. 즉, 비만이나 과체중을 해결하기 위한 식사조절은 실패할 확률이 높기 때문에 신체에 맞는 적절한 운동과 더불어 생활습관을 바꾸는 것이 영구적인 체중감량에 효과가 있을 것이다.

식이요법의 기본은 식단의 편성으로 자신의 체질 및 여러 요소들을 감안하여 준비하는 것이 중요하다. 섭취열량을 줄이는 가장 쉬운 방법은 간식을 줄이고, 열량이 많이 나가면서 포만감은 적은 음식, 특히 지방질이 많은 음식을 삼가는 것이다. 배가 고픈 경우 섬유소가 풍부하고 열량이 적은 오이, 상추, 강냉이, 기름을 안 넣고 튀긴 팝콘 등을 섭취하는 것도 하나의 방법이다. 그러나 이러한 모든 방법보다도 더 중요한 문제는 단기적인 계획보다는 장기적으로 습관화될 때까지 진행하는 것이며, 일시적이나마 식사조절에 실패했다고 포기하지 말고 지속적인 실천을 하는 것이다. 따라서 식단의 편성과 식사일기를 쓰는 것도 하나의 방법이 될 것이다.

2) 운동요법

식사조절과 더불어 권장할 사항은 운동이다. 운동은 초기에 체중감소가 그리 크지 않아 단기적인 효과는 적지만, 장기적으로 볼 때 규칙적인 운동은 체중감소에 많은 도움이 된다. 다시 말해 운동의 초기에는 지방이 일시적으로 감소하지만 장기적인 관점에서 보면 지방으로 축적되는 에너지보다 부피가 적은 근육으로 대체되어 근육의 탄력과 균형을 만드는 데 도움이 된다. 운동을 하지 않고 식이조절만으로 다이어트를 하는 경우에는 지방세포 자체의 변화보다는 근육이나 수분이 감소해 오히려 살찌기 쉬운 체질이 되고 더 뚱뚱하게 보일 수 있어 반드시 운동의 병행이 필요하다. 비만 환자에게 가장 많이 권장되는 운동은 걷기운동이며, 또 다른 운동으로는 사이클과 수영, 달리기 그리고 등산 등이 있는데, 이 중 자신의 체력과 환경에 맞는 운동을 선택하고 장기적인 계획을 수립하여 진행하는 것이 체중감량에 성공하는 지름길이다.

3) 약물치료

식이요법과 다양한 운동을 실시했음에도 불구하고 체중감량에 실패했거나 이러한 노력 없이 쉽게 체중감량을 원하는 경우에 약물요법을 실시한다. 또한 미용을 목적으로 약물을 사용하는 경우도 있다. 약물사용 시 지나친 체중감량은 오히려 건강을 해칠 수 있다는 사실을 알아야 하며, 약물사용과 더불어 자신의 비만정도와 동반질환의 위험도를 평가하여 약물을 고려하고 적절한 식이조절과 운동이 선행되어야 한다.

(1) 중추신경조절약물

다양한 약물들이 신경계에 작용하여 식욕을 억제하거나 체중을 감소시키는 효과가 있는데, 이들 약물의 종류에는 노르아드레날린(noradrenalin)계열의 약물과 펜터민(phentermine), 펜디메트라진(phendimetrazine), 마진돌(mazindol), 세로토닌(serotonin)계열의 약물들 그리고 플루옥세틴(fluoxetine)등이 있다.

(2) 말초신경조절약물

말초신경조절약물은 소화기관 내에서 지방분해를 억제하여 흡수를 감소시키는 작용을 하며 오르리스타트(orlistat)가 대표적이다. 이 약제는 약리작용을 통해 설사나 대변실금, 복부팽만감 등을 발생시키기도 한다.

표 11-2 약물의 작용

신경계	약물	작용	효과
중추 신경계	노르아드레날린 (noradrenalin)계	아드레날린수용체 도파민수용체	식욕억제 체중감량
	펜터민(phentermine)	노르에피네프린 분비자극	식욕억제(부작용이 심함)
	펜디메트라진 (phendimetrazine)	노르에피네프린 분비자극	식욕억제
	마진돌(mazindol)	노르에피네프린 재흡수차단	체중감량
	세로토닌(serotonin)계	신경전달물질 세로토닌 농도 증가	식욕조절 탄수화물 섭취욕구 조절
	플루옥세틴(fluoxetine)	세로토닌 재흡수차단 세로토닌 농도증가	식욕억제 우울증 동반한 비만 환자
말초 신경계	오르리스타트(orlistat)	소화기관 리파제와 결합	지방흡수감소 지방분해작용 억제

4) 수술적 치료

심각한 비만의 경우 외과적 처치를 적용하기도 한다. 또한 약물치료나 다양한 체중감량 프로그램을 실시하고도 효과를 얻지 못한 경우에도 수술을 적용한다. 수술의 적용은 체중감소가 이루어지기는 하나 전해질불균형, 영양분의 흡수불량, 담석형성, 탈장 및 기계적 장폐쇄, 피부늘어짐, 탈모 등과 같은 합병증이 발생할 수 있다.

7. 비만의 예방

1) 운동요법

비만의 예방을 목적으로 운동은 반드시 실시되어야 한다. 운동은 일반적으로 일주일에 3~4번, 하루 20~30분 정도로 진행하는 것이 일반적이다. 그러나 무엇보다도 감량된 체중을 유지하기 위해서는 규칙적인 운동의 반복이 꼭 필요하다. 또한 자신의 신체적 조건에 맞는 운동을 선택해야 하며, 꾸준하고 지속적인 프로그램의 수행이 비만을 예방하는 지름길이다.

2) 탈스트레스

비만의 최대의 적은 스트레스의 관리에 있다. 즉 체중감량과 비만 예방에 있어 스트레스는 아주 중요한 부분이다. 스트레스는 과식이나 운동프로그램의 조기중단 등의 원인으로도 작용한다.

따라서 어떠한 스트레스가 발생하더라도 비정상적인 방법으로 해소하려는 것을 막아야 하며, 이를 위해서 대신할 수 있는 행동을 미리 계획하는 것도 중요하다. 즉, 자신만의 프로그램을 작성하는 것이 필요하다. 예를 들어 자기만의 여행이나 좋아하는 영화 또는 음악 감상, 청소나 산책, 목욕 등의 행동을 통해 스트레스를 해소하는 것이 폭식과 같이 먹는 것으로 스트레스를 해소하는 잘못된 습관보다 비만 예방에 효율적인 방법이다.

3) 각종 다이어트

(1) 다이어트의 필요성

현실적인 문제에서 비만을 단지 체형의 관리적 측면에서 생각하는 경우가 많다. 그러나 실질적으로 비만은 외모의 문제보다 이로 인한 신체의 변형과 이에 따르는 각종 질병이 더 큰 문제가 된다. 현재를 살아가는 현대인들은 비만이 단지 살이 찌고 빠지는 수준을 넘어서 각종 성인병으로 진행되어 인간에게 고통은 물론 생사와 직결되고 있는 시대에 살고 있다 해도 과언은 아닐 것이다.

세계보건기구(WHO)는 비만을 외관상 보여지는 체형의 문제가 아니라 당뇨나 심장병 등의 성인병을 유발하는 가장 큰 요인으로 보고 있으며, 언젠가는 꼭 체중을 감량해야 하고, 더 나아가 그 자체를 치료해야 하는 질병으로 인식하고 있다. 비만의 문제는 동반되는 질환에서 설명했듯이 여러 형태의 만성질환, 특히 고혈압, 인슐린비의존성당뇨, 협심증, 심근경색증 및 순환계질환과 같이 생명과 직결되는 질환을 발생시킨다. 또한 비만은 호흡장애, 지방간, 통풍, 담석증 및 담낭질환의 원인으로 지적되고 있으며, 관절에 과도한 체중부하를 주어 골관절염 발생을 높인다. 여성의 경우에는 월경불순, 불임증, 임신중독증, 태아사망, 출산 후 출혈 등의 위험이 높고 자궁암, 난소암, 유방암, 담낭암에 의한 사망률이 높으며 정맥류의 발생에도 관여한다고 알려져 있다. 이렇듯 위험성이 많은 비만은 마음만 먹거나 단지 얼마의 노력으로 해결되는 문제가 아니기에 장기적인 관점에서 자신의 건강을 생각한 체중감량, 즉 다이어트를 시행하는 것이 중요한 문제라고 생각한다. 또한 체중을 감소시키는 것뿐만 아니라 사회생활의 모든 부분에 자신감과 건강한 정신이 채워진 삶을 영위하도록 하는 것이 다이어트의 목적이다.

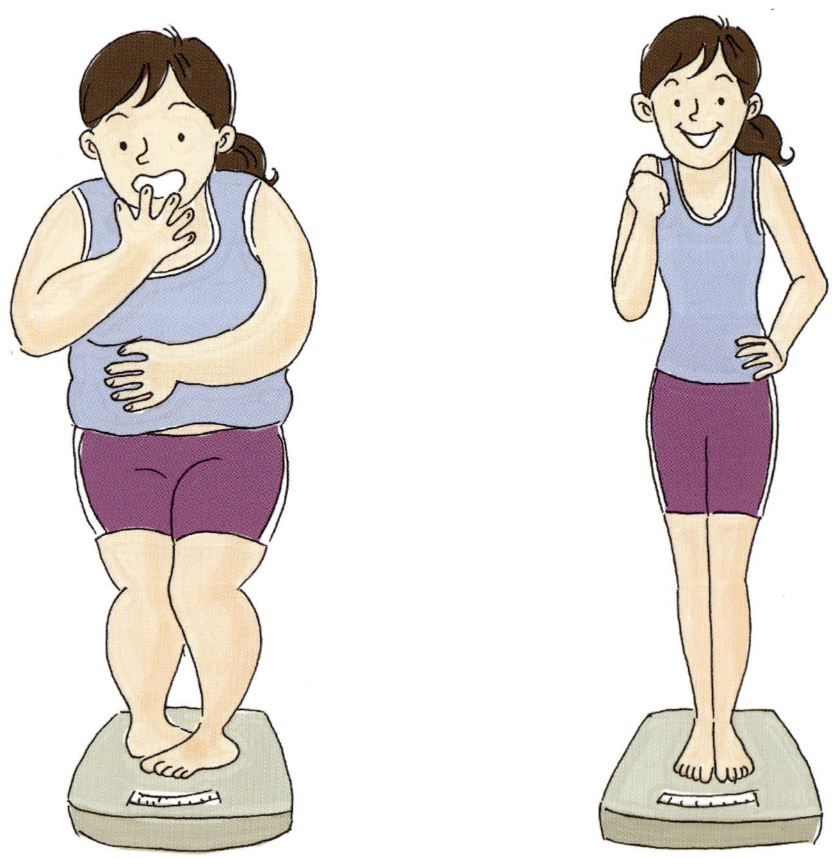

그림 11-7 다이어트로 인한 스트레스 해소

(2) 다이어트의 종류

① 저지방다이어트

지방이나 당성분이 많은 식품들의 섭취를 줄여 신체 내의 지방이나 당의 균형을 맞추고 건강에 도움을 주는 것이 저지방다이어트의 목적이다. 이러한 다이어트는 체내 비만세포의 활동보다는 신진대사에 필요한 성분만을 섭취하는 것으로 신체의 활력과 수명연장에 도움을 주는 능력을 향상시킬 수 있다. 중요한 것은 실천의 의지인데, 많은 사람들이 지속적인 실천보다는 중도에 포기하는 경우가 있어 충분한 효과를 이루지 못한다.

② 저탄수화물 고단백질다이어트

탄수화물을 줄이고 단백질 섭취를 늘리는 식사법을 말하는데, 탄수화물과 단백질의 섭취량을 정확히 맞추는 것은 실질적으로 어려운 문제이므로 탄수화물과 단백질을 공급하는 식품의 종류에 관심을 갖고 이들을 구하는 데 더 많은 시간을 할애해야 한다. 밀가루나 흰쌀같이 정제된 탄수화물은 가급적 줄이고, 복합탄수화물이 많이 들어있는 통곡류나 채소, 과일 등의 섭취량을 늘리며, 단백질도 동물성단백질 대신 식물성단백질을 더 많이 먹을 수 있도록 하는 것이다. 그러나 단백질다이어트는 건강의 다른 측면에서 볼 때 중요한 섬유소가 대체적으로 적다는 지적이 많으므로 섬유소가 풍부한 식품을 많이 섭취하는 것 또한 필요하다.

③ 채식다이어트

섬유소를 다량함유하고 있어 소화가 잘되고 장 활동을 촉진하는 방법이지만 전형적인 저지방 고탄수화물 다이어트식으로 열량이 적은 음식이 포함된다. 절대채식주의자(달걀, 치즈, 우유 등도 섭취 안함)의 경우 충분한 단백질과 비타민 B12를 보충해주지 않으면 안 된다. 채식다이어트를 진행할 경우에는 신선한 채소와 과일을 충분히 섭취해야 하고 곡물이 많은 밥을 먹으며 단백질의 경우 식물성단백질의 섭취량을 늘리는 것에 비례하여 고기를 멀리하고 가급적 가공식품을 피하도록 한다.

④ 지중해식다이어트

지중해지역의 정통식사법을 따라 하는 다이어트 방법으로 대부분의 열량을 지방에서 얻는다. 하루 섭취에너지의 30% 정도를 지방으로 섭취하는데, 포화지방산은 10% 정도로 상대적으로 적고 대부분 올리브유와 같은 불포화지방산을 섭취한다. 더불어 과일, 콩류, 거친곡류, 생선, 채소 등을 많이 먹고 와인이나 우유제품을 함께 섭취하여 비타민이나 섬유소, 미네랄 등을 충분히 공급해준다.

⑤ 황제다이어트

미국의 애트킨스 박사가 처음 제안한 방법인 황제다이어트(고기다이어트)는 먹고 싶은 만큼 먹으면서 하는 다이어트로 먹어도 되는 음식과 먹어서는 안 되는 음식을 구분해서 진행한다. 먹어서는 안 되는 음식 중 대표적인 것은 밥과 빵으로, 이들은 대부분 포도당으로 바뀌어 에너지원이 되지만 여분의 포도당이 지방으로 전환되어 살을 찌게 한다. 황제다이어트의 기간은 2주 정도가 적당하며, 만족할만한 성과를 얻어서 계속하고 싶다면 2주 정도의 휴식기를 거친 후 다시 시작한다. 식사는 하루 3번 정도하며, 매 식사마다 장에 부담이 안 갈 만큼의 고기와 채소를 먹는다. 육류는 소고기, 돼지고기, 닭고기, 오리고기 등 구분하지 않고 먹으며 생선 역시 다양한 종류를 구분하지 않고 먹는다.

⑥ 기타

다이어트 방법은 종류가 너무나 많고 다양하기 때문에 일일이 다 소개할 수는 없으나 몇 가지 방법을 더 살펴보면 탄수화물섭취량을 5% 미만으로 줄이되 열량을 제한하지 않는 앳킨스다이어트, 지방을 10% 미만으로 줄이되 열량을 제한하지 않는 오니쉬다이어트, 한 가지 음식만을 먹는 원푸드다이어트, 당지수가 낮은 음식을 다량으로 섭취하여 포만감이 들도록 하는 저인슐린다이어트 등이 있다. 또한 과일과 채소등의 음식을 생으로 섭취하는 생식다이어트, O형은 살코기와 채소, 과일을 먹되 유제품과 밀가루를 피하고, A형은 아예 채식해야 하며, B형은 닭고기와 옥수수, 밀, 토마토, 땅콩 그리고 참깨를 멀리하라고 하는, 즉 자신의 혈액형에 따라 음식을 섭취하는 혈액형다이어트가 있다. 음력달력에 맞추어 금식하는 늑대인간다이어트는 보름달이 뜰 때마다 물과 주스로 식사를 대신하기 때문에 일명 달다이어트라고도 불리며, 하루만에 2~3kg을 감량할 수 있다고 한다.

MEMO

12

CHAPTER

피부암

학습목표

1. 피부암을 발생시키는 기전에 대하여 설명할 수 있다.
2. 피부암의 종류와 형태에 대하여 설명할 수 있다.
3. 피부암의 진단과 치료에 대하여 설명할 수 있다.
4. 피부암의 예방에 대하여 설명할 수 있다.

12 피부암

1. 피부암(skin cancer)의 개요

1) 피부암이란?

암이란 암세포가 끝없이 분열하여 혈액이나 림프관을 통하여 다른 장기에까지 전파될 수 있는 악성신생물로, 암세포의 덩어리를 말한다. 그중에서도 피부암이란 인체의 가장 바깥층인 피부에서 발생하는 암으로 피부에 발생하는 악성종양을 총칭하는 말이다. 피부암은 피부에서 처음 발생하는 원발암과 다른 장기의 암으로부터 전이되어 발생하는 전이암으로 구분되는데, 원발암에는 기저세포암(basal cell carcinoma)과 편평세포암(squamous cell carcinoma)이 대표적이며 이 외에도 피부부속기 기원의 암, 멜라닌세포 기원의 악성흑색종, T림프구 기원의 균상식육종 등이 있다.

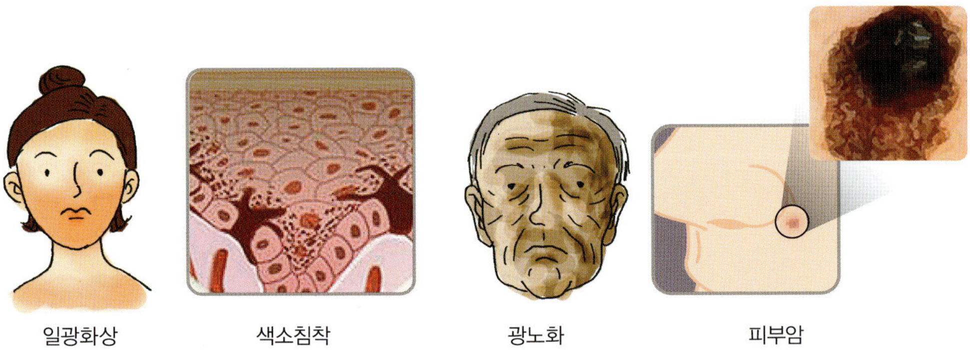

그림 12-1 자외선에 의한 피부의 변화

2) 피부암의 유형

미국에서도 피부암은 가장 흔한 유형의 암으로 매년 2백만 명이 넘는 사람들이 진단을 받는다. 미국인의 5명 중 1명이 평생을 살아가는 중에 피부암에 걸리며 매년 나오는 피부암의 새로운 사례들은 유방암, 폐암 및 대장암을 합친 것보다 더 많다. 피부암은 노출되는 부위에 발생하므로 조기진단이 용이하고, 다른 암에 비해 치료의 접근도도 양호하며, 치료하지 않고 방치하면 치명적일 수 있지만 초기에 발견하면 예후가 긍정적이어서 다른 부위의 악성종양보다 사망률이 낮은 편이다.

피부암은 태양노출이나 실내태닝에서 나오는 자외선이 주요원인이지만 태양의 유해광선에 노출되지 않고도 피부암에 걸리는 경우도 있다. 모든 피부색의 사람들이 이 병에 걸릴 수 있지만 인종, 지역 등에 따라 차이를 보이는데, 보통 흰 피부를 가진 사람들이 어두운 피부를 가진 사람들보다 피부암 위험이 더 높다.

2. 피부암의 종류 및 증상

1) 광선각화증(actinic keratosis)

일광각화증이라고도 부르며 전암성 병변으로 일종의 피부암으로 이어지는 첫 단계라고 할 수 있다. 대부분의 광선각화증은 양성이지만 몇몇 연구에 따르면 최대 10%가 편평세포암종으로 진행될 수 있으며, 모든 편평세포암의 약 65%는 과거에 광선각화증으로 진단 받은 병변에서 발생한다.

2) 편평상피세포암(squamous cell carcinoma)

편평상피세포암은 표피의 중간층에 위치한 편평세포라고 하는 세포에서 발생하는 암이자, 종양의 크기 및 깊이, 원인, 위치 등의 생물학적 양상이 복잡하고 다양한 비흑색성 피부암으로 전체 피부암 중 발생률이 두 번째로 높다. 암의 형태를 보면 피부뿐만 아니라 점막에서도 발생하며, 발생 부위나 발생요인에 따라 증상은 다양하다. 일반적으로 피부에 부종의 형태를 띠고 근육층이 부서진 것처럼 보이며, 비교적 붉고 크며 모양은 일정하지 않다. 특별한 자각증상은 없지만 암이 진행되고 있는 부위에 일반세균에 의한 감염이 잘 일어나며 농이 나오거나 특유의 악취가 나기도 한다.

호발하는 부위는 일광노출이 많은 얼굴상부나 손등, 팔등, 아랫입술 그리고 귓바퀴 등이며, 결절판 모양, 사마귀 모양, 꽃양배추 모양, 궤양 등의 다양한 형태로 진행되고, 경계부가 명확하지 않은 경우가 많다. 국소침범과 전이는 기저세포암에 비해 흔하며, 특히 대부분 자외선에 의한 노출로 아랫입술에 생기는 암에서는 16%의 높은 전이율을 보이는데 그중 50% 정도가 전이로 사망한다.

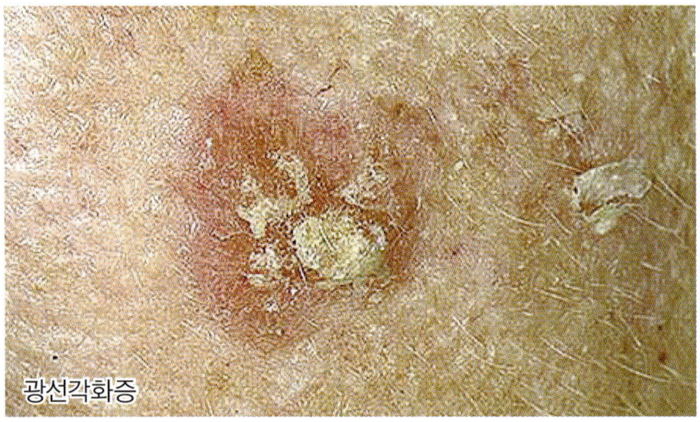

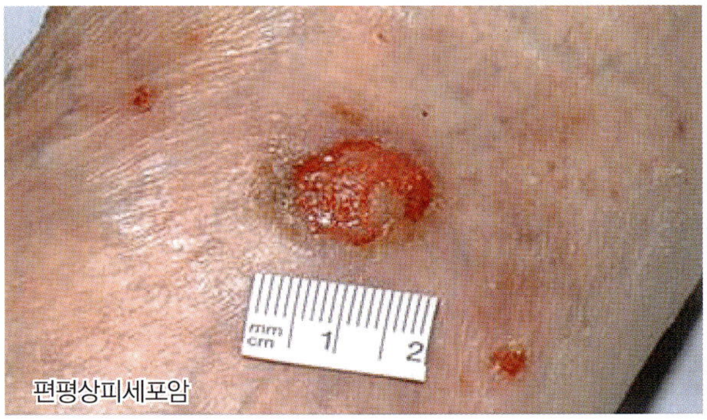

그림 12-2 광선각화증과 편평상피세포암

3) 기저세포암(basal cell carcinoma)

기저세포암은 표피의 가장 밑부분을 이루는 층이나 깊이가 얇은 층 또는 모낭 등을 구성하는 세포가 비정상적으로 성장하여 악성화한 암종으로 각질형성세포나 모낭, 에크린 땀샘 등의 피부부속기에서 발생한다. 또한 편평상피세포암과 함께 가장 흔한 비흑색성 피부암이며, 국소적으로 침윤하고 전이가 드문 악성종양이다. 기저세포암의 초기증상으로 가장 흔히 관찰되는 것은 약간 볼록하게 튀어나온 검은색 또는 흑갈색의 병변인데, 보통 점으로 착각하기 쉽다. 임상양상은 다양하게 나타나며, 가장 흔한 형태는 초기에는 반투명하고 표면에 모세혈관확장이 있는 작은 결절로 시작하여 서서히 자라면서 중앙부에 궤양이 생긴다. 일반적으로 통증이나 가려움 등의 증상은 없다.

발생연령을 보면 40세 이상에서 주로 발생하며, 60대에서 가장 흔하다. 얼굴에 발생하는 경우가 80% 이상이며, 특히 코나 뺨, 눈꺼풀 그리고 이마에 잘 생긴다.

4) 악성흑색종(melanoma carcinoma)

악성흑색종은 가장 위험한 유형의 피부암으로 가려움이나 통증 같은 자각증상이 없으며 크기가 0.6cm 이상의 평범한 검은 반점이 관찰된다. 또한 흑색종은 표피의 기저층에 산재하고 있는 멜라닌세포에서 발생하는 악성종양이며, 멜라닌세포가 존재하는 곳이면 어느 부위라도 발생할 수 있으나 피부에 가장 많이 발생하고, 심지어 눈이나 창자에서 나타나기도 한다. 다른 피부암종보다 드물지만 피부암 사망자의 75% 이상을 차지할 만큼 치명적이다. 흑색종은 피부병으로 인한 최대사망원인이며 25세에서 29세 사이의 젊은 층에서 가장 많은 암이다.

악성흑색종은 초기에는 비대칭적으로 나타나며 경계가 불규칙하고 색조나 크기가 변화하는 경우가 많다. 검은 점이 새로 생기거나 그 주위가 가렵고, 작열감 또는 통증이 느껴지기도 한다. 또한 출혈이나 궤양, 가피형성 같이 피부표면의 상태가 변화를 보이는 경우에도 악성화를 의심해봐야 한다.

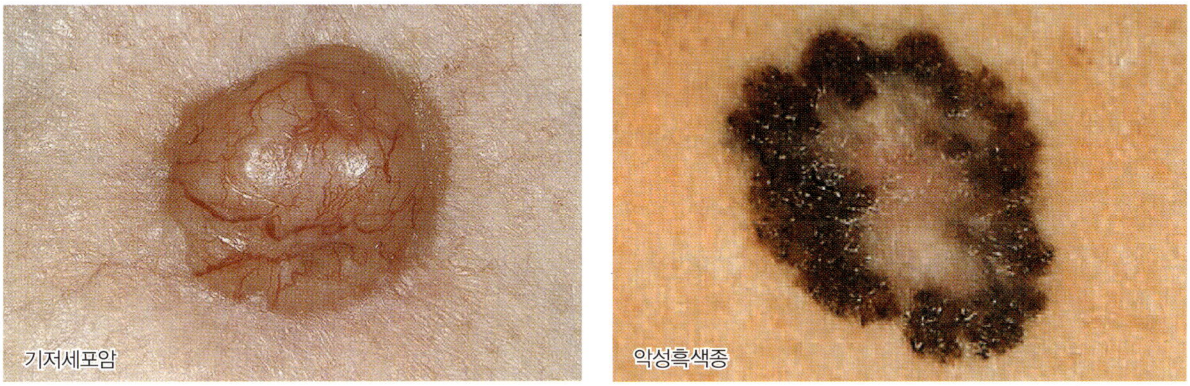

그림 12-3 피부암의 형태

3. 피부암의 원인

피부를 오랜시간 동안 과도하게 자외선에 노출시키는 경우 피부암 발생의 주요원인이 되는데, 자외선노출에 의한 피부암의 발생확률은 기저세포암보다 편평상피세포암이 더 높다. 피부암의 가족력이 있는 사람들은 자외선이 환경적 요인으로 작용하여 피부암의 발생위험을 더욱 증가시킨다. 또한 흑색종의 경우 유전적, 직업적, 환경적 요인 그리고 면역억제제의 사용여부 등이 주요원인으로 작용하며 햇볕에 잘 타지 않는 백색인종이나 장기간 지속된 피부의 흉터나 손상된 피부, 엑스선과 감마선과 같은 방사선을 장기간 조사 한 피부에서도 피부암의 발생확률은 높게 나타난다. 이외에도 장기이식 후 면역억제제를 투여 중인 환자에게서 피부암이 흔히 발생한다.

1) 피부암의 발생기전

정상세포는 세포분열에 의해 만들어진 뒤, 특성에 따라 성장하고 분화하여 활동하다가 사라진다. 그러나 바이러스감염이나 자외선을 포함한 외부유해요소들의 자극 및 과도한 노출 등에 의해 세포의 유전자에 변화가 오면 세포증식이나 세포의 자연사 과정을 정상적으로 진행하지 못하고 유전형질이 변화된 상태에서 죽지 않고 영원히 분열하고 증식하는 암세포가 된다. 피부에서 자외선은 암발생억제유전자인 P53 유전자의 돌연변이를 유발하고 면역반응을 억제하여 피부암을 유발하는 것으로 여겨진다. 즉 자외선은 각질세포에 영향을 미치게 되는데, 각질세포에 존재하는 암발생유전자의 DNA를 변형시켜 암 생성을 유발한다. 또한 암을 억제하는 유전자의 기능이 마비되어 있는 경우에도 자외선의 양이 많아져 표피세포에 광선각화증을 유발한다. 광선각화증이 있는 피부에 지속적으로 자외선이 노출되면 편평상피세포암으로 발전할 수 있다. 광선각화증을 조직학적으로 살펴보면 비정상적인 표피세포로 구성되어 있는 것을 알 수 있다.

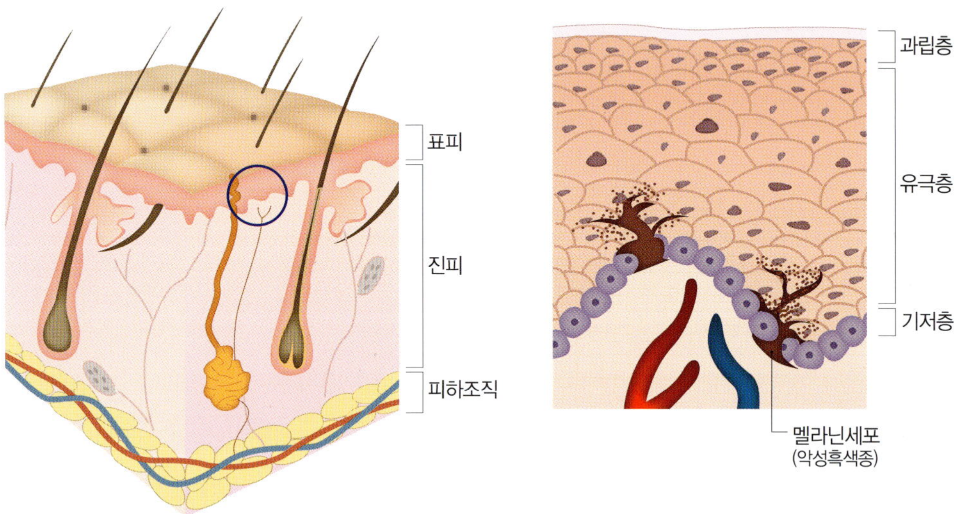

그림 12-4 악성흑색종의 발생

표 12-1 피부암 환자의 연도별 통계

구분/연도		2009년	2010년	2011년	2012년	2013년
일반 피부암	입원	1,944	2,173	2,440	2,680	2,870
	외래	6,673	7,182	7,973	9,211	9,756
악성 흑색종	입원	865	881	986	1,050	1,096
	외래	2,100	2,223	2,444	2,2738	2,867
합계		11,582	12,459	13,843	15,679	16,589

2) 피부암의 위험요인

(1) 자외선

피부암을 일으키는 요인으로 가장 먼저 생각해볼 수 있는 것은 자외선이다. 단기간 대량의 자외선에 노출 되거나 어릴 때부터 축적된 자외선이 과도해지는 경우에 피부암이 발생하기 때문에 햇빛에 자주 노출되는 부분에서 발생하는 편평상피세포암이 증가하는 추세이다. 자외선의 과도한 노출은 기저세포암과 편평상피세포암 모두 연관성을 가지는데, 기저세포암의 경우 간헐적으로 짧은 시간 안에 과다노출되면 발생하고, 편평상피세포암의 경우 자외선 노출량의 정도에 따라 발생할 수 있다.

자외선이 피부를 자극할 때 나타나는 피부의 반응에서 피부암이 발생할 위험이 높은 피부는 태닝(tanning)이 잘 되지 않는 피부와 일광화상을 자주 입는 사람의 피부이다. 예를 들면 백인처럼 피부색이 하얗고, 금발이나 붉은색의 모발을 가지며, 주근깨가 현저하고, 푸른색이나 녹색의 눈을 갖고 있는 경우 피부암이 발생할 위험성이 높다.

표 12-2 자외선의 종류와 피부에 미치는 영향

종류	자외선 C	자외선 B	자외선 A
파장(nm)	200~290	290~320	320~380
특징	가장 높은 에너지, 오존에 의해 모두 흡수	고에너지 짧은 파장, 오존에 의해 부분흡수 30% 정도가 지표도달	저에너지, 긴파장, 90% 이상 지표면 도달
홍반강도	강	강	약
홍반발생시간	0.5~1.5	2~6	4~6
색소침착	없음	약	강
색소생성	약	강	중간
피부에 미치는 영향	세포와 세균을 파괴하는 힘은 강하나 파장이 짧아 침투력이 약함 지표에는 도달하지 않음	피부의 홍반, 화끈거림, 물집을 일으키며 심한 경우 피부암을 유발 파장이 짧아 유리는 통과하지 못함	피부의 노화, 광과민성 피부질환의 원인 유리도 통과함

(2) 유전적 요인

피부암은 유전적 요인이 있으며, 특히 최근에 악성흑색종의 유전적 요인에 대한 연구 결과가 나오고 있는데, 이에 따르면 가족 중 누구라도 암투병의 과거력이 있으면 악성흑색종이 좀 더 조기에 발생할 수 있으므로 생활 중에 색소성 병변에 대한 보다 주의 깊은 관찰이 필요하다는 것이다.

최근의 흑색종에 대한 연구를 보면 흑색종세포에만 존재하는 유전자변이를 찾아내는 연구를 하고 있는데, 영국의 연구팀은 대규모 병렬 염기서열분석(massively parallel sequencing) 기술을 이용하여 영국의 43세 흑색종 환자의 종양세포와 정상세포 DNA염기서열을 비교분석함으로써 암과 관련된 모든 유전변이를 분리해 내는 실험을 했다. 결과적으로 흑색종세포는 3만 3천 345개의 유전자변이를 지니고 있는 것으로 밝혀져 유전적 성향이 있다는 결론을 얻게 되었다. 이는 흑색종세포의 유전자변이는 대부분이 자외선노출과 관련된 특징을 가지고 있으므로 과도한 햇빛노출이 원인임을 보여준다. 또 다른 국내연구에서는 전이가 발생한 환자들의 흑색종 발생 부위 및 전이 부위를 조사한 결과 18명 중 가장 많이 발생한 원발성 부위는 피부로 전체 9명이었고, 구체적으로 3명 발가락, 2명 발바닥, 1명 손가락과 서혜부, 옆구리 등이었다. 이어 내장(소장 2명, 난소 1명)이 3명으로 뒤를 이었으며, 나머지 2명은 발생 부위가 명확하지 않았다. 전이 부위로는 림프절이 14명으로 가장 많았고, 뒤이어 피부, 위, 소장, 간이 각각 1명씩 차지했다. 이 결과를 토대로 살펴보면 한국인은 흑색종이 피부에 가장 많이 발생하고 전이는 림프절에 가장 자주 일어나는 것으로 나타났으며, 한국인의 흑색종은 유전적 요인도 있지만 외적 요소도 많이 작용하는 만큼 치료와 예방에 있어서도 서양과 다른 접근이 필요한 것으로 밝혀졌다.

(3) 직업과 환경적 요인

여가활동 인구의 증가로 등산과 낚시, 골프 그리고 스키 등의 스포츠활동과 야외에서의 레저활동이 많아지면서 자외선에 노출될 수 있는 시간이 늘어났으며, 환경오염으로 인한 오존층파괴로 지표에 도달하는 자외선량이 증가해 피부암이 증가하고 있다. 대기 중의 오존층이 1% 감소했을 때 편평상피세포암의 발생빈도는 2% 증가하는 것으로 조사된 연구도 있다.

직업상 방사선에 오랫동안 노출되거나 타르(tar)나 비소(arsenic) 등의 화학물질을 사용하는 직업에 종사하는 사람이 화학물질에 오랜 시간 반복적으로 노출될 경우 편평상피세포암이 발생할 수 있는 확률이 높아지고 있다. 특히 담배나 술이 피부나 구강에 미치는 영향은 상당히 크며 따라서 편평상피세포암과도 큰 연관성이 있다.

(4) 모반(점)의 영향

선천성 모반과 후천성 모반 모두 악성흑색종의 발생확률이 높게 나타났는데, 악성흑색종은 상당 부분 모반과 연관이 있다. 악성흑색종의 발생위험도는 모반의 수가 많을수록, 선천성 모반의 크기가 클수록, 가족력이 있는 경우에도 높다. 특히 선천성 모반의 크기가 체표면적의 5%를 넘을 때 평생 동안 악성흑색종이 발생할 확률은 6.3% 이상 높게 나타나고 있다.

(5) 성별과 나이와의 연관성

기저세포암의 발생확률은 고령의 남성에게서 높게 나타나며, 편평상피세포암의 경우 남성이 여성보다 2배 정도 더 많고, 40세 이후의 연령층에서 발생가능성이 높다.

(6) 피부암의 전력

피부암의 전력이 있는 사람의 경우 또 다른 피부암의 발생확률이 높아진다. 편평상피세포암 진단을 받은 사람에게서 향후 3~5년 뒤에 다른 종류의 피부암이 발생할 확률은 50% 정도이고, 기저세포암 발생 후 악성흑색종이 발생할 확률은 3배 정도 높아진다. 따라서 이들에게는 분기별 또는 주기적으로 진단이나 관찰을 하는 것이 중요한 일이다.

4. 피부암의 검진

피부암은 조기진단으로 90% 이상이 완치될 수 있다. 특히, 전암병변이나 표재성 암의 경우 수술 없이 냉동치료나 레이저치료, 광역동치료, 국소 도포제 등으로도 치료가 가능하다. 따라서 조기진단을 하는 것이 중요하며, 주기적인 자가검진이 조기진단에 큰 도움이 된다. 주기적인 자가검진(periodic self-examination)은 크게 전신의 피부를 빠짐없이 보는 것과 새로운 병변이 발생하거나 기존의 병변에서 변화가 발견될 경우 악성의 가능성을 알아보는 것이 중요하다.

1) 일반적인 상태의 평가

피부암의 진단상 특징은 조기에 발견할 수 있다는 것이며 다음의 일반적인 증상들이 있을 때 진단의 가치는 높아진다.

피부형태의 크기가 6mm 이상이거나 모반이나 변화된 형태가 비대칭적인 모양인 경우에는 주의 깊은 관찰이 필요하다. 또한 주위 피부와의 경계가 불분명하거나 색깔이 균일하지 않은 경우에도 신중한 검사를 요한다. 기존 피부에 존재하고 있던 모반의 크기가 비대칭적으로 증가하며 병변의 색조가 변하는 경우나 인설이나 미란, 삼출, 가피와 궤양 그리고 출혈현상이 있는 경우에도 피부암을 의심해볼 필요가 있으며, 소양증이나 압통 그리고 통증이 생길 때도 자세한 검진과 신중한 관찰이 필요하다.

2) 예방을 위한 검진방법

(1) 전신관찰법

전신을 관찰할 때 중요한 점은 전신을 빠짐없이 관찰하고, 평소 자신의 몸에 있는 모반(점)의 위치를 기억하는 것이다. 특히 손가락, 발가락 등의 사지말단부에서 발생하는 선단흑자성 흑색종은 전체 흑색종의 약 60%를 차지하는데, 특별한 증상 없이 불규칙한 색조를 갖는 반점모양을 보이는 경우가 많고, 손톱의 색만 검정색으로 변하는 경우도 있기 때문에 세심한 관찰이 필요하다.

전신거울을 이용하여 얼굴과 몸의 앞과 뒷부분을 관찰하고, 팔을 위로 올린 상태에서 양쪽 옆구리 부위를 살펴본 다음, 팔꿈치를 구부려 아래팔과 위팔, 손을 살펴본다. 손의 경우에는 손가락 사이와 손바닥, 손톱의 색조 변화까지 관찰한다.

자리에 앉아 다리를 구부리고 다리와 발을 살펴보는데, 발의 경우에도 발가락 사이와 발바닥, 발톱의 색조변화까지 관찰한다. 또 손거울을 사용해 얼굴과 귀, 머리 부분 그리고 목의 뒷부분과 두피를 검사하고, 머리카락을 들어 올려 시선을 가리는 부분이 없게 한 뒤, 귓바퀴를 포함한 모든 부위를 빠짐없이 관찰한다. 마지막으로 엉덩이와 항문 주위 그리고 회음부에 이상이 없는지 살펴본다.

(2) 악성확인방법(ABCDE 방법)

① 비대칭성(asymmetry)

양성모반은 대부분 좌우대칭적인 형태를 보이기 때문에 종양의 좌우 모양이 비대칭성을 보일 경우 악성흑색종의 가능성을 의심해 본다.

② 불규칙한 경계(border irregularity)

양성종양은 종양의 가장자리가 굴곡이 없고 부드러운 곡선의 형태를 보이므로 가장자리가 울퉁불퉁하고 들쭉날쭉 할 경우에는 악성흑색종의 가능성을 의심해 본다.

③ 색조의 다양함(color variegation)

양성종양은 표면의 빛깔이 한 가지의 균일한 색조를 보이는 반면, 악성흑색종은 두 가지 이상의 다양한 색조 및 음영을 보이는 경우가 있기 때문에 비교관찰이 필요하다.

④ 직경확인(diameter)

일반적인 검은 점은 대부분 크기가 0.6cm를 넘지 않으므로 최근 새로 생긴 검은 점이 0.6cm보다 클 경우에는 악성일 가능성을 의심해 본다.

⑤ 색조나 크기의 변화(evolution)

기존의 반점의 색조가 변하거나, 크기가 커지거나, 두께가 두꺼워지는 등의 변화가 나타나면 악성흑색종의 가능성을 두고 세밀한 관찰을 한다.

3) 진단 및 검사

(1) 조직생검(tissue biopsy)

정확한 진단을 위해 피부병변의 일부를 잘라내어 현미경으로 조사하는 피부생검을 실시한다. 조직생검에는 병변의 모양이나 위치, 환자의 컨디션에 따라 여러 가지 방법이 있다.

① 펀치생검(punch biopsy)

보통 3mm 정도의 펀치를 이용하는 방법으로 대부분의 깊이가 얕은 염증성이나 수포성 병변, 악성흑색종을 제외한 양성 혹은 악성종양의 검사에 사용된다.

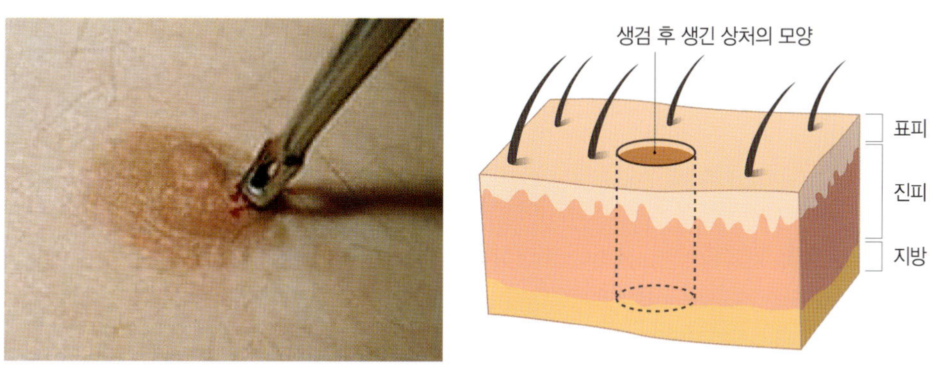

그림 12-5 펀치생검

② 면도생검(shave biopsy)

면도생검은 융기되어 있는 병변 또는 융기된 부분의 병변을 떼어낼 때 유용하며, 검버섯이나 사마귀, 모반(점) 그리고 피부표면에 있는 양성종양이나 악성종양 등의 검사에 사용한다. 그러나 염증성 병변에는 사용하지 못한다.

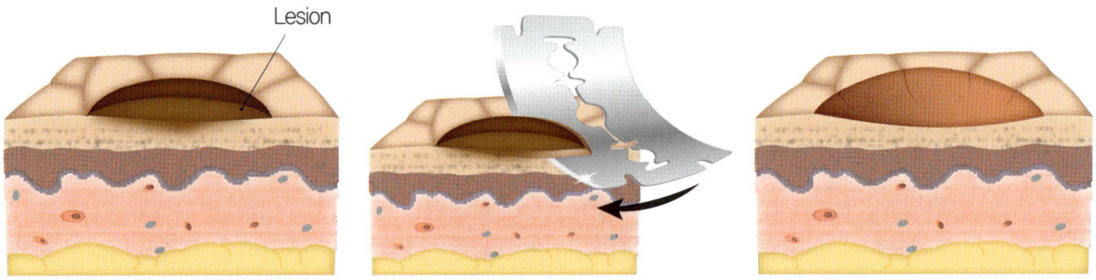

그림 12-6 면도생검

③ 절제생검(excision biopsy)

작은 종양에 사용하는 방법으로 종양 전체를 제거한 뒤 제거된 조직의 표본을 만들어 진단한다. 결절홍반과 같은 염증성 질환이나 악성흑색종에도 사용한다.

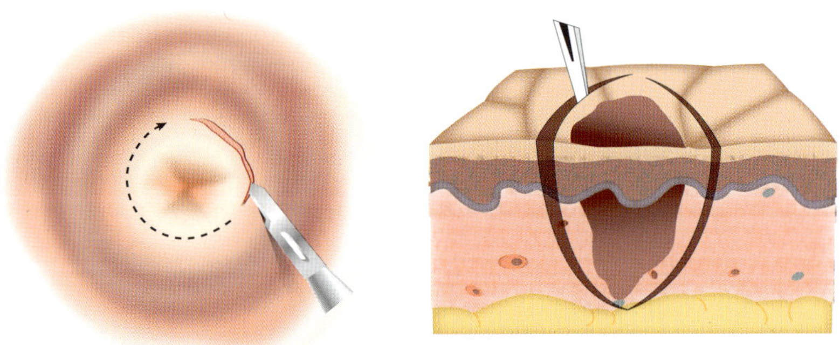

그림 12-7 절제생검

(2) 기타 검사

① 정밀검사

흉부 X선 검사와 복부초음파를 실시하거나 방사성동위원소를 이용하는 방법과, 전산화단층촬영(CT)이나 자기공명영상(MRI) 등을 종양의 침윤과 깊이, 전이 등을 파악하고 병의 확산정도를 알아보기 위해 질환의 상태에 따라 선택적으로 실시한다.

② 피부확대경

피부조직검사와 더불어 추가정보를 얻기 위해서 사용하는 피부확대경은 10~30배 크기로 병변을 확대관찰할 수 있는 특수기구로, 악성도가 높아 보이는 병변 및 부위를 골라 조직검사를 시행하거나 병변의 변화경과를 정밀하게 관찰하는 목적으로 사용된다.

③ PET검사

전신의 전이여부를 검사하기 위한 목적으로 사용되는데, 비흑색종피부암의 경우 전이가 드물기 때문에 시행하지 않고 편평세포암 중 전이의 고위험인자를 가진 경우에는 검사하기도 한다.

5. 피부암의 치료

피부암치료의 핵심은 종양을 완전히 제거하고, 주변 조직의 기능을 되살리며, 미용적인 측면을 고려한 만족스러운 결과를 얻는 것이다. 따라서 완치를 위해서는 조기검진이 필수이며 전이가 쉽게 되지 않기 때문에 치료를 실시하는 경우 완치될 확률이 높은 암종이다.

피부암은 종류와 형태에 따라 다양한 방법의 치료가 가능하며, 병변의 위치와 크기, 병변의 수, 병리학적 검사상 종양의 특징, 환자의 건강 상태, 과거에 치료 받은 이력 등 여러 가지 요인들을 고려하여 결정한다.

1) 절제술

병변과 병변의 정상경계부를 포함하여 종양을 제거하는 방법으로 가장 흔하게 사용되며 치료 시 피부결손이 심한 경우에는 피부이식방법을 통하여 결손된 피부를 채우기도 한다.

2) 모즈현미경수술

모즈 수술은 조직을 제거한 후 종양세포의 유무를 확인해 가면서 종양을 제거하는 방법으로 제거한 종양세포를 사전에 제작한 그림이나 사진과 비교하면서 정확한 부위를 찾아 절제하는 방법이다.

그러나 시술함에 있어 많은 인력과 장비가 필요하고 소요시간이 길다는 단점이 있으며, 수술 후 상처가 감염되거나 통증, 부종, 혈종 등이 올 수 있고, 경우에 따라서 복원을 위한 성형수술이 필요할 수 있다.

3) 전기소작술

전기소작술은 주로 1cm 미만의 종양에 고주파전류를 사용하는 방법으로 예후가 좋고 흉터가 적게 남는 장점이 있다.

4) 동결요법

액화질소를 이용하여 암조직의 온도가 영하 50℃에서 60℃까지 −20℃에서 −50℃가 되도록 냉각한 후 암세포를 동결괴사시키는 방법으로, 침범한 깊이가 얕은 암의 경우에 이 방법으로 치료할 수 있으며 신체에 대한 영향이 적어 고령이나 합병증의 위험이 있는 환자에게 적합하다.

그러나 수술 후 부종과 수포가 발생하거나 진물이 흐르고 가피가 형성될 수 있다. 치료 후 통증이 발생하기도 하며 항응고제를 복용 중인 환자에게서 출혈의 가능성이 있다.

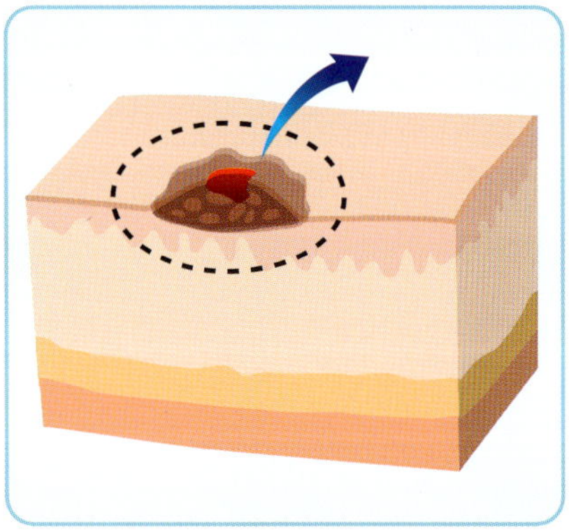

절제술

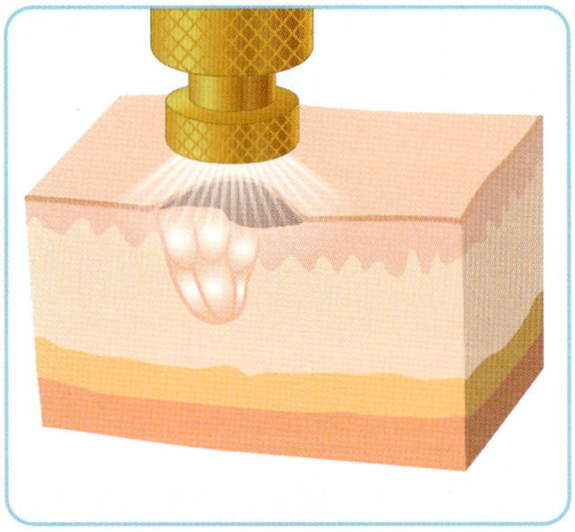

동결요법

그림 12-8 피부암의 치료

5) 광역동치료(photodynamic therapy)

일종의 광화학요법으로 치료 부위에 광과민성 물질(5-aminolevulinic acid, ALA)을 바른 뒤 물질이 조직에 충분히 축적되면 가시광선을 조사하여 치료할 조직을 선택적으로 파괴한다. ALA는 암세포에 선택적으로 축적되는 물질로 주변 정상조직의 손상 없이 암세포만을 선택적으로 파괴할 수 있다. 광역동치료는 비침습적 치료이므로 반복치료가 가능하며, 부작용이 적을 뿐만 아니라 반흔조직이 남지 않아 일반적으로 많이 사용된다.

6) 방사선치료

방사선치료는 수술하기에는 적합하지 않은 광범위한 병변이나 수술을 원치 않는 경우, 그리고 여러 가지 동반질환을 가지고 있어 수술이 위험한 경우에 선택할 수 있는 방법으로 외과수술의 보조요법으로도 사용될 수 있다. 치료 부위가 코, 안검, 구순일 때는 조직을 보호할 수 있다는 장점이 있으나, 치료 부위에 다른 암이 발생할 위험이 있으며 외관상 좋지 않은 결과를 가져올 수 있다는 단점이 있다.

광선조사 시 초기에 부작용으로 통증이나 작열감, 소양증이 나타나고 홍반이나 부종이 보이며 수포나 상처부위의 궤양이 발생할 수 있다. 후기에 나타나는 현상으로는 모세혈관확장증이나 피부위축, 과색소 또는 저색소침착 등이 있다.

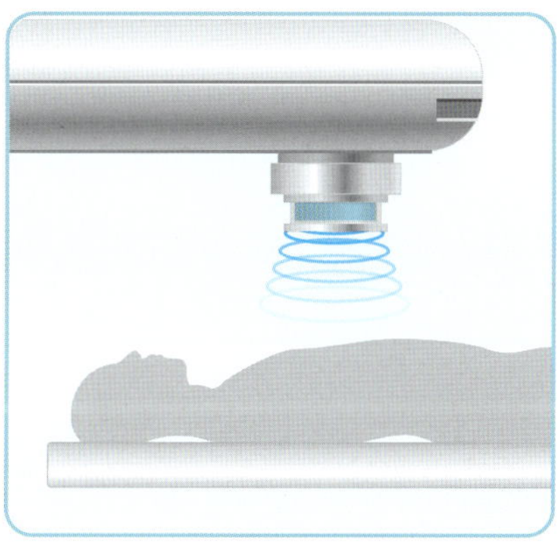
방사선치료

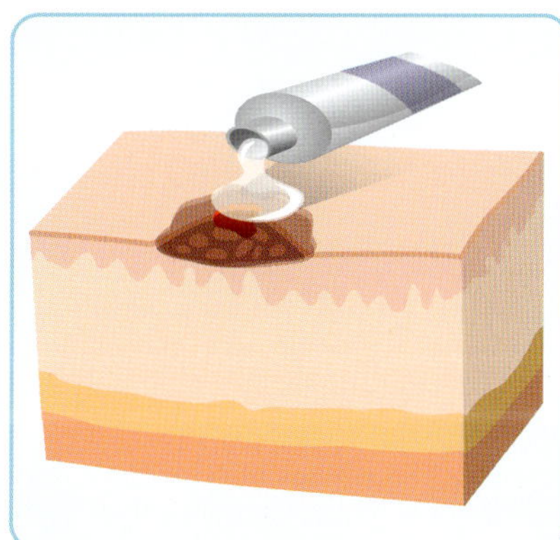
화학요법

그림 12-9 피부암의 치료

7) 도포치료

주로 많이 이용되는 약제로는 표재성 기저세포암에 사용되고 있는 항암제인 5-FU(fluorouracil) 크림이나 면역조절제인 알다라(imiquimod) 크림이 국소도포제제로 사용되는데, 효과는 좋으나 남용은 금물이며 부작용을 고려한 처방이 중요하다.

5-FU 크림의 경우 부작용으로 작열감이나 소양감이 나타나고 때로는 동통이나 홍반, 부종현상이 발생할 수 있으며, 알다라 크림의 경우 국소 부위에 작열감이나 소양증, 홍반 등의 피부자극이 나타날 수 있다.

8) 항암화학요법

수술이나 방사선치료와 같은 국소요법을 사용하는 경우도 있지만 암의 진행정도에 따라 항암의 화학요법인 전신요법을 고려하기도 한다. 보통 전이가 일어나는 악성흑색종은 국소요법을 시행한 후 항암화학요법을 시행하는 경우가 많다.

전신요법의 부작용은 구역질과 구토증상 그리고 설사 등이 일반적으로 나타나며, 구내염이나 골수기능장애 등도 발생할 수 있다.

9) 면역요법

흑색종의 발병기전은 면역체계와 연관성이 있기 때문에 치료에 면역요법을 이용하고 있는데, 이 중 가장 많이 사용되는 방법은 인터페론-알파(α)와 인터루킨(IL)-2로 흑색종에 대한 항암효과가 입증되고 있다.

6. 피부암의 예방

피부암(편평상피세포암, 기저세포암, 악성흑색종)의 주원인이 자외선이기 때문에 자외선의 과다노출을 피하는 것이 가장 중요하며 이를 통해 피부암의 80%를 예방할 수 있다. 피부암은 피부색에 관계없이 발생할 수 있으므로 모든 사람은 태양광선으로부터 피부를 보호할 필요가 있다.

또한 방사선이나 지속된 열에 의한 노출, 비소, 탄화수소 등 화학물질에의 노출도 피해야 한다. 광선각화증이나 비소각화증 등과 같은 암전구증세는 발견 즉시 치료해야 하며, 오래된 흉터나 궤양도 가급적 조기에 근본적인 치료를 해야 피부암으로의 발전을 최대한 예방할 수 있다.

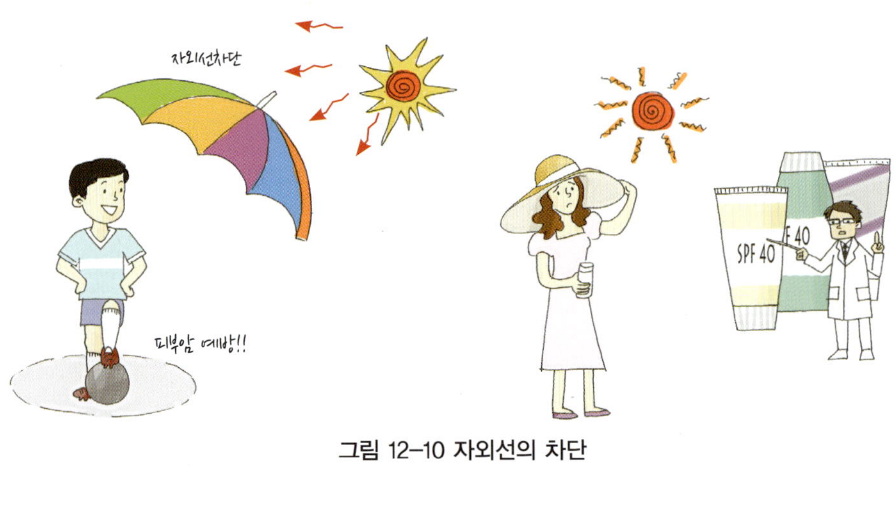

그림 12-10 자외선의 차단

MEMO

INDEX

찾아보기

영문
한글

영문

A

B

C

D

E

F

G

H

I

K

L

M

N

O

P

한글

ㄱ

ㄴ

ㄷ

ㄹ

| 대표저자

김해남 마산대학교

| 편집위원

국지연	전남과학대학교	**김은자**	경북보건대학교	**이웅희**	대전보건대학교
김 란	원광보건대학교	**박주아**	청암대학교	**정숙희**	남부대학교
김경미	경남정보대학교	**송명수**	Dr. Song's 재활과학연구소	**최미옥**	광주여자대학교
김기광	충남대학교	**유용기**	호원대학교	**한효상**	중부대학교
김영순	경북과학대학교	**이순희**	호원대학교		(가나다 순)

개정판

알기쉽게 풀이한 **피부과학**

인쇄 2024년 2월 2일
발행 2024년 2월 14일

저자 국지연 · 김 란 · 김경미 · 김기광 · 김영순 · 김은자 · 김해남 · 박주아 · 송명수 · 유용기
이순희 · 이웅희 · 정숙희 · 최미옥 · 한효상

발행인 김지연
발행처 도서출판 의학서원

등록번호 제406-00047호 / 2006. 3. 2
주소 인천광역시 연수구 송도미래로 30 송도스마트밸리 지식산업센터 D동 504호
T. 032) 816-8070(代) F. 032) 837-5808
홈페이지 www.dhsw.co.kr
e-mail bookkorea1@naver.com

정가 32,000원
ISBN 979-11-6308-076-3